メカ屋のための
脳科学入門

脳をリバースエンジニアリングする

高橋宏知【著】
Hirokazu Takahashi

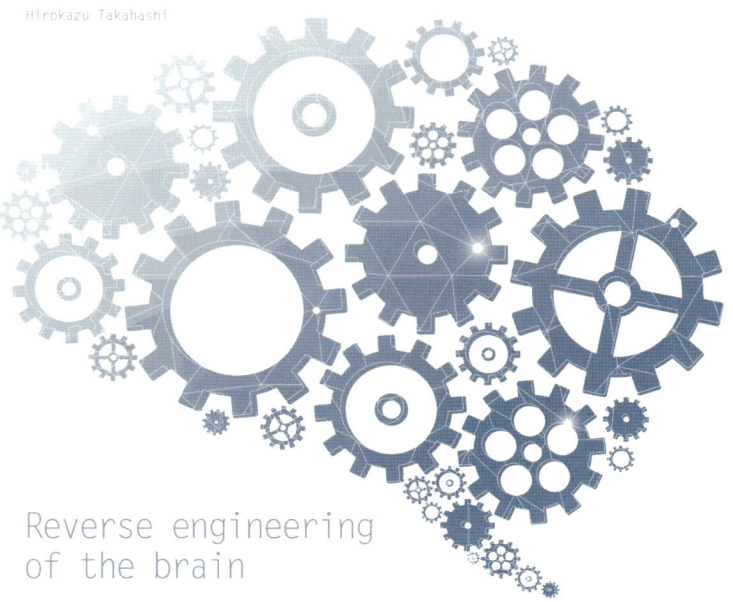

Reverse engineering
of the brain

日刊工業新聞社

まえがき

　本書は，東京大学工学部機械系学科と同大学院情報理工学系研究科および工学系研究科で開講している筆者の講義録，すなわち，エンジニアの卵に向けた脳科学講義の講義録の一部である．

　機械系の学生に生物学や脳科学を教えるのは容易いことではない．なぜならば，機械系学科には物理好き（かつ生物嫌い）が集まっており，彼らからすれば，生物は忌み嫌うべき暗記科目である．かつての筆者もそうだった．そのような猛者たちを相手にして，生物学の教科書を片手に教壇に立つと，学生の容赦ない冷たい反応に心折れそうになる．機械系学生の大多数は，生物の知識を丸暗記することに意義を見出せないでいる．そのような彼らにとって，従来の生物学の教科書が知的好奇心を存分に刺激できるかと問われれば，やはり難しいような気がする．それでは，何をどのように教えればいいのだろうか？　そのような自問自答と試行錯誤を繰り返すうち，エンジニアが学ぶべき脳科学の内容を筆者なりに作ってみようと思うに至った．本書は，そんな筆者の野望というか，無謀な挑戦の産物である．

　学術的にも，産業的にも，生物学や脳科学が重要であることは疑いない．欧米では，工学部の花形は，バイオ・メディカルエンジニアリング学科である．そのような学科が，エンジニアに対し，生物学・脳科学分野での活躍の門戸を広く開いている．翻って，日本の状況はどうだろうか？　少なくとも筆者が所属する東大工学部機械系学科では，"バイオ系"の研究室に卒論・修論の配属で学生が殺到することはなく，とても花形とは言えない．筆者の勝手な印象では，神経科学会のように脳科学の専門家が集う場でも，機械系研究者は隅っこで稀に見かける程度である．そのような日本の現状を打破するためには，機械系エンジニアのやり方で脳科学を楽しむところから始めればよい．その楽しみ方を筆者の方法で例示することが，本書の目的である．

　まず，機械系で脳科学を語るには，言うまでもなく，言葉が大切である．「生物のこのパーツは，機械で言えばあの部品．設計解は異なるけど，機能は同じ」というように，比喩を交えながら，エンジニアの言葉で説明するよう心がけた．また，常に実物をイメージできるように具体的な数字を強調することも心がけた．ニューロンの細胞体の直径は $10\,\mu m$，軸索は $1\,\mu m$，アクチン・ミオシンの相対運動は $60\,nm$ などと数字を聞けば，エンジニアの頭は勝手に動き出すだろう．

本書は，工学部の学生が，初めて脳科学を学ぶときに手に取るべき本を目指した。生物学・脳科学の研究現場で必要となる専門知識は膨大である。したがって，教科書も電話帳のように分厚くなってしまう。そのような電話帳のような教科書が，工学部の学生の学習意欲を削いでしまうと考えた。それでは，そもそも，何故，膨大な専門知識が必要になるのか？　それがわかれば，自ずと専門知識を吸収したくなるだろう。筆者の経験に基づけば，その答えは明快である。知識はあればあるほど，脳科学を楽しめる。脳科学を学びたいエンジニアには，まず，それを理解してもらう必要がある。そのような筆者からのメッセージが，「脳のリバース・エンジニアリング」である。

　本書は，生物学・脳科学の教科書のように分厚くない。したがって，現在の脳科学を俯瞰しているわけではない。その意味では，本書は，脳科学の一般的な教科書ではない。逆に，本書は，脳科学の啓蒙本でもない。少し真面目に脳科学を覗いてみたいという工学部の学生を想定したため，パラパラと読むには少し難しいかもしれない。その代わり，脳科学を学んでみようと思い立ったエンジニアが，まず知るべき内容を筆者なりに厳選した。

　本書を執筆しながら，工学部の学生が脳科学の何を学ぶべきか，全く体系がないことに危機感さえ覚えた。そのような点からも，本書が，工学部における生物学・脳科学の教育に一石を投じられればと思っている。また，本書を通じて，医学系・生物系の研究者には，エンジニアの視点と思考プロセスを理解してほしいとも願っている。互いの思想や文化を知り，尊重しあうことは，学際的なコラボレーションの推進力になるはずである。さらには本書によって脳科学者を志す機械系エンジニアが一人でも現れれば，筆者の望外の喜びである。

2015 年 12 月 25 日
高橋宏知

推薦のことば―応用脳科学のすすめ

畑村創造工学研究所代表
東京大学名誉教授
畑村洋太郎

　小生は暗記科目である生物は大嫌いだった．それでも，とても重要なものだとは感じていたし，このままずっと生物を避け続けるのはもったいないとも思っていた．そこで，東大の機械工学科を定年退職する直前に一念発起し，当時大学院生だった高橋宏知君ら学生数人をつかまえて，生物の勉強会を始めた．そこで学んだ生物の世界は，よく知る機械の世界とは異なり，新鮮で面白かった．それから15年以上が経ち，立派な研究者になった高橋君がすごい本を作ってくれた．

　本書では，「脳がどのようなハードウェアで，どのような機能を実現しているのか？」という疑問に答えようとしている．長年にわたり機械設計を教えてきた小生からすれば，機械に向き合うのと同じように"脳"を考えることなどできるわけがないと考えるところだ．しかし，本書を読めばわかるように，ずいぶんと時代は変わったようだ．最近の脳科学は，実験手法も実験データも洗練され，機械設計と同じような考え方で脳の働きを考察できるようになっている．ただし，そうしてわかったことを記述するだけで，脳科学が終わってしまってはもったいない．脳科学で得られた知識を援用して人間の活動を活性化させるのだ．

　たとえば，いくら真面目に一生懸命にやっていても，とんでもない事故が起こる．その原因を探ると肝心なことを考え落としていることに気付くことがある．当事者はサボっているわけでも，知識や技量に問題があるわけでもない．おそらく，必要なときに必要な情報が思考回路に引き出されず，考えられるべきことが考えられないのである．なぜこのようなことが起こるのだろうか．それは脳の特性を理解した学び方ができていないためである．小生はこのような考え方を"応用脳科学"と称しているが，そのような脳の使い方の体得方法こそ，創造設計教育や企業コンサルティングで教えるべき究極的な目標と小生は考えてきた．

　予めあれこれ決めて，マニュアル通りにやるだけならば，脳は必要ない．脳の思考は，ポンポンと飛ぶし，矛盾に満ちているし，ヘンテコに見えることも多い．けれど，そのような思考を敢えて自分の判断に取り入れていくことが，現在の社会には求められているのではないだろうか．

また脳科学には，日本を元気にするヒントが隠されている。エンジニアやビジネスマンは，解決すべき課題を設定して，丁寧に分析し，ひとつずつ手段を決め，それらを的確に組み合わせることによって課題を解決しようと考える。このような方法を生真面目に続けてきたおかげで，いいモノが作れるようになった。しかし一方で，そんなやり方だけを追求してきた日本の産業は，高度成長期後，壁に当たって進めないでいるようにも見える。今の日本産業に求められているのは，新しい価値のある世界の開拓である。これは脳なしでは，絶対に実現できない。

　少しくらい論理性に欠けていても，これまでの経験則に反していても，脳の良いところは，価値の世界を自ら探求し，それに基づいて目標を決めると，その方向へ勝手に動いていくことだ。その結果，脳の中には自然に思考回路ができあがる。さらに自分で考え，決めて，行動すればするほど，思考回路は優れたものになり，正確で迅速な行動を導けるようになる。そんな脳の特性を引き出せれば，生真面目一辺倒でいいモノを作ろうとした従来のやり方とは違う次元で，価値の世界が開けるはずだ。そのためには，今こそ，最新の脳科学の勉強を始めるべきだ。脳の特性を知り，その知識を仕事に社会に，そして豊かな人生を送るために活かす。そのような"応用脳科学"が本書から始まり，日本社会の閉塞感を打開することを願ってやまない。

2016 年 2 月 24 日

Contents

第1編 イントロダクション —エンジニアのための脳科学とは？

第1講 脳の構造から機能を探る ……………………………………………………… 1
- エンジニア視点の脳科学 …………………………………………………………… 1
- 脳科学の教科書は間違っているかもしれない!? ………………………………… 2
- 脳を"設計論的"に考える ………………………………………………………… 2
- ばね仕掛けで音や振動を検知する「有毛細胞」………………………………… 3
- 脳のリバース・エンジニアリング ………………………………………………… 7

第2講 ハードウェアとしての耳—耳の構造と人工内耳の発明 ………………… 9
- 耳の構造と各部の役割 ……………………………………………………………… 9
- 人工内耳—内耳の機能を人工的に作る ………………………………………… 11
- [コラム] 生物から学ぶ設計手法 ………………………………………………… 13

第3講 脳の予測機能—22個の電極が3万本の聴神経を代替できる理由 ……… 16
- 人工内耳，成功の要因 ……………………………………………………………… 16
- 脳の予測機能—脳が情報を勝手に補完する …………………………………… 17
- 脳の階層構造—脳はほとんど外界情報を必要としない ……………………… 21
- [コラム] 幽体離脱を体験してみよう！ ………………………………………… 22

第2編 神経細胞編

第4講 神経細胞とネットワーク—なぜ脳には"シワ"があるのか ………… 25
- 脳はどのような構造になっているか ……………………………………………… 25
- 情報処理システムとしての脳の設計思想 ………………………………………… 28
- 脳のシワが意味するもの …………………………………………………………… 30
- [コラム] 神経信号の伝播速度は人の歩行速度と同等 ………………………… 31

第5講 神経信号の正体—神経細胞が電気で情報を伝える仕組み ……………… 33
- イオン濃度差による電位を利用した神経信号 …………………………………… 33
- イオンチャネルの開閉で電気信号が発生する …………………………………… 35
- 膜細胞の働きは，RC回路になぞらえられる …………………………………… 37
- パルス状の活動電位の発生によって情報が伝達される ………………………… 38
- まとめ ………………………………………………………………………………… 41
- 細胞外計測は膜電流を捉える ……………………………………………………… 41
- [コラム] エンジニアの素朴な疑問—熱力学第二法則と生命 ………………… 44

v

第6講　神経細胞の情報処理メカニズムと神経インターフェイス
　　　　―人間に五感をもたらす仕組み･････････････････････････････････46
　　　受容体とイオンチャネルからなる生体内のセンサシステム････････････46
　　　電気刺激によって知覚や運動を人為的に作りだす･･･････････････････51

　　　[コラム]　さまざまな原理を利用した神経インターフェイス････････････53

第3編　運動編

第7講　筋肉と骨格―生物の運動をつくり出す機構と制御･････････････････57
　　　筋肉のしくみと動作メカニズム･････････････････････････････････････57
　　　筋肉による骨格の制御･･･63

　　　[コラム]　プロ野球選手の誕生日･･･････････････････････････････････65

第8講　筋肉の制御回路―運動ニューロンによる身体の動作制御･････････67
　　　運動ニューロンに支配される筋肉･･････････････････････････････････67
　　　機能的電気刺激（FES）―運動障害を電気刺激でサポート･････････････69

　　　[コラム]　アカデミア業界での成功要件･････････････････････････････75

第9講　脊髄―運動パターン生成器････････････････････････････････････78
　　　反射運動･･･78
　　　運動パターン生成器･･･82
　　　中枢パターン生成器（CPG）･･･････････････････････････････････････85
　　　四足歩行ロボットの開発･･･87

　　　[コラム]　脊髄損傷･･･89

第10講　大脳皮質の運動関連領野―階層的な運動制御････････････････90
　　　運動系の神経回路･･91
　　　運動制御の階層性･･92
　　　運動制御の座標変換･･97

　　　[コラム]　メガ・ジャーナル･･･98

第11講　小脳―フィードバック誤差学習による身体モデル構築･････････100
　　　臨床的な知見から小脳を考察する････････････････････････････････100
　　　解剖学的な知見から小脳を考察する･･････････････････････････････103
　　　小脳の計算モデル･･105
　　　検証実験･･107
　　　計算論的神経科学･･110

　　　[コラム]　ロボットスーツ･･･110

第4編 知覚編

第12講 おばあさん細胞仮説―脳の階層性がもたらす"概念"の形成 ……………… 113
- 一次視覚野の方位選択性の発見 ………………………………………………… 113
- 一次視覚野の神経細胞が作る機能集団と配線 ………………………………… 114
- 脳の階層性がもたらす高次視覚野の最適刺激 ………………………………… 118
- 概念の形成に関わる「おばあさん細胞」説 …………………………………… 120
- ［コラム］STAP細胞問題の背景―データの再現性と信頼性 ……………… 120

第13講 神経細胞の情報処理メカニズムと分散表現
― 神経細胞のチームプレーを可能にする脳内クロック ………………… 122
- 認知に必要な"オブジェクト形成" ……………………………………………… 122
- 複数の神経細胞が同時に情報処理に関わる分散表現 ………………………… 123
- 脳内の情報処理は特定のリズムで行われる …………………………………… 124
- 集団的ベクトル表現 ……………………………………………………………… 128
- ［コラム］都市伝説：人間は脳の1割しか使っていない！？ ……………… 131

第14講 機能マップと神経ダーウィニズム―脳による学習のメカニズム ………… 133
- 脳の機能局在と機能マップ ……………………………………………………… 133
- 個々の神経細胞の活動を捉えて機能マップを探る …………………………… 136
- 多様性を生み出す機能マップ …………………………………………………… 137
- 多様性を絞り込むことで学習する ……………………………………………… 141
- ［コラム］ムーアの法則と脳科学の進歩 ……………………………………… 142

第15講 脳の省エネ戦略
― 自己組織化マップと深層学習による効率的な情報表現 ……………… 143
- 「聴覚野」に「視覚野」を作る ………………………………………………… 143
- 入力情報からどのように自己組織化マップをつくるか ……………………… 144
- 効率的な情報表現のための最適化―スパース・コーディング ……………… 148
- 深層学習（Deep Learning）による効率的な情報表現 ……………………… 151
- 再考：「おばあさん細胞説」と「分散表現説」 ……………………………… 153

第16講 脳をリバース・エンジニアリングしてみよう
― 脳の仕組みを，機能に結びつける ……………………………………… 154
- 構造（仕組み）と機能の関係を探る …………………………………………… 154
- パターン照合に必要な仕組み …………………………………………………… 155
- オブジェクト形成に必要な仕組み ……………………………………………… 157
- 省エネルギーに必要な仕組み …………………………………………………… 158
- 脳は基本的に干渉設計である。最適設計ではない …………………………… 159
- リバース・エンジニアリングの落とし穴 ……………………………………… 162
- ［コラム］オスとメスのかけひき ……………………………………………… 163

第5編 芸術編

第17講 脳と芸術—脳は分布に反応する ································ 165
- 芸術家による壮大な脳科学実験 ································ 165
- 質感知覚のメカニズム—脳はどのように光沢感を感じるか ································ 167
- 「美しい」の源は何か ································ 170
- どんな容姿が美形と言われるのか ································ 172
- [コラム]「美しい」の定義 ································ 175

第18講 好き嫌いの法則性
—ヒトの"好み"に作用する進化の淘汰圧とドーパミン報酬信号 ······ 176
- 魅力的な異性の要件—進化の淘汰圧とナイス・バディの法則 ································ 176
- ドーパミンによる報酬信号 ································ 180
- [コラム]"身体"は"目"ほどにものを言う!? ································ 184

第19講 芸術の法則性と芸術家の芸風—芸術のエッセンスは脳への訴求力 ······ 186
- 音楽と1/fゆらぎ ································ 186
- 脳のルールと音楽のルール ································ 191
- [コラム] 芸術家の思考方法：ピーク・シフトの法則 ································ 196

第1編 イントロダクション―エンジニアのための脳科学とは？

第1講 脳の構造から機能を探る

エンジニア視点の脳科学

　筆者がかつて機械系学科で学んでいたころ，生物学や脳科学[1]をしっかりと教わった記憶はない。しかし，卒論や修論の研究のために研究室に配属されると，当時のバイオ・ブーム，脳ブーム，そして理不尽な指導教員の扇動に煽られ，学生たちは，落下傘部隊のごとく，生物分野の研究テーマに果敢に挑戦し，そして，しばしば憤死した。筆者の場合，医学部の先生との共同研究に携わり，脳活動計測用の微小電極アレイを設計・製作し，動物実験では生まれて初めてネズミと格闘した。そうした青春時代を過ごした後，筆者は道具作りより脳研究そのもののおもしろさに目覚め，業界では珍しい機械工学出身の脳研究者になってしまった。

　それから時は流れ，今や生物学は理系の必修科目になった。しかし，機械系の学生にとって，暗記科目の生物学の教科書は興味をそそるものではない。そう思いながらも，筆者は，ここ10年にわたり，機械系の学生を相手にして「バイオエンジニアリング」や「脳科学入門」といった講義，また卒論や修論での研究指導で奮闘しながら，機械系エンジニアの卵がどのように生物学や脳科学を学ぶべきかを模索してきた。

　とうの昔に生物や脳の勉強をあきらめたエンジニアも少なくないだろう。しかし，時代の流れは産業界にも押し寄せている。たとえば，最近では，「応用脳科学コンソーシアム」なる一般企業の集まりができ，脳科学の産業応用を推進する

---

1) 脳科学（brain science）は日本の造語で，世界の専門家は「神経科学（neuroscience）」という。ただし，素人には親しみやすいので，本書ではこの用語を用いる。

機運が高まっている。これからでも脳科学を勉強して損はしない。卑近な例を挙げれば，ものの嗜好を決める脳内メカニズムは商品企画に生かせるかもしれない。また，38億年もの進化の過程を経て創られた我々の構造には機械設計のヒントが隠されているかもしれない。本書では，そのようなエンジニアの視点から，最新の脳科学を解説していきたい。

脳科学の教科書は間違っているかもしれない！？

　生物学や脳科学で著名な先生方に「機械系の学生に脳科学を教えなければならない。力学のように体系化した講義をするために良い方法はないか？ 脳科学の教科書は電話帳のように分厚いので，教える内容が，どうしても属人的になってしまう」と尋ねると，必ず同じアドバイスが返ってくる。「そもそも生物学は各論の集まり。現象の多様性こそが生物学の本質。講義は属人的でよいではないか。高橋君の好きなようにやりなさい」と，あまり参考にはならないが，どうやらそれが真実のようである。

　さらに，脳科学の教科書の1ページ目には，エンジニアの我々には驚くべき記述がある。

　「本書に登場する医薬品の適応，用法，副作用については，執筆時の最新情報を元に記述しています。しかし医学は日進月歩で進んでおり，情報は常に更新されています。…（中略）…著者および出版社は，本書中の内容について何ら保証致しません。また，本書の情報を用いることで生じたいかなる不都合に対しても責任を負いません」

　つまり，教科書の内容が正しくないかもしれないことが堂々と宣言されている。

　生物学は発見至上主義で，理屈は後付け。したがって，新発見が理屈を変えてしまうのはやむを得ない。むしろ，そのようなドラマチックなパラダイム・シフトが生物学の醍醐味だ。だからといって，電話帳のように分厚く，正しくないかもしれない教科書を隅々まで暗記せよというのは，エンジニアの卵にとって酷だろう。それではエンジニアは，ますます脳科学に萎えてしまう。

脳を"設計論的"に考える

　それでは逆に，エンジニアは，どういうときに脳に感動を覚えるだろうか？

　筆者の個人的な経験からすると，「へぇー，脳は良くできているなぁ」と納得

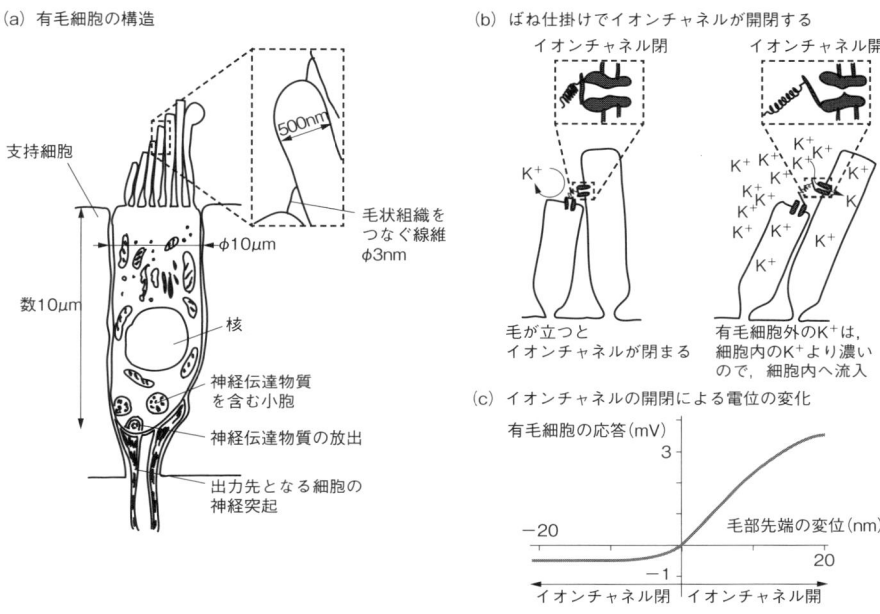

図 1.1　有毛細胞によるセンサ機能

した瞬間である。チャールズ・ダーウィン（C. R. Darwin; 1809–1882）による進化論の考え方によれば，身体や脳のしくみは，神による創造物ではなく，進化のプロセスで得られた設計解である。その設計思想を解き明かそうとするプロセスならば，エンジニアの知的好奇心をくすぐれるだろう。

その一例として，聴覚系や前庭（バランス感覚）系のセンサ部である内耳を紹介したい。内耳は，有毛細胞という特殊な細胞を巧みに利用している。有毛細胞は，図 1.1(a)に示す毛のようなパーツを用いて機械的な振動を検出する。細胞体は円柱形をしており，その直径は約 10 μm，長さは数 10 μm，毛状組織の直径は 500 nm 程度である。機械屋ならば，振動検出メカニズムとして，毛部の根元に歪ゲージのようなものが貼り付けてあると考えるだろう。それでは，実際の生物の進化において，どのような原理が採用され，それがどのように利用されてきたかを解説しよう。

ばね仕掛けで音や振動を検知する「有毛細胞」

有毛細胞を電子顕微鏡で拡大してみると，各毛状組織は，互いに細い線維でつ

ながっている（図1.1(a)）。この線維の直径は約3 nmである。さらに拡大すると，図1.1(b)のように，この線維はイオンチャネルというタンパク質に直結している。このような構造により，毛が倒れると，イオンチャネルの蓋が引っ張られてチャネルが開き，毛が立つとイオンチャネルは閉じる。つまり，機械的なばね仕掛けでイオンチャネルを開閉しているのだ！　このイオンチャネルの開閉に伴い，細胞内外でイオンを交換できるようになる。有毛細胞の外側はK$^+$（カリウムイオン）の濃度が高いので，イオンチャネルが開くと濃度勾配によりK$^+$が細胞内に移動してくる。その結果，図1.1(c)のように細胞膜間の電位が変化する。ちなみに，毛部が0.3 nm程度も動けば，有毛細胞の反応が得られる。また，毛部の変位が20 nmになると反応は飽和する。

　一般的に，細胞に外部情報を伝えるためには，細胞膜に埋め込まれているイオンチャネルをこじ開ければよい。神経細胞は，化学物質を用いて，他の神経細胞のイオンチャネルを開くことが多い（第6講）。このようなイオンチャネルでは，それ自体が化学センサになっており，特殊な化学物質に接すると，そのタンパク質の構造を変化させる。その結果，イオンが通れるようになる。しかし，化学反応を用いる限り，原理的にその検出時間を短くできず，振動検出センサとして適

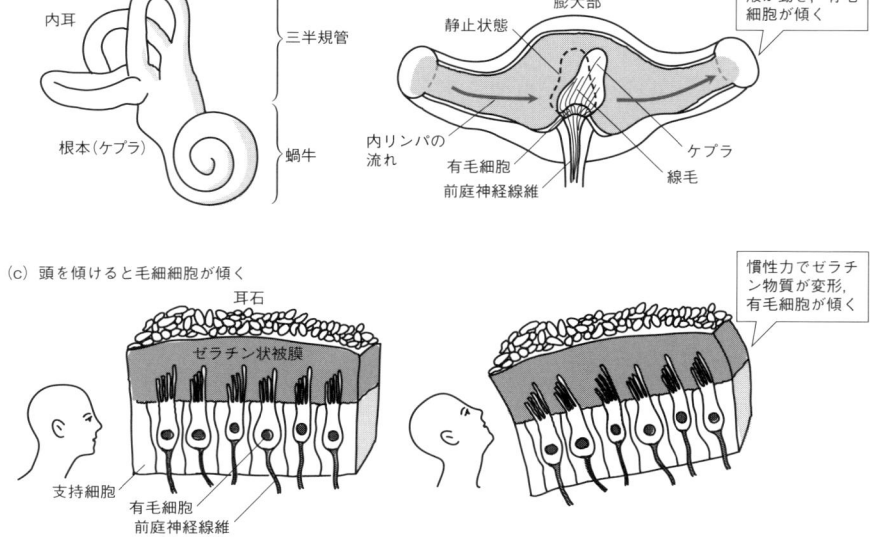

図1.2　三半規管が振動を促えるメカニズム

切ではない．検出時間を短くするためには，どうしても機械的な仕掛けが必要になる．その設計解が有毛細胞である．

次に，有毛細胞の利用方法を考えてみよう．まず，耳の奥には，図 1.2(a) のように，内耳という不思議な構造物がある．内耳の上半分は三半規管，下半分は蝸牛(かぎゅう)と呼ばれている．

三半規管によるバランス情報の生成

三半規管には 3 つの中空の輪があり，その中にはリンパ液が満たされている．この輪の内部の根元部（ケプラ）では，図 1.2(b) のように，有毛細胞の毛部が束ねられている．身体を動かしたり，首を振ったりすると，慣性力によりリンパ液が三半規管の内部を回転し，有毛細胞の毛部を揺らす．このような有毛細胞の出力は，角加速度情報に他ならない．さらに，三半規管の中心部には耳石器という器官がある．耳石器では，図 1.2(c) のように，有毛細胞の毛部がゼラチン状の物質に覆われ，さらにその上に耳石という重りが載っている．耳石は文字通り石である．頭を傾けたり，頭に加速度を加えたりすると，耳石に加わる慣性力がゼラチン物質を変形させ，さらに有毛細胞の毛部を倒す．このような有毛細胞からの出力は，頭の加速度や姿勢情報として用いられる．

蝸牛による音情報の生成

蝸牛は，音を振動情報として周波数ごとに分解したうえで，神経信号に変換する器官である．蝸牛は，文字通りカタツムリの殻のような骨でできたらせん構造をしている．このらせん構造は，ヒトの場合，2 回転半しており，その全長は約 30 mm，直径は 2 mm である．説明のため，図 1.3(a) のように，蝸牛を真っ直ぐに延ばして断面図を見てみよう（A-A'）．同図に示したように，蝸牛は，前庭階，中心階，鼓室階という 3 つの階からなっており，各階はリンパ液で満たされている．中心階には，図 1.3(b) に示すコルチ器と呼ばれる聴覚受容器がある．コルチ器では，同図に示したように，基底膜の変形が有毛細胞により検出される．

蝸牛の全体構造を見てみよう．図 1.3(c) に示すように，前庭階と鼓室階の基部（手前部）には，それぞれ卵円窓と正円窓と呼ばれる穴が開いており，前庭階と鼓室階は，蝸牛先端部の蝸牛孔という穴でつながっている．音情報である振動は，あぶみ骨を介して卵円窓から蝸牛内のリンパ液に伝わる．

先に基底膜の変形を有毛細胞が検出すると述べたが，この基底膜には驚くべき機械的な特性がある．基底膜の構造は均一ではなく，基底膜の基部は狭くて固く，

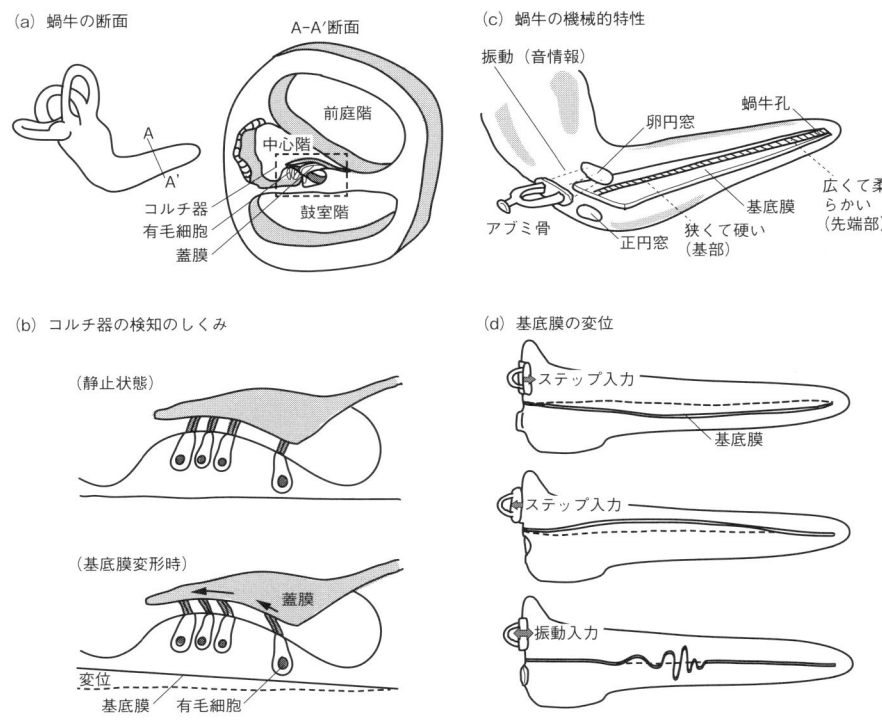

図 1.3 蝸牛が音を捉えるメカニズム

先端部は広くて柔らかい。その結果,基底膜の共振周波数は基部で高く,先端部で低くなる。したがって,アブミ骨が伝えたリンパ液の振動は,振動の周波数に応じて,基底膜の異なる部位に最大変位を生じる。

もう少し正確に記述すると,アブミ骨が動くと,リンパ液に進行波が生じる。アブミ骨からの入力がステップ応答ならば,図 1.3(d)のように,中心付近で基底膜の最大変位が得られることは想像できるだろう。では,アブミ骨が特定周波数で振動するとどうなるだろうか？ 図 1.3(c)の基底膜の機械的な特性により,高周波数の振動は基部側,低周波数の振動では先端部側で最大変位を生む。かくして,蝸牛は機械仕掛けのフーリエ変換のごとく音の振動の時間情報を周波数ごとの情報に分解している。

脳のリバース・エンジニアリング

　ここで紹介した例からもわかるように，生物の仕組みで驚嘆すべきことは，すべてがハードウェアで実装されていることである．つまり，実現すべき機能と実際の構造が密接に関連している．まさに，生物は天才的・驚異的な創造物である．

　筆者は，学生時代，新しいものを創造すること，すなわち設計とは，（i）全体の要求機能を定め，（ii）その要素となる機能に分解し，（iii）機能を実現する機構（メカニズム）を選択・決定し，（iv）機構を展開・総合して構造を作るプロセスだと教わった[2]．この思考プロセスをわかりやすく可視化すると，図1.4のような思考展開図になる．この思考展開図では，左側は機能領域（思考），右側が構造領域（図面やモノ）になっている．また，左側も右側も，階層的な構造になっている．つまり，機能領域では，実現したい大目標をいくつかの小目標に分け，それぞれに対して，具体的な解決策を構造領域で考え，その後に統合していく．この図の効用として，設計者自身が思考内容の構成を客観的に見られること，第三者に設計者の考えていることを伝えやすいこと，設計全体の把握と評価を正確に行えることなどがある．卒論や修論では，自分の設計の妥当性を説明するために，何度も思考展開図を自分で描いてきたし，今でも学生に描かせている．

　さて，機能領域から構造領域への順方向の作業が設計だとすれば，構造領域から機能領域を推測する作業はリバース・エンジニアリングである．リバース・エンジニアリングでは，他社の製品を徹底的に分解・研究して，設計者の設計思想を探り，それを自社商品の設計に生かしていく．

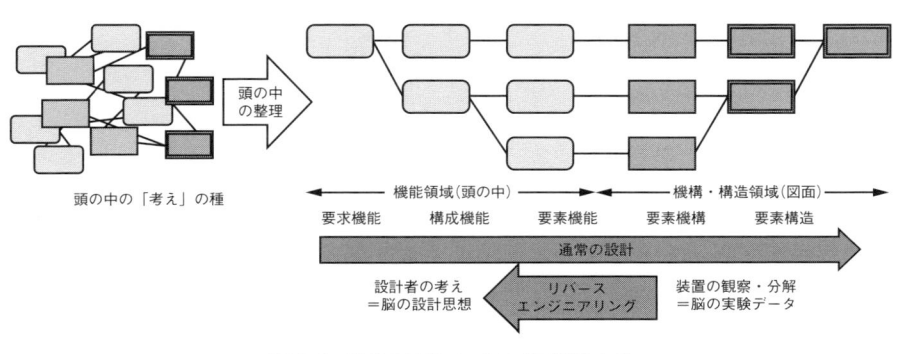

図1.4　設計の思考プロセスを可視化する

---

2) 畑村洋太郎：「技術の創造と設計」，岩波書店（2006）

今後の脳科学において求められる資質は，まさにリバース・エンジニアリングそのものであると筆者は考えている。生物系の実験室で日々得られている実験データは，まさに構造領域の1ピースである。これまでの伝統的な発見主義・要素還元主義の研究により，大量のピースが得られた。今後はピースを増やすばかりでなく，それらを統合（シンセシス）して，進化の末に得られた設計解を考察するという方向性がますます重要になるだろう。このプロセスは，まさにエンジニアの得意とするところだろうし，興味をそそるところである。学生時代に生物の勉強を捨ててしまったエンジニアにも，そのような視点から脳科学をもう一度勉強することを推奨したい。

第2講 ハードウェアとしての耳
―耳の構造と人工内耳の発明

　前講は，内耳の構造とそこにある有毛細胞の役割を解説したので，本講は，耳全体の構造と聴覚のしくみを解説したい．さらに難聴者が使用する人工内耳が耳の構造や機能をどのように再現しているのかを紹介しよう．

耳の構造と各部の役割

外耳の構造と機能

　ヒトの耳は，図 2.1 のように，外耳，中耳，内耳に分けられる．

　外耳では，空気の振動としての音が，耳介（耳たぶ）で集音され，外耳道を経て，鼓膜を振動させる．外耳道は，直径 7 mm，長さ 25 mm の円管で，その内端が鼓膜になっている．したがって，外耳道は "共鳴管" と考えることができる．その共鳴周波数は 3 kHz 付近にあり，共鳴の結果，鼓膜での振動は，耳介付近と比べると，3 kHz 付近で 12 dB ほど増幅されている．このような外耳の特性の

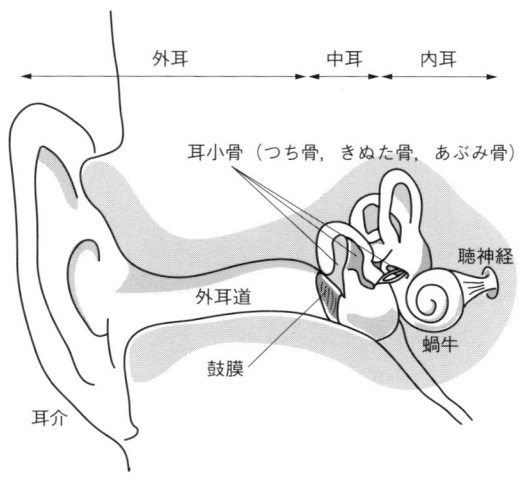

図 2.1　耳の構造

おかげで，ヒトは 3 kHz 付近の音に高い感度を示す．実際に，ヒトの言語では，3 kHz 付近に重要な情報が集中している．ただし，外耳の発達と言語の発達の因果関係は不明である．このような「卵が先か鶏が先か」問題は，生物学にはしばしば散見される．

中耳の構造と機能

一方，中耳では，つち骨・きぬた骨・あぶみ骨の 3 つの耳小骨が，鼓膜の振動を内耳の卵円窓に伝播する．このとき，音の振動は，鼓膜とあぶみ骨底の面積比で約 17 倍，耳小骨のてこの原理で約 1.3 倍，合計で約 22 倍に増幅される．この増幅器がないと，低インピーダンスの空気（400 Ns/m^3）から高インピーダンスの蝸牛内液（150,000 Ns/m^3）へ振動が伝わらない．すなわち，中耳は"インピーダンス変換器"である．

ところで，なぜ中耳のような複雑な構造が発達したのだろうか？ 実は魚類には内耳しかない．進化論的に考えれば，我々の祖先は，海の生活で有毛細胞や内耳を完成させた後に，陸に上がったことになる．水中では，中耳がなくても，蝸牛の基底膜が十分に振動できた．その後，進化のプロセスでは，新しいセンサ機構ではなく，既存の内耳の利用方法が考案された．その設計解の一つが中耳である．このような設計を美しいと考えるか，イモ設計と考えるかは読者の感覚に委ねたい．もし我々の祖先が，陸に上がった後に聴覚システムを発達させれば，異なる設計解を見出したかもしれない．

生物は継ぎはぎ設計

ここで強調したいことが一つある．進化による設計プロセスでは，新しい機能を実現するために，新しい器官をゼロから設計することはほとんどない．むしろ，既存の器官を何とか再利用するか，少しずつ改変していく．したがって，生物の構造では継ぎはぎ設計が基本である．ところで，継ぎはぎ設計と言えば，筆者は情報システムを連想してしまう．基幹となるシステムでも，時代とともに機能を変えたり増やしたりする必要があり，当初のシステムとは似ても似つかぬものになっていく．しかし，一旦システムを止めて，一からシステムを設計し直すわけにもいかず，サブシステムを継ぎはぎしながら騙しだましの運用を続けなければならない．情報システムの場合，システムの改良に失敗したら，すぐに改良前に戻す．生物の場合，システム改良に失敗したら，その種は死に絶え，改良前の種に戻り，進化の試行錯誤が再び始まる．どちらの場合も，結果オーライで最適設

計ではなさそうだ。

人工内耳―内耳の機能を人工的に作る

　内耳の機能と構造は前講で解説した。ここでは，内耳の機能を代替するデバイスである人工内耳を紹介したい。本題に入る前に人工内耳が使われる難聴の原因について触れておきたい。

難聴には二通りある

　聴覚システムのどこかに異常があると，聴覚機能が損なわれる。たとえば，耳垢が溜まったり，鼓膜が破れたり，中耳炎で中耳に膿が溜まったりして，鼓膜や耳小骨の振動が正常に伝わらないと，音の聞こえが悪くなる。これを"伝音性難聴"と呼ぶ。この場合，外科的な治療や補聴器による音の増幅で，内耳に十分な振動を伝えればよい。深刻な伝音性難聴の場合，ピエゾ素子で耳小骨を直接的に振動させる人工中耳を埋め込むこともある。ところが，内耳やそこより高次部位に異常があると，音を増幅しても聞こえは改善しない。そのような症状を"感音性難聴"と呼ぶ。身近な例では，高齢者では耳が遠くなることが多いが，この加齢性難聴では，蝸牛基部（高音部）において，有毛細胞が損傷や減少していることが多い。

電気刺激による聴覚の再建

　人工内耳は，こうした有毛細胞の障害や損傷による感音性難聴者を対象にして，蝸牛内に電極アレイを挿入し，聴神経を直接的に電気刺激する。蝸牛の周波数特性に従い，先端部側と基部側を電気刺激すると，それぞれ，低音域と高音域の音が知覚される。

　人工内耳は，図 2.2 に示すように，マイクロフォン・スピーチプロセッサ，経皮的送受信機，電極アレイからなる。マイクロフォンで得た音情報は，スピーチプロセッサで周波数ごとに分解され，特定の電極に刺激電流が印加される。現在の主要な電極アレイ（豪州コクレア社製）は，蝸牛に挿入される約 20 mm の範囲に刺激用電極を 22 個有する。電極部を除いて，アレイ全体は，シリコンゴムで覆われており，丈夫で柔らかい。刺激には 0.1 mA～1.5 mA の電流パルスが用いられ，その刺激頻度は 1 電極につき 1,000 パルス/秒程度である。なお，電気刺激のためのエネルギーや情報は，コイルを介して，経皮的に無線で伝送される。

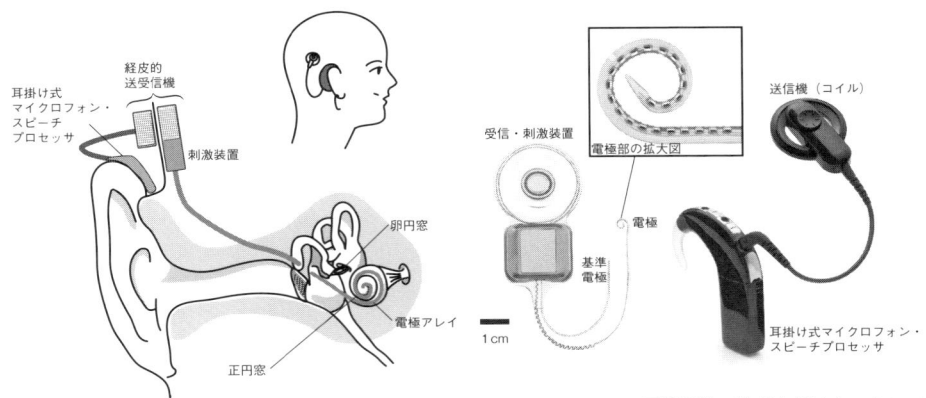

図2.2　人工内耳のしくみ

人工内耳の研究開発の歴史

　人工内耳の研究開発は1960年頃から本格的に始まった。初期の人工内耳の性能は芳しくなかったが，1980年代後半から1990年代前半には，刺激方法の検討が奏功し，人工内耳の性能は飛躍的に向上した。たとえば，言語コミュニケーションを再建する場合，電気刺激の空間分解能よりも，時間分解能が重要なようである。1995年の米国国立衛生研究所（NIH）の報告書では，人工内耳装用者の大多数は，文脈を重視すれば，読唇術に頼ることなく，文の聴取ができるとしており，人工内耳の顕著な有効性が認められている。現在までに，20万人以上の難聴者に人工内耳は適応されている。日本では，1985年，初めて人工内耳の埋植手術が実施された。その頃，人工内耳の購入と手術費用は，約400万円と非常に高価だった。しかし，1994年には保険適用となり，その後も医療制度の充実により，自己負担は劇的に軽減されている。

　人工内耳は最も成功した神経デバイスである。人工内耳を装用した子供が，健常児とともに普通学級で教育を受けることも珍しくない。長期的なフォローアップでも，人工内耳を装用した症例では，人工内耳の装用を見送った場合よりも，大学進学率が高いという報告もある。

自前の聴力も活用する「ハイブリッド聴覚」

　最近では，残存聴力活用型人工内耳が注目されており，2010年には先進医療技術に認定された。人工内耳の電極アレイは，正円窓から挿入する（図2.2）。耳

耳小骨が内耳に振動を伝える部位は卵円窓なので，電極アレイを内耳に挿入しても，耳小骨から入る振動は失われない。そこで，蝸牛先端部の有毛細胞の機能が保存されている場合，低音域の情報は残存聴力で，高音域の情報は電気刺激で知覚させることが原理的には可能になる。蝸牛は2回転半しているが，蝸牛の先端部では中空部分（鼓室階）が狭いため，人工内耳の電極アレイは1回転半くらいまでしか挿入できない。したがって，人工内耳では，低音域情報の正確な知覚は原理的に難しかった。最近の研究では，このような問題点に対し，"ハイブリット聴覚"が非常に有効であることがわかってきた。

しかし，よく考えてみると，ハイブリット知覚を器用にできること自体が驚異的である。その理由は，聴神経を刺激したから音が聞こえましたという単純な話ではなく，当然のことながら，実際の聴知覚には脳の複雑な情報処理が関わっているからである。これを次講の話題にしたい。

Column

生物から学ぶ設計手法

機械設計と生物の設計思想を考えよう。我々の身体器官は，38億年前の生物の誕生以来，長い進化の過程で発達してきた。たとえば，**図2.3**のような眼の進化の過程を考えてみよう[1]。最も原始的な眼は，光受容タンパク質であり，体表に数多く散らばっていた。この散在性視覚器は，やがて，数カ所に集合し，ほくろのような眼点を形成する。これに支持細胞が加わり網膜となる。さらに，この平らな網膜は，その中央をすり鉢状に窪ませ，杯状眼に進化する。これで，光の方向がわかるようになった。さらに，網膜は奥に入り込み，眼の入り口にくびれを作ることで，光を絞り込めるようになった。この窩状眼により，ピントが合わせられるようになり，形態視ができる。さらに，光量を確保するために，レンズに相当する水晶体を発達させた。現在，この水晶眼の恩恵を我々は享受している。

生物の進化に設計思想はあるか

このように述べれば，眼は漸進的に改良されてきた印象を受ける。エンジニアならば，この改良プロセスから何らかの設計思想を学びたいところだ。しかし，残念ながら，ここに設計思想は存在しないはずだ。もしあるとすれば，神が存在することになる。進化には特定の方向性や目的はなく，進化の源泉は，DNAの突然変異，

すなわち，ランダムなプロセスである。突然変異には改良もあれば，改悪もある。ただし，改悪された生物は子孫を残せないので，我々にはそのような失敗作を知る術がない。したがって，進化には方向性があり，設計思想があるように思えてしまうが，それは錯覚である。実は，進化ではあらゆる可能性が試されている。また，改良か改悪かは，そのときの環境に依存することも忘れてはならない。さらに，進化による設計が最適解である保証は全くなく，未だ開発途上である可能性が高い。それでも，現在，我々が目にする生物の完成度は非常に高い印象を受けるだろう。

ダーウィニズム

チャールズ・ダーウィンが19世紀半ばに提唱して以来，しばしば，進化は自然選択説で説明されてきた。これは，ダーウィニズム（ダーウィン主義）と呼ばれる。DNAの突然変異と環境による自然選択は，一見すると無駄が多いが，実は驚異的な設計手法である。最近のシミュレーションによると，眼点が形成されてから，水晶眼ができるまで約40万世代である[1]。魚類のように，一年で世代交代するとすれば，たった40万年で眼が完成することになる。38億年の進化の歴史を考えれば，ほんの一瞬の出来事である。化石を調べてみても，眼はカンブリア紀初期（5億4000万年前）に突然現れる。進化の特徴として，生存上のメリットという評価関

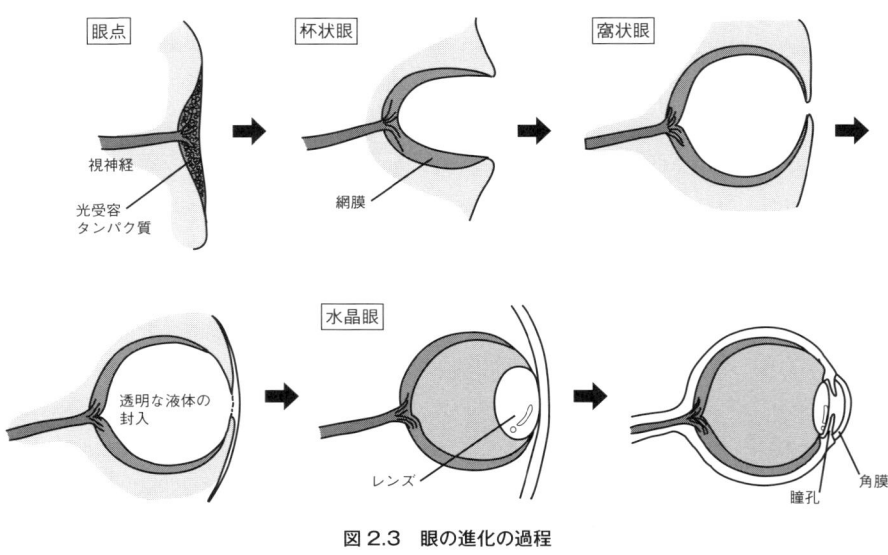

図2.3 眼の進化の過程

---

1) アンドリュー・パーカー：「眼の誕生―カンブリア紀大進化の謎を解く」，草思社（2006）

数のもとで，改善の余地があるうちは，その余地がなくなるまで，あっという間に生体システムは変化を遂げる。

進化の収斂

また，脊椎動物と同様に，タコやイカも水晶眼を持っている。しかし，マニアックな話をすると，脊椎動物と軟体動物の眼の起源は全く異なる。脊椎動物では，神経細胞の一部が突然変異して，光感受性を獲得した。一方，軟体動物は，皮膚細胞の一部が突然変異した。つまり，視覚機能を実現するために，進化のプロセスは異なっても，眼としての最終構造はほぼ同じである。このような現象を進化の収斂と呼ぶ。

中立進化説と遺伝的浮動

1960年代後半から，伝統的なダーウィニズムに加えて，中立進化説が唱えられるようになった。この仮説では，DNAの突然変異のほとんどは，生物の生存にとって，有利でも不利でもなく，中立である。中立なDNAの変異は遺伝的浮動と呼ばれる。実際にDNAの塩基配列を調べると，生存にとって重要な部位には個体差はほとんどないが，中立な部位の個体差は非常に大きい。このような遺伝的浮動による多様性こそが，おそらく，進化の源泉である[2]。

エンジニアが生物から学ぶべきことがあるとすれば，設計思想ではなく，進化による設計手法であろう。第一に，現在の構造を無作為に改変することが基本形である。第二に，その結果として，偶然の改良が十分に積み重なると，比較的短期間のうちに，同じ様な最終形に収束する。生存に有利な機能を実現するために，進化の収斂により，必然的に共通の設計解が得られるが，そこへ至るプロセスはさまざまだ。第三に，ほとんどの改変は，可もなく不可もなく中立であるが，この中立的な改変を繰り返し，多様性を確保しておくことが，おそらく進化の源泉である。

---

2) 木村資生：「生物進化を考える」，岩波新書（1988）

第3講 脳の予測機能—22個の電極が3万本の聴神経を代替できる理由

人工内耳，成功の要因

　前講で紹介した人工内耳は，医療分野において，20世紀の奇跡と評されている。聴神経を直接刺激すれば，聴覚が生じること自体は不思議ではない。しかし，何らかの聴知覚を生成することと，言語コミュニケーションに必要な聴覚情報を伝えることとには，大きなギャップがある。しかも，健常者の聴神経は30,000本もあるが，人工内耳はたったの22個の電極で言語コミュニケーションを成し遂げている。人工内耳の奇跡には，何か成功の要因があるはずだ。

　人工内耳以外の神経デバイスを考えてみよう。聴知覚は，脳幹や大脳・聴覚野を電気刺激しても生成される。しかし，これらの聴知覚は人工内耳ほど言語コミュニケーションに有効ではない。たとえば，聴覚野に電気刺激を与えると，知人の声や音楽が聞こえるらしい。電気刺激により，適切な情報を脳に送り込んだり，脳内情報にアクセスしたりすることは一筋縄ではいかないようだ。また，電気刺激による視覚再建も古くから研究されている。網膜，視神経，視覚皮質への刺激により，何らかの光覚は生じる。その光覚は眼閃(がんせん)と呼ばれる。まぶたを閉じて眼球を押さえつけたときに感じる視知覚をイメージすればよい。もちろん，このような光覚でも，完全に視覚を失った患者にとって有用であることに疑いはない。しかし，人工内耳と比較すると，その有効性は雲泥の差である。

言語情報の冗長性を利用する

　成功の要因の一つは，人工内耳の要求機能にある。もちろん，要求機能は，広義には聴覚再建であるが，そのなかでも明確な最優先事項がある。第一に優先されるべきは，言語コミュニケーションの再建だ。したがって，言語情報に巧みにアクセスできたことが人工内耳の勝因の一つであると筆者は考えている。

　言語情報は，それ自体，極めて高い冗長性を有する。そこで脳は，言語情報の冗長性を利用し，不完全な音情報から重要と思われる情報を解読できる。わかりやすい例を挙げると，電話は3 kHz以下の音信号しか用いていない。それでも，言語情報は明瞭である。すなわち，言語コミュニケーションでは，3 kHz以上の

信号は不要ということになる。逆に，3 kHz 以上の信号だけ取り出してみるとどうなるだろうか？　実は，聞き取りにくいが，何とか聞き取れる。つまり，3 kHz 以上の信号でも言語情報は失われていない。どの帯域をとっても，ある程度の帯域幅が確保されていれば，言語情報は抽出できる。つまり，それだけ情報が冗長的なわけだ。さらに，周波数スペクトル上で分解能を落としたうえで，音声を再生してみても，コツをつかむと何となく理解できてしまう。このような冗長性があるからこそ，言語情報の伝達では，22個の電極が 30,000 本の聴神経を代替できる。

ところで，なぜ，言語情報は冗長的になるのだろうか？　おそらく，音声は完全にハードウェアで生成される情報だからであると筆者は答えている。我々は，喉頭と呼ばれる組織で空気の振動（ブザー音）を作り，これを構音器官で共鳴させて言語情報を生成する。共鳴特性は，口や舌の動きを利用して調整している。喉頭による音の生成も，構音器官による共鳴も，構造的な制約を受けているため，各周波数成分は完全に独立して変化できるわけではない。そのような依存関係が言語情報の手掛かりとなる。

脳の予測機能—脳が情報を勝手に補完する

錯聴による連続聴効果

人工内耳による聴取能は，脳の音情報処理機構に依存していることも疑いない。脳による音情報処理の特徴をよく表す現象として，連続聴効果という錯聴（錯覚）を紹介したい。この錯聴では，脳が音情報の部分的な欠落を勝手に補完してしまう。たとえば，「ピー」という純音の途中に 200 ms くらいの無音部を作ると，当然ながら純音は「ブツッ」と途切れて知覚される（図 3.1 (a)）。ところが，この無音部を白色雑音（「ザッ」）で置き換えると，純音は途切れずに知覚される（図 3.1 (b)）。すなわち，脳が純音の欠落部分を勝手に予測して補完し，「ピー」という音のオブジェクト（図 3.1 (c) (i)）と「ザッ」という別のオブジェクトを作り出し（図 3.1 (c) (ii)），それらを独立して知覚したことになる。

この効果は，言語情報でも生じる。たとえば，ワイヤレスマイクで電波の調子が悪いと，音が所どころで途切れることがある。こうなると，何を話しているのかさっぱりわからない。しかし，その途切れた部分をやはり「ザッ」という白色雑音で置き換えてみると，言語情報はまったく増えていないのに，断然，聞き取りやすくなる。すなわち，複雑な情報でも，脳がそれまでの文脈から予測できれ

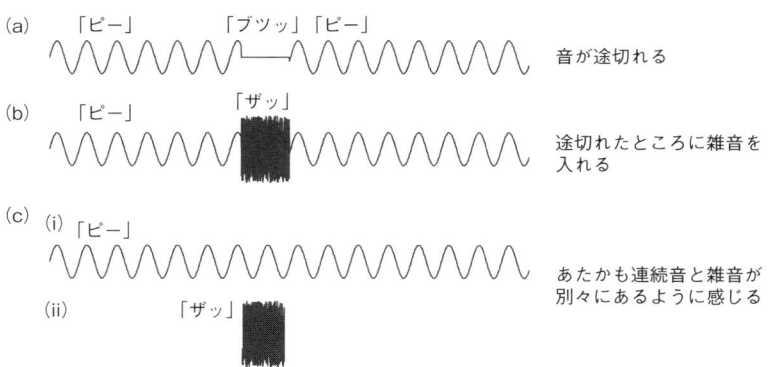

図 3.1　連続聴効果

ば，実際には存在しない情報が補完されている。

このような予測機能は非常に強力であるが，単なる無音部では動作しない。つまり，明瞭な無音部は，そこに言語情報がないという脳への強烈なメッセージになっている。一方，脳が，白色雑音の裏には言語情報があるかもしれないと判断すると，予測機能を勝手に働かせるようになる。

予測に必要な要件

脳による予測には限界がある。まず，予測機能が働く時間は，およそ 200 ms 程度だ。この時間スケールは，脳の情報処理にとって意味があるようである。たとえば，動画で口の動きと音声がずれたり，バーチャルリアリティの実験で視覚情報と触覚フィードバック情報がずれたりすることがあるが，そのずれが 200 ms 程度であれば，そのうち気にならなくなる。逆に，200 ms 以上のずれは，脳の情報処理では補正できないようだ。つまり，予測や異種感覚統合は 5 Hz 程度で行われていると考えられる。

また，当然のことながら，予測には過去の経験が必要になる。英語ができない人に，英語の連続聴効果は生じない。おそらく，脳に外界情報が入力されると脳内のデータベースと照合されたうえで知覚が生じる。入力情報が不完全な場合，最ももっともらしい知覚が生成される。なお，脳内のデータベース構築には，幼少期の経験が重要である。実際にさまざまな能力の習得には，感受性期（臨界期）と呼ばれる期限がある。たとえば，言語習得の場合，10〜12 歳を過ぎると難しくなる。また，絶対音感も 0〜4 歳を過ぎると習得できなくなる。

このような理由から，人工内耳でも，早期装用の重要性が説かれている。前講

でも述べたように，電極アレイは蝸牛先端部まで挿入できないため，低音域情報の正確な知覚は原理的に難しい。しかし，幼児から人工内耳を装用すると，音楽も健常者のように学べるようになることがある。これは，従来の常識では考えられない。おそらく，脳が人工内耳による入力情報に適応したデータベースを獲得したことを示唆している。

視覚のアナロジー

　紙面上で聴覚の現象を解説しても，その面白さは残念ながら体験できない[1]。ただし，これまでに紹介した脳の予測機能は，他の感覚にも共通しているので，視覚のアナロジーで体験してもらいたい。

　図3.2(a)の模様が何かわかるだろうか？　じっくり見てみてわからなければ，次頁の図3.2(b)と比較してほしい。両図に含まれる言語的な情報は変わらない。しかし，図3.2(a)では，各断片間が完全な空白で満たされているが，それが，「そこにはそれ以上の情報はない」という強烈な視覚メッセージになっている。一方，図3.2(b)では，そこに何かが隠されていることが示唆されている。何かがある可能性があると，脳が勝手に予測してしまう。まさに，連続聴効果の視覚版である。

　次に，**図3.3**を見てほしい[2]。初見の場合，ほとんどの読者は「あ！モナリザだ！」と思うはずだ。そこで本冊子を逆さにしてほしい。実は，このモナリザは

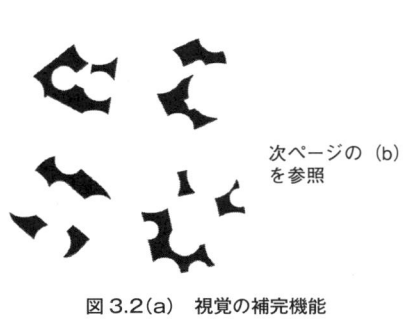

次ページの（b）
を参照

図3.2(a)　視覚の補完機能

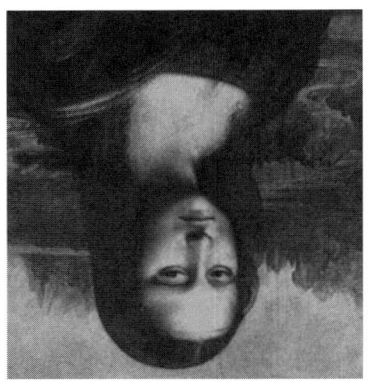

図3.3　モナリザ？

---

1) 興味のある読者は，下記のホームページを参照されたい。錯覚や錯聴を体験できる素晴らしいホームページである。http://www.kecl.ntt.co.jp/IllusionForum/

2) http://www.exploratorium.edu/exhibits/mona/mona.html

ふてくされている。モナリザに見えてしまった読者は、断片的な情報と脳内のデータベースを照合して、「モナリザに違いない」と誤った予測をしてしまったわけである。次に、この図を再び見てみよう。今度は、まったくモナリザには見えないだろう。つまり、「この世には偽モナリザがいる」ということを知ってしまった瞬間に、脳内のデータベースは書き換えられたわけだ。

知覚の恒常性

　経験に基づく知覚の予測機能は、ときに抗えないほど非常に強くなり、実際の知覚を歪めてしまう。図 3.4 (a) は、有名なミュラー・リヤーの錯視である。なぜ、矢印が外を向いていると短く見えるのだろうか？　その秘密は、普段、我々が見ている視覚像にある。つまり、図 3.4 (b) のように、実際には同じ長さであっても、手前のものは長く見えるし、奥のものは短く見える。さらに遠近法を考えれば、手前のものの輪郭は外に凸になるし、奥のものは内側に凸になることが多い。このような遠近法を脳が勝手に適用するため、実際の網膜像とは異なるイメージが知覚されてしまう。このように、「見せかけの性質」を補正しようする認知機能は「知覚の恒常性」と呼ばれている。

　もう一つ例を挙げよう。図 3.5 (a) の模様は出っ張って見えるだろうか、凹んで見えるだろうか？　多くの読者は、上が白い模様は出っ張って見え、下が黒い模様は凹んで見えるはずである。これは、光は上から照射されるという日常的な経験によると考えられる。では、図 3.5 (b) は、どのように見えるだろうか？　光は左右のどちらから来てもおかしくないので、出っ張りと凹みの知覚に、一貫した傾向はないはずである。凹凸の知覚を制御したければ、光源をどちらかにあると勝手に仮定してみるとよい。

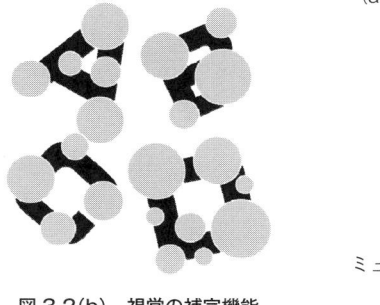

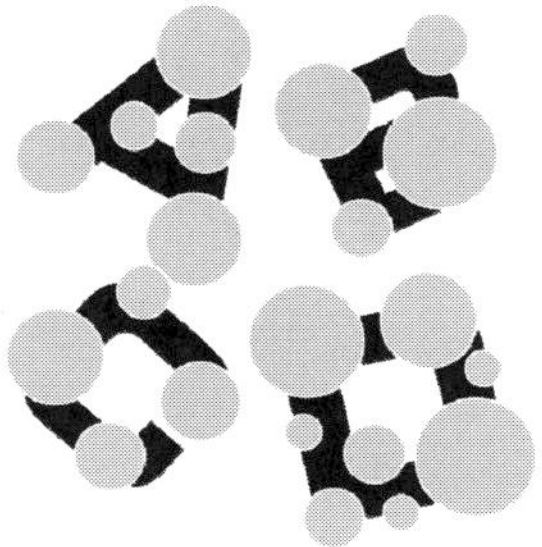

図 3.2 (b)　視覚の補完機能

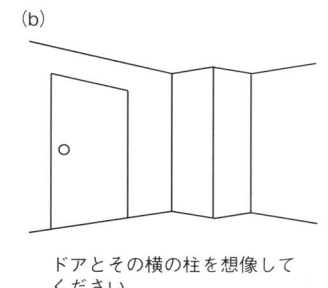

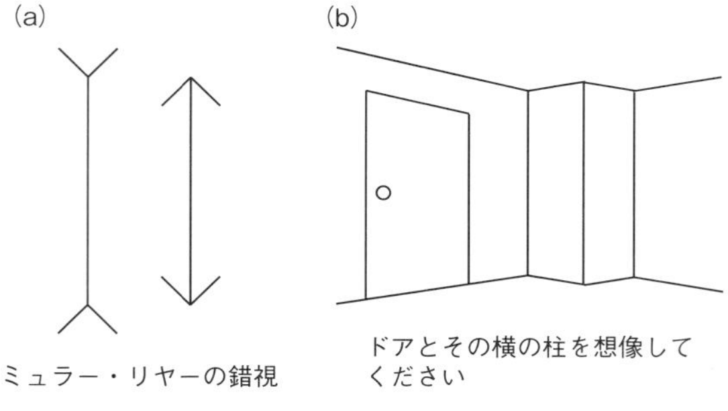

(a)

ミュラー・リヤーの錯視

(b)

ドアとその横の柱を想像してください

図 3.4　遠近感の知覚

第1編　イントロダクション—エンジニアのための脳科学とは？

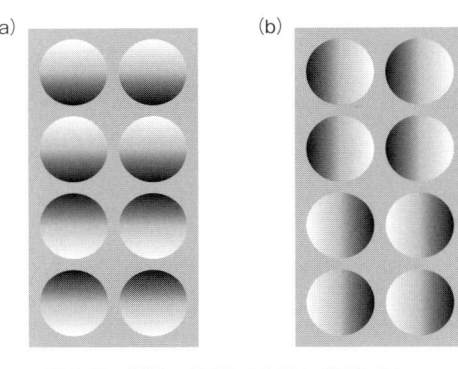

図3.5　出張って見えるか凹んで見えるか

脳の階層構造—脳はほとんど外界情報を必要としない

　ひと昔前まで，脳は，図3.6のような階層的な情報処理をしていると考えられてきた。つまり，「低次」の領野では，視覚情報が形，大きさ，色などの要素に分解され，「高次」の領野では，それらが再統合された後，脳内のデータベースと照合され，何を見ているかが認識される。しかし，この情報処理モデルは，脳の解剖学的な事実を全く反映していない。すなわち，低次領野の入出力関係を調べてみると，図3.6のように情報は，一方向に伝達されるわけではない。むしろ，高次領野からの入力が圧倒的に多い。

　具体例を少し詳しく紹介しよう。視覚情報は網膜で神経信号に変換された後，脳幹の外側膝状体という部位で一旦中継され，大脳皮質の一次視覚野に至る。外

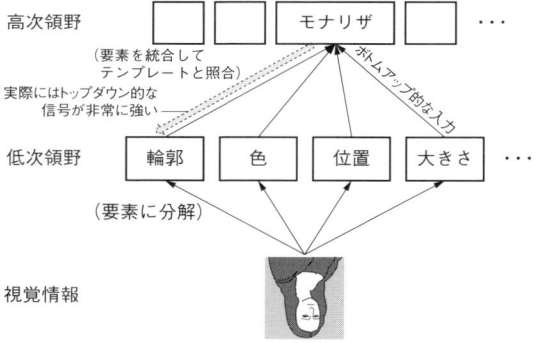

図3.6　ひと昔前に考えられていた脳の階層的な情報処理モデル

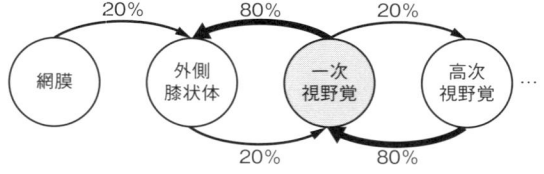

図3.7　脳はほとんど視覚情報を必要としない

側膝状体に入力される情報の内訳を調べると，実は網膜からはたったの2割しか
なく，8割は一次視覚野からである。同様に，一次視覚野でも，外側膝状体から
の入力は2割程度で，一次視覚野より高次視覚野からの入力が8割ある。一次視
覚野で処理されている情報のうち，網膜の情報は，2割×2割とすると，たった
の4％にしか含まれていないことになる。つまり，一次視覚野で処理される情報
のうち，外界情報は4％に過ぎず，残りの96％は内部情報ということになる（図
3.7）。我々の意識的な知覚が高次領野で生成されるとすると，我々の知覚は内部
情報がますます支配的になる。いかに，我々の視覚情報が信頼できないか，いか
に，我々が妄想の中で生きているかがわかるだろう。かくして，モナリザっぽい
ものを見ると，高次領野の活動が低次領野の活動を凌駕し，本物のモナリザを見
たと認識してしまう。

　低次領野から高次領野への入力はボトムアップ入力，高次領野から低次領野へ
の入力はトップダウン入力と呼ばれる。トップダウン入力がボトムアップ入力よ
り支配的である解剖学的な特性が，脳の強力な予測機能を支えていると考えられ
る。この解剖学的な特徴は，視覚系に限らず，聴覚系や他の感覚系でも同様であ
る。さあ，脳の構造から機能を推定する知的な旅を始めよう！

Column

幽体離脱を体験してみよう!

　脳の予測機能を悪用すると，奇妙な錯覚を体験できるので，ぜひ試してほしい。
最も容易に体験できるのは「ラバーハンド・イリュージョン」と呼ばれる錯覚だ[3]。

---

3) M. Botvinick and J. Cohen (1998) Nature 391: 756

第1編 イントロダクション—エンジニアのための脳科学とは？

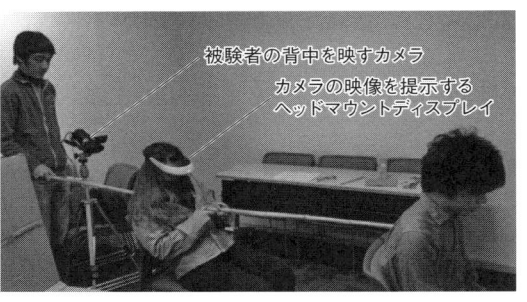

図3.8 幽体離脱を体験してみよう

被験者の手を見えないようにしておき，偽物の手（たとえば，少し膨らみをもたせた軍手で良い）を机上に置き注視させる。次に，別の人が偽物の手を棒で突いたり，筆で撫でたりすると同時に，被験者の本物の手にも同じような刺激を与える。これを数分も続けると，次第に偽物の手が自分の手のように思えてくる。視覚情報と感覚フィードバック情報があまりにも一致するので，脳が勝手に予測するようになってしまったわけである。ここで，偽物の手をナイフで一突きすると，被験者は本気で慌てる。筆者が学生とともにゼミで試したときに，被験者の心拍数を計測したところ，3割も上昇することがあった。

　もっと奇妙な体験は幽体離脱（out-of-body experience）である[4]。図3.8のように，被験者にヘッドマウントディスプレイを装着し，被験者の背中の映像を提示する。被験者に棒を持たせ，前方の人を突かせると同時に，被験者の背中を突く。このとき，背中を突いている様子も視覚的にフィードバックする。これを数分も続けると，自分が自分を突いているという不思議な感覚に陥る。この状況に混乱した脳は，自分の身体を離脱させることにより，物理的な矛盾を解消しようとする。その結果，被験者は，あたかも幽体離脱したかのように感じてしまう。筆者がゼミで試したところ，約半数の学生が幽体離脱らしき体験をできた。

　このように，脳の予測機能は，何とも行き当たりばったりでいい加減なものである。

4）H. H. Ehrsson（2007）Science 317: 1048

神経細胞編

第4講 神経細胞とネットワーク
── なぜ脳には"シワ"があるのか

　脳の働きや機能を考えていくためには，まず，その構造を把握する必要がある。本講は特に，脳の情報処理の基本素子である神経細胞を詳しく紹介したい。神経細胞は，コンピュータで言えばトランジスタにあたる。

脳はどのような構造になっているか

　図4.1のように，脳は，大脳，小脳，脳幹からなる。脳から身体各部への信号，あるいは，身体各部から脳への信号は，背骨の中の脊髄を介して伝達する。脊髄は単なる配線ではなく，脳と同様に複雑な情報処理を担っている。そこで，脳に脊髄を加えて中枢神経系と呼ぶ。なお，脊髄から身体各部位への神経ネットワークは，末梢神経系と呼ばれる。

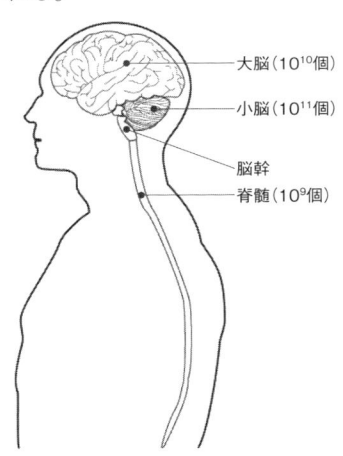

図 4.1　脳の構造とそれぞれの神経細胞の数

神経細胞の構造

　生物体は，細胞を機能上・構造上の基本単位としている。我々の身体は，約60兆個の細胞からなる。そのなかで，神経ネットワークを形成する細胞を神経細胞（ニューロン）と呼ぶ。この神経細胞が，神経ネットワークの基本単位である。

　図 4.2 に，神経細胞の典型的な構造を示す。神経細胞は，細胞体に加えて神経突起を有し，この突起を介して，他の細胞と情報交換できる。基本的には，神経突起の入力部を樹状突起，出力部を軸索と呼ぶ。各神経細胞は，樹状突起への入力を細胞体で集約して，他の細胞へ出力を送るかを決める。出力する場合，細胞体付近で活動電位が発生して，軸索の末端まで伝播し，軸索の末端から，他の細胞の樹状突起へ神経伝達物質が放出される。このように神経突起で化学物質を介して情報交換する部位をシナプスと呼ぶ。

　神経細胞の細胞体の直径は，小さい細胞で $4\,\mu m$，大きい細胞で $100\,\mu m$ である。一般的には，神経細胞の直径は $10\,\mu m$，質量は $1\,\mu g$ と覚えておけばよい。入力部の樹状突起と出力部の軸索の直径は，それぞれ，$10\,\mu m$ と $1\,\mu m$ 程度である。一般的に，入力部は太く短く，出力部は細くて長い。

脳の神経細胞数と消費エネルギー

　ヒトの脳では，神経細胞数のオーダは，大脳に 10^{10}（100億），小脳に 10^{11}（1,000億），脊髄に 10^9（10億）と言われている。脳の高次機能というと，大脳が主役と思われるかもしれない。しかし，実は，小脳の神経細胞数は，大脳よりも一桁多い。脳の神経細胞数として，100億と1,000億が，しばしば登場するが，前者は大脳の神経細胞数，後者は小脳を含む脳全体の神経細胞数に当たる。

　また，脳には，神経細胞を支援するために，グリア細胞が存在する。グリア細

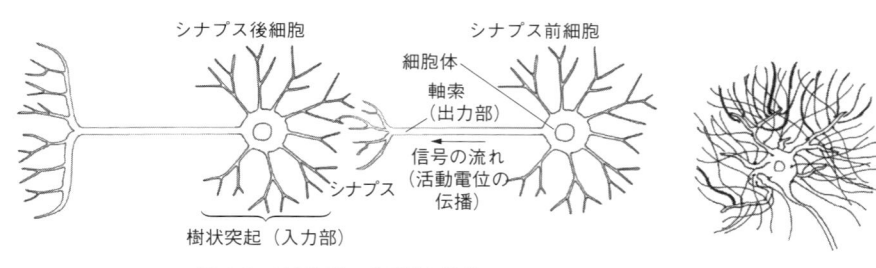

図 4.2　神経細胞の典型的な構造

図 4.3　複雑で混沌とした神経ネットワーク

胞の役割は，神経細胞への栄養補給，構造の機械的な支持，修復，信号伝達の補助などである。グリア細胞の数は，神経細胞の10倍以上になると言われている[1]。

ただし，実際に1つひとつの細胞を数えた人はいないので，上記の細胞数はあくまで概算である。文献によって，1ケタくらいは，しばしば異なる。なお，最近のコンピュータのCPUでは，トランジスタ数は10^9（10億）のオーダである。素子数では，CPUが脳に迫りつつある。また，消費エネルギーは，CPUが脳より大きい。ヒトの安静時の消費エネルギーは約100 Wで，脳はそのうちの20 %程度，すなわち約20 Wを消費している。一方，CPUの消費電力は50〜100 W程度である。

脳内の配線の総延長距離は地球2周半！

神経細胞は，樹状突起からの入力を細胞体で集約して，軸索を介して他の細胞へ出力するので，多入力一出力の素子である。このような神経細胞の構造から，脳の階層的な情報処理，すなわち，低次（末梢）の多数の神経細胞が，高次の少数の神経細胞へ情報を集約するシステムを想像するかもしれない。しかし，このイメージは必ずしも正しくない。

実際には，神経細胞は情報を集約する一方で，多数の他細胞に情報を放散している。1個の神経細胞には，1,000個から1万個のシナプス入力がある。逆に，1個の神経細胞の出力情報は，一度に，1,000個から1万個の神経細胞に伝播している。

細胞体から伸びる軸索は，非常に複雑に分枝している。実は，神経組織内において，出力用の軸索は入力用の樹状突起よりも圧倒的に長い。たとえば，大脳の1 mm^{3}に含まれる樹状突起は400 mであるのに対し，軸索は4,000 mに及ぶ。ちなみに，脳全体では，軸索の長さは15〜18万 km（地球2周半）になるという概算もある。このような特徴は，図4.2のような神経細胞の一般的な模式図からは，正しく伝わらないだろう。おそらく，図4.3のように混沌としている。

ネットワークの適切な配線は，脳の情報処理システムにとって，極めて重要である。図4.4に大脳の断面図を示す。大脳の表層の数mmには，細胞体が密集しており，この部分は大脳皮質と呼ばれる。大脳皮質のように細胞体が密集している部分は，灰色の組織であることから，灰白質と呼ばれる。一方，軸索が集ま

---

1) ただし，最近の研究では，この常識が覆されている。神経細胞とグリア細胞の比率は種により異なり，ヒトでは1：1に近い。
S. Herculano-Houzel（2012）Proc Natl Acad Sci U S A 109 Suppl 1: 10661-10668

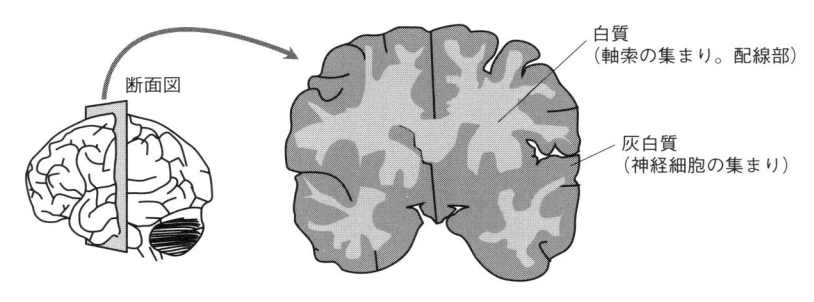

図 4.4 大脳皮質の断面図

っている部分は白っぽいので，白質と呼ばれる。図 4.4 に示したように，大脳皮質の下部は白質で，この部分には，ぎっしりと配線がなされている。大脳に占める白質の体積は，灰白質の体積にほぼ等しい。ただし，白質の消費エネルギーは小さく，脳全体の消費エネルギーの 95 % は灰白質が占める。つまり，配線部での信号伝播ではエネルギーはほとんど使われていない。

神経細胞にはさまざまな種類がある

また，神経細胞とひと口に言っても，実際には非常に多くの種類がある。たとえば，図 4.5 のように，単極神経細胞は，神経突起が 1 つしかない。突起が 2 つあれば双極神経細胞，3 つ以上あれば多極神経細胞と呼ぶ。なお，神経細胞の多くは多極である。また，樹状突起の形態でもしばしば分類される。たとえば，大脳皮質では，樹状突起がピラミッド状に伸展した細胞を錐体細胞，等方向に伸展した細胞を星状細胞と呼ぶ。

さらに，機能で分類することも多い。たとえば，感覚ニューロンは，音や光などに反応し，外界情報を神経ネットワークに伝える。また，運動ニューロンは，筋肉に情報を伝えて運動を生成させる。ただし，ほとんどの神経細胞は，介在ニューロンと呼ばれ，感覚ニューロンでも運動ニューロンでもなく，外界・環境との接点はない。人工ニューラルネットワークで言うところの「中間層」または「隠れ層」である。

情報処理システムとしての脳の設計思想

世界の人口は約 70 億人。これは，大脳の神経細胞数（100 億個）と同じオーダである。そこで，人間社会における 1 個人の役割をイメージしながら，神経ネ

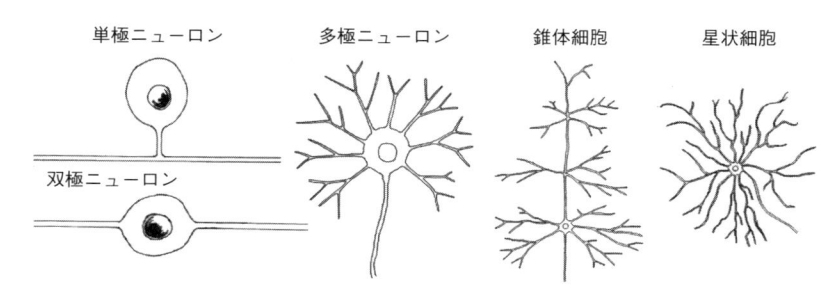

図4.5 神経細胞の種類

ットワークの特徴を考えてみよう。

　最近の研究では，1個の神経細胞の活動が，神経ネットワーク全体に与える影響が注目されている。たとえば，大脳の感覚情報を司る部位では，たかだか数個の神経細胞が同時に活動するだけで，感覚が生じる。人間社会に喩えるなら，数人の一般人が同時に声を挙げると，全世界で認知されるということだ。神経ネットワークでは，個々の神経細胞が主役になりうるのだろうか？　それとも，たとえ少数でも複数の神経細胞の同期的な活動は，複雑な配線により激的に増幅されるのだろうか？

ロバスト性の高い脳の情報処理

　普通に考えると，10^{10}個という細胞数からすれば，1個の神経細胞が担う役割は，取るに足らないはずだ。さらに，神経細胞は壊れやすい。実は，大脳の神経細胞は，1秒間に1個のオーダで死滅しているという試算がある。1時間で3,600個，1日で9万個，1年で3,000万個，80年で25億個の神経細胞が失われる。基本的に神経細胞は個体の一生を通して置き換わらないので，脳は一生で1/4の神経細胞を失うわけだ。この損失は，おそらく無視できない。これだけ多くの神経細胞が失われていくことを前提とすれば，1個の細胞に重要な役割を担わせるリスクは非常に大きい。経験的には，加齢に伴い記憶力や認知能力が低下するが，その原因として，神経細胞の死滅量には説得力がある。ちなみに，アルツハイマー型認知症では，神経細胞の死滅が顕著に認められるが，その罹患率は，米国では，65〜74歳で1.6％，75〜84歳で19％，85歳以上で40％と，加齢とともに指数関数的に増加することが報告されている。

　したがって，脳の情報処理は，神経細胞の個人プレーによるものではなく，複数の神経細胞群のチームプレーを基盤としているはずである。そのような冗長的

な分散処理は，個々の素子の不具合に対して，ある程度の耐性を保てるが，一定量以上の素子が失われれば，致命的な性能の劣化を呈することになる。このように，エラー耐性や冗長性の観点では，情報処理システムとしての脳の設計思想は，人工的な CPU とは異なるようだ。

脳のシワが意味するもの

ネコ，サル，ヒトなどの大脳皮質にはシワがある。しかし，ラットやマウスのように，下等な哺乳類の大脳皮質にはシワはない。おそらく，進化の過程で神経細胞数が増えたが，やがて頭蓋骨内に収容できなくなった。そこで，シワを作って皮質の表面積を増やした。実際に，遺伝子を操作すれば神経細胞数を増やすこともできる。そうすると，何とマウスの脳にもシワができる！[2] なるほど，もっともらしい説明だが，このシワのパターンは何で決まるのだろうか？

シワの山の部分を脳回，谷の部分を脳溝と呼ぶ。ヒトや実験動物では，個々の脳回や脳溝には名称が付いており，皮質のシワのパターンは，同種では似たり寄ったりだ。これは大昔から知られるが，神経細胞を収容するために皮質が同じように折りたたまれるというのは，考えてみるととても不思議だ。もちろん，共通性の一方で，さまざまな個体差も報告されている。この個体差はどうして生じるのだろうか？

脳のシワは，生物の機能にどう結びついているか

筆者のお気に入りの仮説では，皮質のシワのパターンは，脳内の配線を反映している。2つの部位が軸索で繋がっていると，そこには張力が発生する。1本の軸索の及ぼす力は，非常に小さく，1.5 nN 程度と見積もられているが，白質の無数の軸索が束になれば，無視できない曲げモーメントが発生する。したがって，結合が強い部位間は脳回になり，結合が弱い部位間は脳溝になる（**図 4.6**(a)）。おそらく，基本的な配線パターンは遺伝的に決まっているので，皮質のシワの基本パターンは共通になる[3]。また，脳の発達過程を調べると，脳内の配線の増加に伴い，シワも増える（図 4.6(b)）。個々の配線の強度には個体差があるため，皮質のシワのパターンにも個体差が生じる。

---

2) A. Chenn and C. A. Walsh (2002) Science 297: 365–369
3) D. C. Van Essen (1997) Nature 385: 313

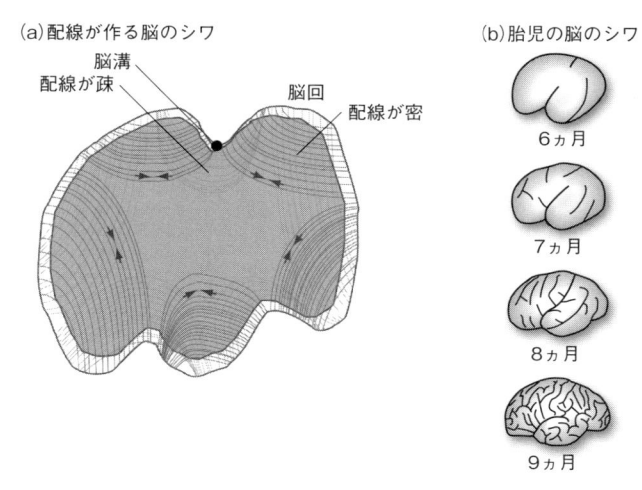

(a) 配線が作る脳のシワ　　　(b) 胎児の脳のシワ

脳溝
配線が疎　　　脳回
　　　　　　配線が密

6ヵ月
7ヵ月
8ヵ月
9ヵ月

図 4.6　脳のシワができるメカニズム

　最近では，磁気共鳴法（MRI）により，脳の形状を詳細に計測し，脳の形状と高次機能との関連性を調べる研究が増えている。たとえば，「あなたの場合，ここの脳溝が長いので，言語能力に長けている可能性が高いですね」という具合だ。脳の形状で機能を予測するというのは奇妙な気もするが，脳形状の個体差が配線パターンを反映しているとすれば，それも不思議ではない。

Column

神経信号の伝播速度は人の歩行速度と同等

　最近の筆者らの研究成果を紹介しよう。本講で解説したように，我々の脳内では軸索が絡み合っており，この複雑な配線網内には，活動電位というパルス状の神経信号が縦横無尽に行き交っている（第5講）。しかし，これは想像に過ぎず，実際には軸索は直径約 1 μm と非常に細いうえに，複雑に曲がりくねっているため，軸索内の信号伝播の様子を捉えることは技術的に難しかった。そこで筆者らは，2 mm 角に 1 万個以上の計測点を有する CMOS 電極アレイ上に神経細胞を培養し，培養細胞の軸索内を活動電位が伝播する様子を捉えることに世界で初めて成功した（図 4.7）[4]。

---

4) D. J. Bukkum et al. (2013) Nature Comm 4: Art. No. 2181

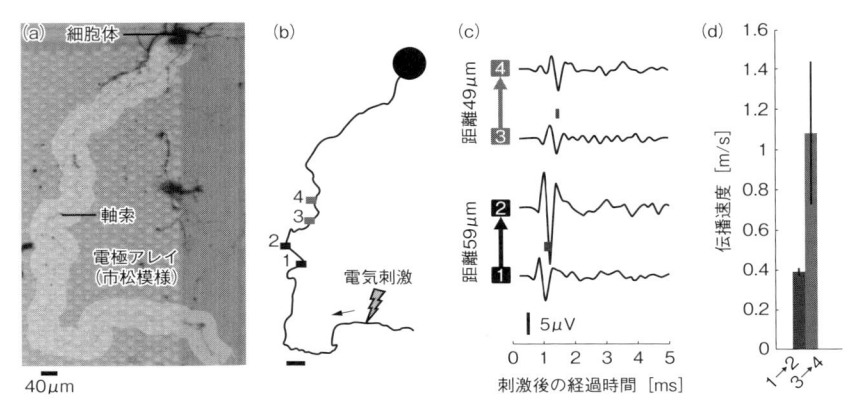

図 4.7 軸索の場所によって異なる活動電位の伝播速度。(a)CMOS 電極アレイ上に蛍光標識された神経細胞。市松模様は電極パターンを示す。このアレイの電極直径は 8 μm，電極間距離は最小で 18 μm。(b)軸索上を伝播する活動電位の伝播速度の実測。(c)活動電位の波形。(d)活動電位の伝播速度の実測値

　その結果，活動電位の伝播速度の実測値は 0.2〜1.5 m/s だった。光や電気は 1 秒間に地球を 7 周半できるほど早く伝播するが（3×10^8 m/s），脳内の神経信号の伝播は，我々の歩く速さと同じくらいで，光や電気とは比べ物にならないほど遅い。また伝播速度は，同じ軸索内でも場所ごとに大きく異なり，細胞体付近の太い部分では，軸索末端の細い部分よりも平均で 3.7 倍程度も速い。つまり，自動車の道路と同じで，広い通り道での伝播速度は速く，細い通り道では遅いということだ。これは，電線や光ファイバ内をいつも同じ速度で伝播する電気や光とは異なる。さらに，長期間の計測を試みたところ，軸索の同じ部位でも，日によって活動電位の伝播速度が変化することがわかった。

　このように，軸索を伝播する神経信号は，電気回路内を伝搬する電気信号より随分といい加減である。しかし逆に，活動電位の伝播速度のばらつきや変化は，軸索が能動的な素子として脳内の情報処理に大きな影響を及ぼしているからかもしれない。たとえば，神経細胞は，多くの入力を同時に受け取ると活動電位を発生しやすくなるので，軸索が，この入力タイミングを巧みに制御しているかもしれない。現在の脳科学では，このような仮説の検証が始まっており，軸索が単なる配線であるという考え方が時代遅れになりつつある。

第5講 神経信号の正体
―神経細胞が電気で情報を伝える仕組み

　脳とコンピュータは，しばしば対比される。その理由は，脳もコンピュータも，神経細胞やトランジスタといった無数の素子から構成され，素子間の情報交換に電気現象を利用しているといった共通点があるからだろう。実際に，テスターを用いれば，電子回路内の電気信号を容易に計測できるように，脳内の電気信号も金属電極で容易に計測できる。ただし，電気信号の発生メカニズムは全く異なる。生体が発生する電気信号は，自由電子の移動によるわけではなく，電気化学的な現象による。この現象を正しく理解すれば，どうして神経活動が電気信号として導出されるのか，逆に，どうして神経活動が外部からの通電により生じるのかなど，エンジニアとして興味深い理屈も容易に理解できるはずである。

イオン濃度差による電位を利用した神経信号

細胞内外のイオンの濃度勾配が，電位差を生み出す

　まず，生体の電気信号の発生源を説明しよう。
　細胞は細胞膜で内外を隔てている（図 5.1）。細胞内も細胞外も液体で満たされているが，そのイオンの組成は細胞内外で異なる（表 5.1）。我々の祖先は海から誕生したので，細胞外の組成は食塩水である。したがって，細胞外では

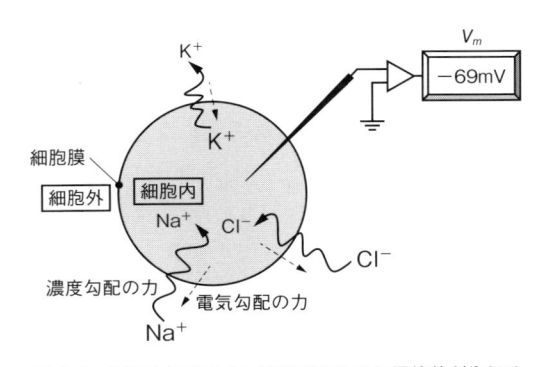

図 5.1　細胞内外でイオン濃度が異なると電位差が生じる

表 5.1　細胞内外のイオンの組成

イオン	細胞外の濃度 [mM]	細胞内の濃度 [mM]
K^+	5	100
Na^+	150	5
Cl^-	150	13

 Na^+（ナトリウムイオン）と Cl^-（塩化物イオン）の濃度が高い。一方，細胞内では，K^+（カリウムイオン）の濃度が高い。細胞膜を介してイオン交換ができると，細胞内外で濃度差があれば，当然のことながら，イオンは移動しようとする。すなわち，電流を流すべく起電力が生じている。このようにして発生する細胞外に対する細胞内の電位を膜電位と呼ぶ。この膜電位が神経情報を運ぶ，神経信号の源だ。

 このメカニズムをもう少し詳しく説明しよう。濃度勾配があるため，細胞外で高濃度の Na^+ は細胞内に入ろうとして，細胞内で高濃度の K^+ は細胞外に出ようする。しかし，ある程度イオンが移動すると，今度は電気勾配が生じ，移動したイオンを元に戻そうとする力が働く。電気勾配による力と濃度勾配による力がつり合った状態では，細胞膜の内側のイオン A の濃度を $[A^+]_{in}$，外側の濃度を $[A^+]_{out}$ とすると，細胞膜の内外の平衡電位 E_A は，ネルンストの式

$$E_A = \frac{RT}{zF} \ln \frac{[A^+]_{out}}{[A^+]_{in}}$$

で与えられる。ただし，R は気体定数（$= 8.31 [\text{J K}^{-1}\text{mol}^{-1}]$），$T [\text{K}]$ は絶対温度，F はファラデー定数（$= 96,485 [\text{Cmol}^{-1}]$），$z$ はイオンの価数である。この現象をイオン平衡，その平衡電位 E_A をネルンスト電位と呼ぶ。繰り返しになるが，E_A は細胞外に対する細胞内の電位であることに注意されたい。ネルンスト電位（＝電気勾配）が高いほど，濃度勾配が大きい。

神経細胞内外の平衡電位が脳内の電気信号の源になる

 次に，複数のイオンが存在するとき，その系全体の平衡電位 V_m を考えよう。細胞内外の主なイオンとして，K^+，Na^+，Cl^- を考え，各イオンのネルンスト電位を E_K，E_{Na}，E_{Cl} とする。一般的に，個々のイオンのネルンスト電位は平衡電位には一致しないので，各イオンには電気化学的な駆動力が働く。したがって，各イオンは，平衡状態でも細胞膜を介して移動しており，各イオンの移動によって生じる電流は，それぞれ，

$$i_K = g_K(V_m - E_K)$$
$$i_{Na} = g_{Na}(V_m - E_{Na})$$
$$i_{Cl} = g_{Cl}(V_m - E_{Cl})$$

となる．ただし，g_K, g_{Na}, g_{Cl} は，それぞれ，各イオンに対する膜のコンダクタンス（電気の流れやすさ：電気抵抗の逆数で単位は，[S] または [Ω^{-1}]）である．一方で，平衡状態では，系全体として，膜を介した電流は流れていないので，

$$i_K + i_{Na} + i_{Cl} = 0$$

が成り立っている．これらを V_m について整理すると，平衡電位は，

$$V_m = \frac{g_K E_K + g_{Na} E_{Na} + g_{Cl} E_{Cl}}{g_K + g_{Na} + g_{Cl}}$$

になる．表5.1 に示した細胞内外の各イオンの濃度とコンダクタンスの実測値（$g_K = 6.0$ nS, $g_{Na} = 1.0$ nS, $g_{Cl} = 2.0$ ns）を代入すると，各イオンのネルンスト電位は，$E_K = -75$ [mV]，$E_{Na} = 55$ [mV]，$E_{Cl} = -60$ [mV] となり，系全体の平衡電位は $V_m = -69$ [mV] となる．この系全体の平衡電位を，静止膜電位と呼び，このとき電荷は見かけ上移動しておらず，安定している．なお，静止膜電位は負の値をとるが，これを分極という．また，静止膜電位より分極が小さくなること，すなわち，膜電位が正方向に変化することを脱分極と呼ぶ．逆に，分極が大きくなること，すなわち，膜電位が負方向に変化することを過分極という．

このようにして計算できる電位差が，脳や生体の電気現象の源泉である．

イオンチャネルの開閉で電気信号が発生する

イオンを通さない「脂質二重膜」

細胞膜を介して膜電位が維持されているわけだから，当然のことながら，細胞膜付近には電荷が溜まっている．したがって，細胞膜はコンデンサとしての性質を有する．

なお，細胞膜の主成分は，水に溶けないリン脂質である．リン脂質は，分子構造上，両親媒性を有する（すなわち，疎水性と親水性を兼ね備える）ため，脂質二重層を最も安定な構造として形成する（図5.2）．この構造では，親水基が疎水基を挟みこんでいる．この脂質二重膜のコンダクタンスは 1 [pS]（= 1 [TΩ] = 10^{12} [Ω]）程度と極めて低く，イオンをほとんど通さない．その一方で，膜容量は $C_m = 1$ [μF/cm^2] 程度と比較的大きい．

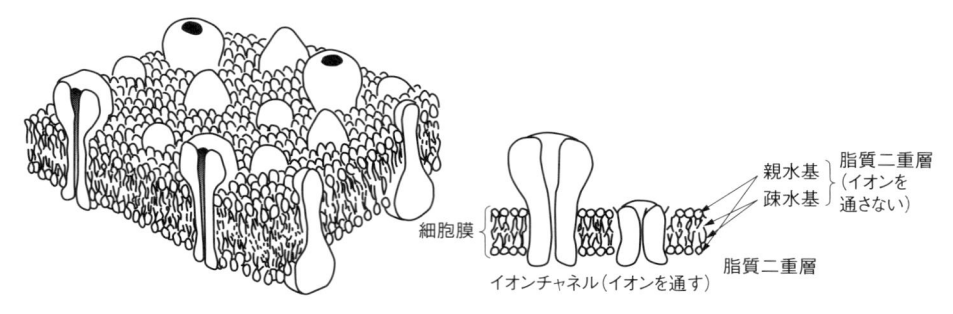

図 5.2　脂質二重膜とイオンチャネルからなる細胞膜

イオンの通り道「イオンチャネル」

　脂質二重膜はイオンを通さないが，その膜内にはイオンチャネルというタンパク質が埋まっている（図5.2）。イオンチャネルは，文字通り，イオンの通り道（チャネル）である。イオンチャネルはタンパク質なので，複雑な幾何構造をしている。この構造が何らかの原因で変化すると，イオンが通れるようになったり，通れなくなったりする。イオンが通れるようになる（イオンチャネルが開く）と，そのイオンに対する細胞膜のコンダクタンスは上がり，逆にイオンチャネルが閉じるとコンダクタンスは下がる。

　1970年代後半にネイヤー（E. Neher）とサクマン（B. Sakmann）によりパッチクランプ法が開発されると，イオンチャネルの開閉特性を調べられるようになった。パッチクランプ法では，**図 5.3**(a)のように，直径 1 μm 程度のガラス微小電極の先端部に細胞膜を密着させ，そのコンダクタンスを調べる。このように切り出した試料（パッチ）内にイオンチャネルが含まれていると，膜電位を印加すれば膜電流を計測できる。この膜電流は離散的であり，一個のイオンチャネルの開閉に対応している（図5.3(b)）。たとえば，図5.3(c)のように，パッチ内にイオンチャネルが 3 個含まれていれば，膜電流は 3 つの離散的な値をとりうる。細胞膜には無数のイオンチャネルが埋まっているので，膜電位は連続的な値をとるように見える。電気回路の部品に喩えるなら，細胞膜は DA 変換器である。なお，パッチクランプ法で計測される膜電流は数 pA のオーダであり，コンダクタンスは数 10 pS のオーダである。この値を正しく計測しようとすると，ガラス微小電極の先端と細胞膜を密着させなければならない。この「シール」は電気抵抗値で言うとギガオーム（$10^9 \Omega$）のオーダになるのでギガシールと呼ばれる。

　細胞膜にはさまざまなイオンチャネルが埋まっている。たとえば，イオンチャ

(a) 細胞膜をサンプリングして電圧を印加する

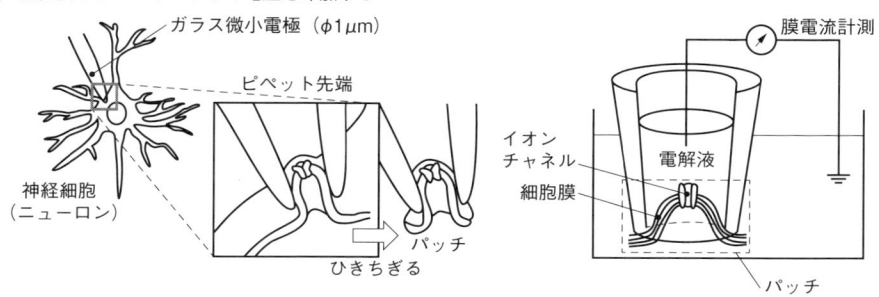

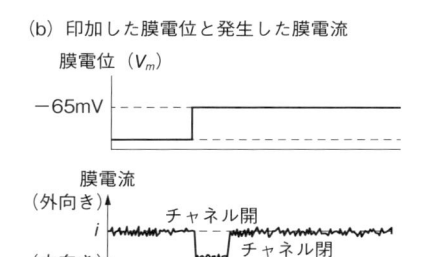

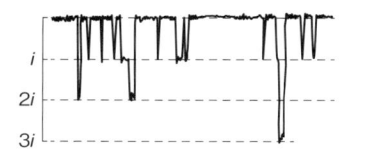

図5.3 パッチクランプ法

ネルの幾何構造は，通れるイオンの選択性を決める．また，膜電位に応じて，イオンチャネルの幾何構造はしばしば変化する．そのため，イオンチャネルの開閉特性に「膜電位依存性」が生じる．

これらのイオンチャネルの開閉特性が細胞膜のコンダクタンスのダイナミクスを決めている．したがって，イオンチャネルが開閉すると，膜電位が変動する．これが，神経細胞による情報処理の基本プロセスであり，脳から発生する電気信号の正体である．

細胞膜の働きは，RC回路になぞらえられる

各イオンのネルンスト電位（E_K，E_{Na}，E_{Cl}），細胞膜の容量（C），各イオンのコンダクタンス（g_K，g_{Na}，g_{Cl}）を考慮すると，膜電位の挙動は，図5.4のように，抵抗成分とコンデンサ成分からなる等価電気回路（RC回路）として表現できる．ただし，Na^+とK^+のコンダクタンスは複雑な特性を示すので，可変抵抗器として示してある．

膜電流 I_m は，細胞膜のコンデンサに流れる電流と各イオンチャネルに流れる

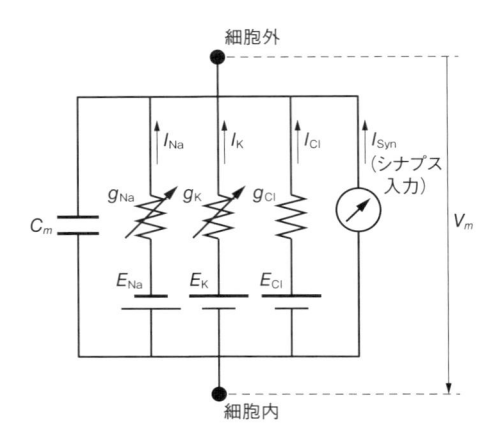

図 5.4　細胞膜による「等価電気回路」

電流の総和なので,

$$I_m = C\frac{dV_m}{dt} + I_K + I_{Na} + I_{cl}$$

$$= C\frac{dV_m}{dt} + g_K(V_m - E_K) + g_{Na}(V_m - E_{Na}) + g_{cl}(V_m - E_{Cl})$$

となる。平衡状態では $I_m = 0$ であるが，外部入力（例えば，シナプス入力）があると $I_m \neq 0$ となる。

パルス状の活動電位の発生によって情報が伝達される

　静止膜電位付近では，各イオンのコンダクタンスの変化は少ないので，上記の微分方程式は単純な RC 回路としてほぼ説明できる。また，空間的にも，軸索に沿って膜電位を多点計測すると（図5.5(a)），静止膜電位付近の膜電位はすぐに減衰する。

　しかし，神経細胞の膜電位が一定のしきい値（閾値）を超えると，大きな電気パルスが生じる。この電気パルスを活動電位と呼ぶ。この閾値以下の膜電位の変動はアナログ信号だが（図5.5(b)(i)），活動電位は0か1かのデジタル信号である。活動電位は一旦発生すると，減衰せずに細胞膜に沿って伝播していく（図5.5(b)(ii)）。

　このような活動電位の発生メカニズムを解明するために，英国のホジキン（A. L. Hodgkin）とハクスレー（A. F. Huxley）は，1950年代に軸索の膜の特性を徹

(a) 刺激電極 計測電極x 計測電極y
軸索

(b)
(i) 静止膜電位付近の膜電位：アナログ信号

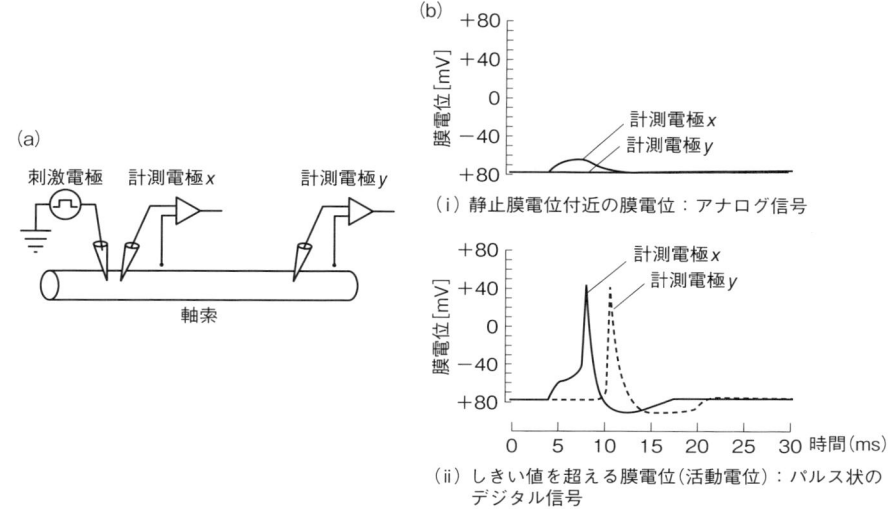

(ii) しきい値を超える膜電位（活動電位）：パルス状のデジタル信号

図5.5 軸索を伝播する活動電位

底的に調べた。膜電位が，各イオンのネルンスト電位とコンダクタンスに依存することから，活動電位が発生するためには，膜のコンダクタンスが非線形的な振る舞いを示すはずである。そこで，図5.6(a)の実験装置を用いて，電位固定法と呼ばれる実験が試みられた。この実験では，膜電位の制御用電極と膜を介した電流（膜電流）の計測用電極を軸索内に挿入し，膜電位のステップ応答に対する膜電流を計測した。その結果，図5.6(b)のように，K^+イオンのコンダクタンスは，時間遅れ成分を伴ったステップ状の応答を示し，その変化は，膜の脱分極に依存して大きくなった。一方，Na^+イオンのコンダクタンスも，膜の脱分極に依存して大きくなるが，その応答は一過性で，数ミリ秒で平衡状態付近に戻った。

これらの膜特性から活動電位を説明できる。図5.6(c)は，活動電位が発生したときのNa^+とK^+イオンのコンダクタンスを示す。細胞膜が閾値を超えて脱分極すると，まず，Na^+イオンのコンダクタンスの一過的な増加により，ますます脱分極する。この脱分極は正のフィードバックにより助長されるが，やがて，K^+イオンのコンダクタンスのステップ状の増加より，脱分極は急激に小さくなる。その後，膜電位は，K^+イオンのコンダクタンス変化の時間遅れ成分により，若干オーバーシュートした後，静止膜電位に戻る。なお，静止膜電位に戻る前の過分極を後過分極相と呼ぶ。後過分極相では神経細胞は新たな活動電位を発生できない。したがって，活動電位の発生頻度は大きくなり過ぎない。

(a) 実験装置

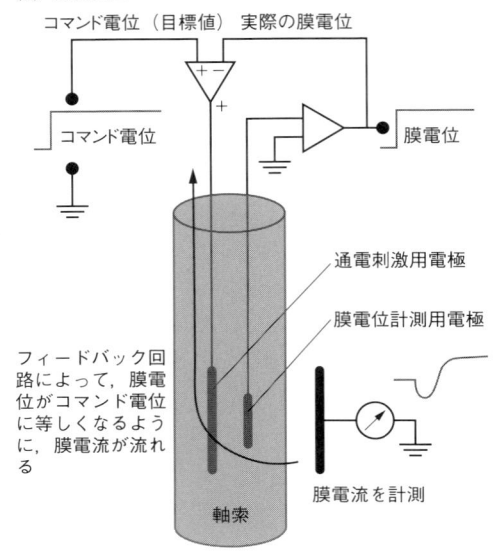

コマンド電位（目標値）　実際の膜電位

コマンド電位

膜電位

通電刺激用電極

膜電位計測用電極

フィードバック回路によって，膜電位がコマンド電位に等しくなるように，膜電流が流れる

軸索

膜電流を計測

(b) 膜電位のステップ応答に対するコンダクタンス

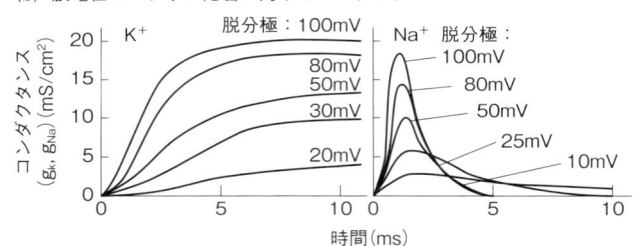

コンダクタンス (g_K, g_{Na}) (mS/cm²)

K⁺　脱分極：100mV, 80mV, 50mV, 30mV, 20mV

Na⁺　脱分極：100mV, 80mV, 50mV, 25mV, 10mV

時間(ms)

(c) 活動電位発生時のコンダクタンスと膜電位

コンダクタンス (mS/cm²)

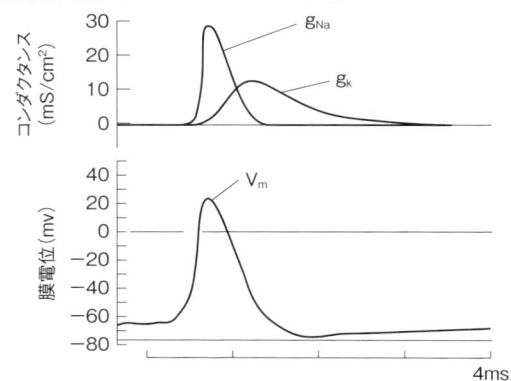

g_{Na}
g_K

膜電位 (mV)

V_m

4ms

図 5.6　細胞膜のコンダクタンスの膜電位依存性

まとめ

　話が込み入ってきたが，これまでの要点は下記5点である．脚注に付けたように，いずれも世紀の大発見である．
（ⅰ）細胞膜の内外でイオン組成が異なる．これが，起電力を生む[1]．
（ⅱ）細胞膜の脂質二重膜はイオンを通さない．したがって，コンデンサとして働く．
（ⅲ）細胞膜に埋まっているイオンチャネルを介してイオンは移動する[2]．
（ⅳ）イオンの移動（すなわち膜電流）は，イオンチャネルの開閉特性で決まる[3]．したがって，イオンチャネルは可変抵抗器と考えればよい．
（ⅴ）脂質二重膜はコンデンサ，イオンチャネルは可変抵抗器と考えれば，膜特性はRC回路でモデル化できる．各種イオンチャネルの開閉特性（すなわち可変抵抗器の特性）は，膜電位の非線形な関数で与えられる．この非線形性により，膜電位の変動（アナログ信号）が活動電位（デジタル信号）に変換される[4]．

細胞外計測は膜電流を捉える

　これまでに脳の電気信号の正体を明かしたが，通常の脳活動計測では，電極が神経細胞に刺さっていることはほとんどなく，細胞外にある電極を用いる．このような"細胞外計測"でも，イオンの流れが電気信号の正体である（**図5.7**）．
　イオンが神経細胞から出たり入ったりすることで必ず膜電流を生じるので，個々の細胞は電流源と見なせる．基準電極付近では電気的な変化がないと仮定すれば，細胞外の計測電極で得られる電位は膜電流に比例する．つまり，細胞外から細胞内へ陽イオンが移動すれば，負の電位が計測され，逆に細胞内から細胞外

---

[1] ネルンスト（W. H. Nernst；1864-1941）は，1920年，熱化学の研究でノーベル化学賞を受賞．
[2] パッチクランプ法を用いた単一チャネル記録の功績により，ネイヤーとサクマンは1991年にノーベル生理学・医学賞を受賞．
[3] イオンチャネルのイオン選択性のメカニズムは，タンパク質の分子構造による．このメカニズムをX線解析で解明した功績により，マクキノン（R. MacKinnon）は，2003年，ノーベル化学賞を受賞．
[4] 膜電位とその変化を観察した功績は，現代の電気生理学の礎を築いたとして高く評価され，ホジキンとハクスレーは，1963年，ノーベル生理学・医学賞を受賞．なお，この時代にイオンチャネルは発見されていなかったが，彼らは，細胞膜の特性を説明できるメカニズムとして，イオンチャネルの存在を予言した．

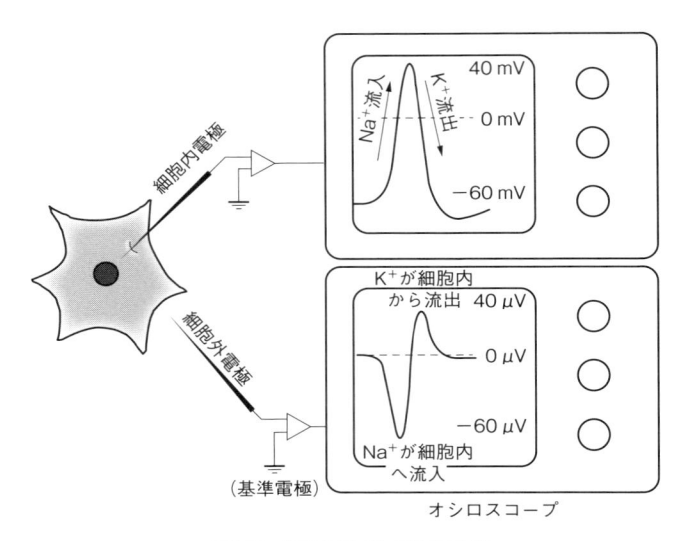

図 5.7 細胞内計測と細胞外計測

へ陽イオンが出てくれば正の電位が計測される．活動電位が発生するとき，最初に細胞外の Na^+ が細胞内に流入して細胞膜を脱分極させ，その後，細胞内の K^+ が細胞外に流出して膜電位を元に戻す．したがって，細胞外計測では，負の電位に正の電位が続く二相性の波形になる．

また，細胞膜がコンデンサとして働くことも思い出してほしい．そうすると，膜電流 I_m と膜電位 V_m には，

$$I_m \approx C_m \frac{dV_m}{dt} \quad (ただし，C_m は細胞膜の膜容量)$$

が成り立つ．この式からもわかるように，細胞外計測で得られる電位は，定性的には細胞内計測で得られる膜電位 V_m の微分値に比例する．活動電位の発生時に，V_m が瞬間的に上昇すれば，I_m は負に正が続く二相性の波形になることがわかるだろう．

電磁気学の方程式によると，神経細胞の活動によって生じる電流密度を J [A/m²] とすると，細胞外計測の電位は，

$$\Phi = \frac{1}{4\pi\sigma} \int_V \frac{\nabla J}{r} d^3x = \frac{I_m}{4\pi\sigma} \frac{1}{r}$$

で表され，I_m に比例し，生体組織の導電率 σ と電流源と計測点との距離 r に反比例する．一般的には，細胞外計測で得られる電位は，膜電位 V_m（数 10 mV のオーダー）より 3 桁ほど小さい．

神経細胞の出力信号「スパイク（発火）」

電極の直径が数 10 μm 以下で，神経細胞の大きさと同程度だと，個々の神経細胞が発生する信号を取り出すことができる（図 5.8(a)）。この信号をスピーカで増幅すると，「パラパラ」と雨が傘を打つような音になる。この信号をオシロスコープで可視化すれば，雨のような音は，スパイク状の信号であることがわかる。このスパイク状の信号を抽出するためには，1 kHz 程度のハイパス・フィルタを用いればよい（図 5.8(b)）。このスパイク状の信号は，個々の細胞の活動電位に対応しており，「スパイク」とか「発火」などと呼ばれている。

出力信号の発生源の数を調べる「スパイク・ソーティング」

個々の神経細胞は，毎回同じ波形のスパイクを出す。したがって，波形を解析すれば，その信号に何個の神経細胞の活動電位が含まれているか，おおよその見当がつく（図 5.8(c)）。この作業をスパイク・ソーティングと呼ぶ。スパイク・ソーティングした信号をシングル・ユニット活動，スパイク・ソーティングせず

(a) 元の信号

(b) 高周波数成分（フィルタ使用）

しきい値

(c) スパイク・ソーティング

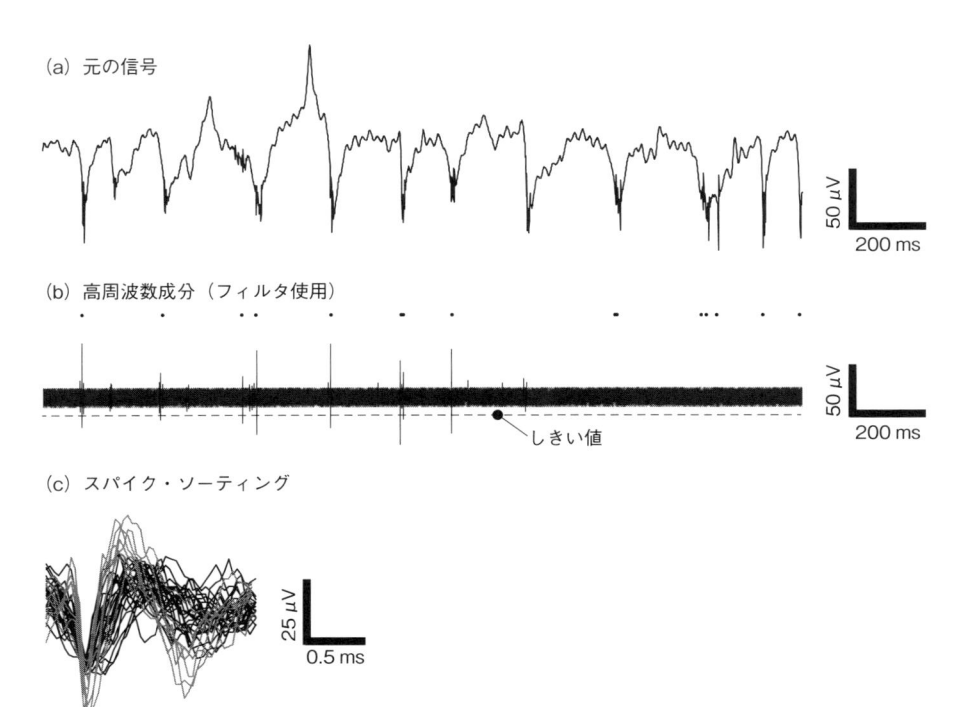

図 5.8　細胞外計測で得られる神経信号

に複数細胞の活動が混ざっている信号をマルチ・ユニット活動と呼ぶ。

神経細胞への入力信号「局所電場電位（LFP）」

細胞外計測で得られた神経信号にもう少し注意深く耳を傾けると，当然のことながら，雨のような音だけでなく，ザワザワとした背景音も聞こえる。この信号は「局所電場電位（local field potential：LFP）」と呼ばれ，電極周辺の神経細胞群の膜電位変動を反映していると考えられている。神経細胞の膜電位は，閾値を超えるとスパイクを生じるので，その変動成分は閾値以下のシナプス入力に起因している。つまり，定性的には，スパイクが神経細胞の出力情報だとすれば，LFPは入力情報を反映している。

なお，実際の実験データの解析では，周波数帯域でスパイク信号とLFPに便宜的に分ける。通常，スパイクを抽出するために1kHz以上のハイパス・フィルタを用い，LFPを抽出するために1kHz以下のローパス・フィルタを用いる。

細胞外計測で得られるもの

細胞外計測による信号を正しく解釈するためには，その特徴を知っておいたほうがよい。筆者の勝手なイメージでは，細胞外計測によるスパイク信号は，街頭での突撃インタビューのようなものである。すなわち，誰彼構わずマイクを向け，さまざまな質問（刺激）に対する反応を聞く。ここで，大脳皮質には100億個の神経細胞があることを思い出してほしい。たとえるならば，神様が宇宙から地上にマイクを垂らし，たまたまそこにいた人間の声を聞き，さらに刺激に対する反応を調べ，人間社会の成り立ちを考察するようなものである。世相を反映した人にマイクが向けばいいが，声の主が，言葉も喋れない赤ん坊や呂律が回らない酔っ払いである可能性も大いにある。まさに，細胞外計測で得られるスパイク信号は，一期一会の出会いである。一方，LFPは，マイクを少し引くことで，個々人の声ではなく，その集団の世相を何となく把握するような手法である。

Column
エンジニアの素朴な疑問
―熱力学第二法則と生命

静止膜電位の説明では，細胞内外のイオン濃度は常に不変ということが前提条件

になっている。これが「オカシイ」と思った読者は鋭い。この前提条件が常に成り立てば、容易に永久機関を作れる。これは、明らかに熱力学第二法則に反している。このような系では、遅かれ早かれ、細胞内外の濃度差はなくなるはずだ。生体内では、どのようにしてイオン濃度は一定に保たれるのだろうか。

まず、活動電位の発生に必要なイオンの移動を考えてみよう。神経細胞の直径を $20\,\mu m$ と仮定すると、細胞の表面積は約 $10^{-5}[cm^2]$ なので、膜容量は $10^{-11}[F]$ になる。したがって、$100[mV]$ の電位差を作るためには、$10^{-12}[C]$ の電荷が必要となる。そのためには、1価のイオンは $96,500[C/mol]$ であるから、$10^{-17}[mol]$ のイオンが移動すれば良い。一方、細胞内の K^+ 濃度を $400\,mM$ とすると、細胞の体積は約 $4\times 10^{-12}[\ell]$ なので、細胞内には $1.6\times 10^{-12}[mol]$ の K^+ イオンが存在する。これは、$100[mV]$ の電位差を作るために必要なイオンの移動量に比べて5ケタも大きい。この移動量を人口に例えると、東京都にバス一台分の人数が流入する程度である。このような概算から、イオンの移動は、膜電位に対して大きな影響を与えるが、濃度に対する影響は非常に小さいこともわかる。

しかし、それでも時間が経てば、そのうち細胞内外の濃度差はなくなるはずだ。寿命が数日の虫けらも、百年生きるカメも、全ての動物が生涯にわたり、細胞内外の濃度差を保てることには、何らかの仕掛けがあるはずだ。

その仕掛けの一つがイオンポンプである。イオンポンプは、細胞内外の濃度差を能動的に調節する。例えば、Na^+-K^+ 交換ポンプは、細胞内外の濃度勾配に逆らって、3個の Na^+ を細胞外に排出し、2個の K^+ を細胞内に取り入れる。実は、このポンプで消費されるエネルギーは、脳の基礎代謝の50%を占めるとも言われている。やはり細胞内外の濃度差は、熱力学第二法則に反して維持されているわけではない。それどころか、その維持には膨大なエネルギーが費やされている。

熱力学第二法則に従って、エントロピーが増大しはじめたとき、すなわち、細胞内外の濃度差が失われていくとき、もはや、細胞に生命機能はない。量子力学の確立に貢献した理論物理学者のエルヴィン・シュレーディンガー（E. R. J. A. Schrödinger；1887-1961）は、「生命とは何か」という著書で、生物体の不思議は、平衡状態に陥ることを免れていることであり、それは、物質代謝によって、生物体が「負エントロピー」を取り込み、正のエントロピーを体外に排出することで達成されていると表現している。実に奥深い表現である。

第6講 神経細胞の情報処理メカニズムと神経インターフェイス—人間に五感をもたらす仕組み

　前講では神経信号の正体を明かした。まず，細胞内外のイオン濃度差が膜電位の起電力である。膜電位は，通常は平衡状態を保っている。しかし，細胞膜のイオンチャネルがこじ開けられれば（あるいは閉じられれば），その平衡状態は崩れ，神経細胞レベルでの情報処理が始まる。我々の感覚器は，外界の刺激に応じて，イオンチャネルの開閉特性を変化させている。逆に，人為的にイオンチャネルを開閉させられれば，人工的な感覚を生成したり，思考過程に介入したりできる。本講では，まず，さまざまなイオンチャネルを開閉するメカニズム，さらには，これを人為的に制御する神経インターフェイスの手法について考えよう。

受容体とイオンチャネルからなる生体内のセンサシステム

機械仕掛けのセンサ
　第1講で説明したように，"音"など高速な振動情報の検出は，機械仕掛けのイオン開閉に頼らざるを得ない。具体的には，聴覚や前庭系のセンサとして，有毛細胞を紹介した。有毛細胞は，ばね仕掛けでイオンチャネルを開閉した。
皮膚感覚：有毛細胞以外の例では，皮膚感覚や筋骨格の状態を検出するために，

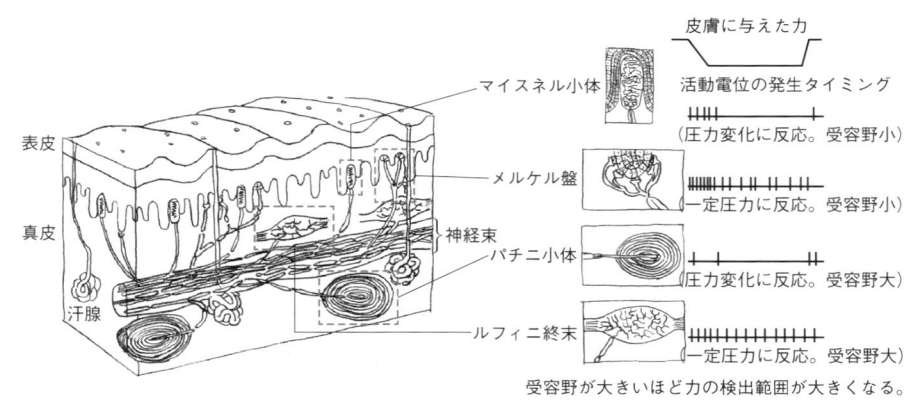

図6.1　皮膚の体性感覚受容器（触覚センサ）

機械感受性イオンチャネルがある。このイオンチャネルは，チャネル周辺の細胞膜の伸展や張力により開閉する。このイオンチャネルが散りばめられた神経線維の末端（自由神経終末）は，さまざまな組織に包まれている。その組織の機械特性に応じて，機械的な刺激に応答するセンサになり得る（図6.1）。これらが皮膚感覚を生む。

特定の化学物質に反応してイオンチャネルを開閉する受容体

　脳内の情報処理には，さまざまな化学物質が使われている。特定の化学物質（リガンド）に反応するタンパク質を受容体と呼ぶが，神経細胞はさまざまな受容体を有する。受容体はリガンドを検出した後，イオンチャネルを開閉する。その開閉方法により，受容体はイオンチャネル一体型と代謝型の二種類に大別できる（図6.2）。イオンチャネル一体型受容体は，イオンチャネルと一体化した受容体である。この受容体は，特定の化学物質と結合すると，タンパク質の幾何構造を変化させる。その結果，イオンチャネルが開閉する。

　よく登場するイオンチャネル受容体は，グルタミン酸受容体とGABA$_A$受容体である。グルタミン酸受容体は，グルタミン酸と結合すると，陽イオン（Na$^+$, K$^+$, Ca^{2+}）を透過するイオンチャネルを開く。その結果，主にNa$^+$やCa^{2+}が細胞外から細胞内に流入し，膜電位を脱分極（興奮）させる。一方，GABA$_A$受容体は，γ-アミノ酪酸（GABA）と結合すると，塩化物イオン（Cl$^-$）を透過し，Cl$^-$が細胞内に流入し，膜電位を過分極（抑制）させる。

　一方，代謝型受容体は，化学物質を検出するセンサ部とイオンチャネルを開閉

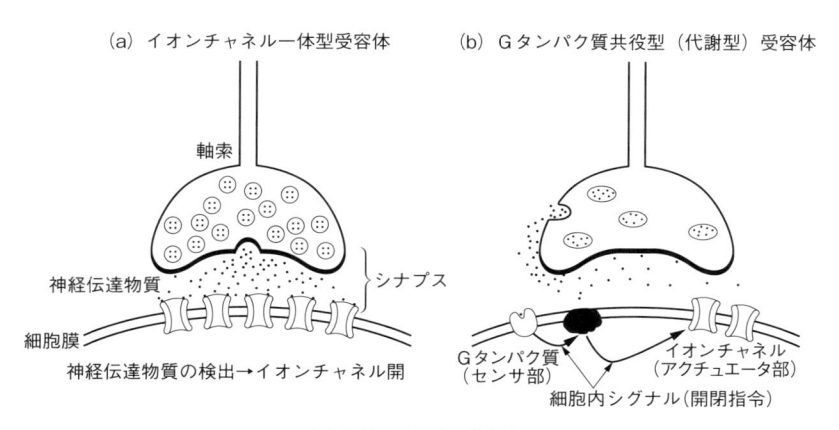

図6.2　受容体の仕組み

するアクチュエータ部が分かれている．特に，Gタンパク質共役型受容体（G-protein-coupled receptor；GPCR）は代表的な代謝型受容体である．GPCRは，センサ部のペプチド鎖が7回膜を貫通しているので，7回膜貫通型受容体とも呼ばれている．GPCRは，特定の物質と結合すると，Gタンパク質と呼ばれるタンパク質を介して細胞内シグナルを発生する．この細胞内シグナルに反応して，最終的にイオンチャネルが開閉する．このように，代謝型イオンチャネルでは，センサ部とアクチュエータ部が離れているので，イオンチャネル一体型受容体よりもリガンドに対する反応は遅い．なお，ややこしいが，GPCRにはグルタミン酸やGABAをリガンドとしても働くものもある．したがって神経細胞は，同じ化学物質に対して，さまざまな時間スケールで応答することになる．

　GPCRの反応速度は遅いが，その種類は非常に多い．たとえば，ヒトゲノム（ヒトのDNA配列）では，少なくとも800種類のGPCRが同定されている．しかし，そのうち150種類はリガンドや働きがわかっていない．このような受容体をオーファン（孤児）受容体と呼ぶ．オーファン受容体の機能解明により，新たな創薬の道が拓けるかもしれないので，GPCRは製薬会社にとって重要な研究領域である．

"光""味""匂い"も受容体を介して感じる

　外界情報を神経信号に変換する神経細胞は，感覚ニューロンと呼ばれる．これらの神経細胞には，さまざまなイオンチャネルの開閉機構がある．

視覚：視細胞は，オプシンというGPCRを介して光に反応する（図6.3(a)）．オプシンは光を受容すると，細胞内シグナルを発生し，その細胞内のイオンチャネルを閉じる[1]．オプシンには，杆体オプシンと錐体オプシンがあり，それぞれ，薄明視（微弱な光の受容）と明視を担う．さらに，錐体オプシンは，感受波長域によってさまざまな種類があり，色覚を担う．ヒトの場合，赤，青，緑色の波長領域にピークを示す3種類の錐体オプシンを有することが多い（図6.3(b)）．これらのオプシンの特性により，色の三原色が決まっているわけだ．どれかのオプシンを持っていなかったり，欠陥があったりすると色弱や色盲になる．逆に，ヒト以外の種では，紫外線に反応するオプシンもあるが，そのようなオプシンを持っていれば，世の中の見え方も変わるはずである．

---

[1] 少し細かいことだが，視細胞は光照射がないところで活動電位を発生し，光照射により過分極する（光照射により興奮するのではなく，抑制される）．

(a) 視細胞の仕組み

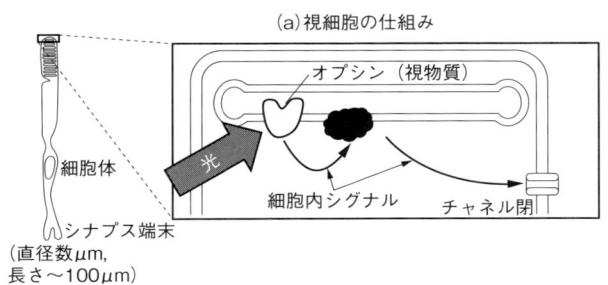

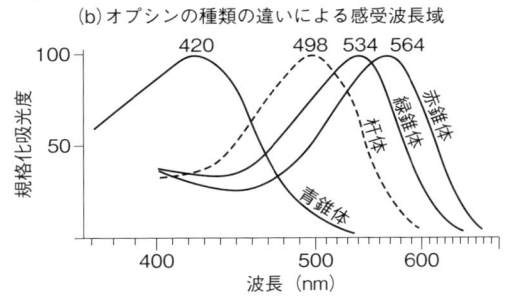

図 6.3 視細胞とオプシンの役割

　視細胞のなかでは杆体細胞が最も多く，約1億個ある。一方，錐体細胞は，600万個くらいで，そのうち64％が赤錐体，32％が緑錐体，2％が青錐体である。網膜の中心部には，これらの錐体細胞がモザイク状に配置されている。

味覚：味覚受容細胞の作動メカニズムは，味物質により異なる（**図6.4**）。まず，塩味と酸味の受容では，それぞれNa^+とH^+が，細胞内外の濃度差に応じて，つまり細胞外の濃度が高くなると細胞内に流入する。一方，苦味，甘味，うま味の受容はGタンパク質を介する。さまざまな味物質に応答する味覚受容細胞は，味蕾という塊になり，舌の表層に埋まっている。

嗅覚：嗅覚受容細胞では，GPCRを介して匂い物質に反応する[2]。ヒトでは，350種類の匂い物質受容体タンパク質が同定されている。なお，マウスの場合，匂い物質受容体タンパク質は1,000種類も同定されており，ヒトよりも多い。これらの受容体タンパク質は，細胞の外表面に匂い物質結合部位を有する。

　匂いは，さまざまな匂い物質（分子）の組み合わせで生じる。最近の心理物理実験では，ヒトは1兆種類の匂いを識別できると見積もられている[3]。ちなみに，

---

2) 昆虫の嗅覚受容細胞は，哺乳類とは全くことなり，イオンチャネル一体型受容体であることが最近発見された（K. Sato et al.（2008）Nature 452: 1002–1006）。
3) C. Bushdid et al.（2014）Science 343: 1370–1372

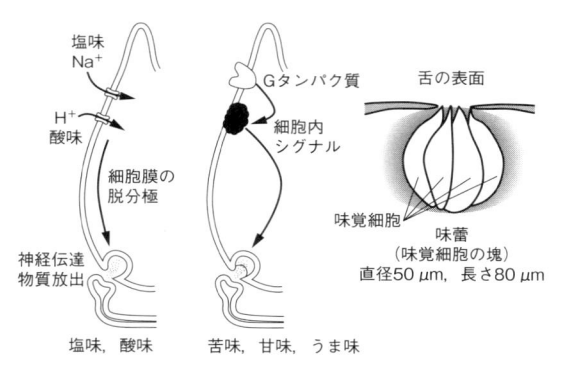

図6.4 味の種類によって異なる味覚細胞のメカニズム

視覚では 500 万色，聴覚では 30 万音を識別できるとされている．

特定の化学物質は神経細胞を介して身体全体に影響を及ぼす

　脳の情報処理は，基本的には化学物質を介する．これらは，神経伝達物質，神経修飾物質，ホルモンに大別できる（図6.5）．さまざまな物質を使うことで，それぞれ影響が及ぶ範囲や時間が異なるマルチスケールな情報伝達を実現している．

　神経伝達物質は，神経細胞同士の局所的な情報交換に用いられる．つまり，送り手側の神経細胞（シナプス前細胞）が，受け手側の神経細胞（シナプス後細胞）へ，グルタミン酸や GABA といった神経伝達物質を放出する．なお，シナプス後細胞を脱分極させるシナプス前細胞は興奮性神経細胞，過分極させる細胞は抑制性神経細胞と呼ばれる．大脳皮質では，興奮性細胞：抑制性細胞の比率は 8：2 の割合である．

　神経修飾物質も神経細胞から放出されるが，グローバルな情報として，広範囲の神経系に影響を及ぼす．その代表例として，ドーパミンやセロトニンが知られている．うつ病になると，ドーパミンやセロトニン濃度が低下していることが知られている．これらの物質を放出できる神経細胞は脳内の特定部位に限局しており，それぞれ，ドーパミン細胞とかセロトニン細胞と呼ばれる．

　ホルモンは，神経細胞から放出される物質ではなく，特定の器官で合成・分泌され，体液循環を介して情報伝達を担う化学物質である．たとえば，腎臓の隣にある副腎は，アドレナリンやノルアドレナリンを生成しているが，体液循環を介して，神経細胞に作用している．興奮しているときは，まさに「アドレナリンが

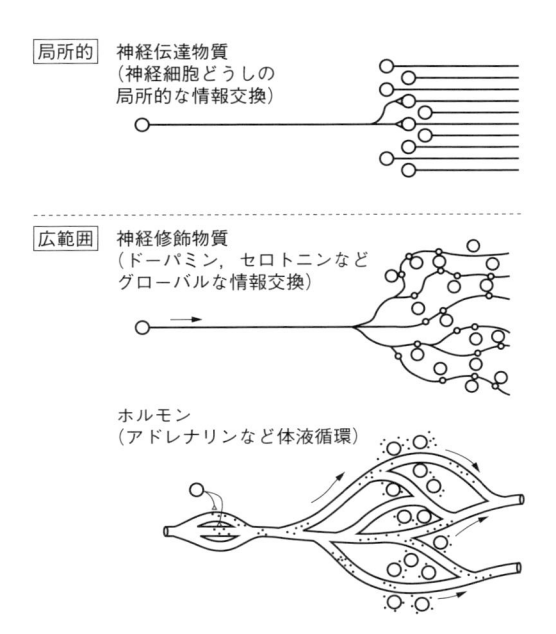

```
局所的  神経伝達物質
       （神経細胞どうしの
        局所的な情報交換）

広範囲  神経修飾物質
       （ドーパミン，セロトニンなど
        グローバルな情報交換）

       ホルモン
       （アドレナリンなど体液循環）
```

図6.5 マルチスケールな神経情報伝達

体内を駆け巡っている」。このような化学物質も，脳の情報処理にグローバルな影響を及ぼしている。

　さらに言えば，心拍や呼吸も脳の情報処理に影響する。緊張しすぎて身体が思うように動かない，あるいは，適切な言葉が出ないことは，誰しも経験があるだろう。そのようなときには，まず呼吸を整える。これは，情報処理のための生体内環境を整備していることに他ならない。要するに，脳の情報処理は，身体すべてに依存している。

電気刺激によって知覚や運動を人為的に作りだす

　ここまでは脳内の情報処理のメカニズムを説明してきた。感覚ニューロンは，さまざまな方法でイオンチャネルを開閉することで，外界情報を脳内に取り込む。これらの情報は，その後，1,000億個の神経細胞からなるネットワークで処理され，最終的には知覚を生み出す。逆に，感覚ニューロンを人為的に活動させられれば，知覚を作り出せる。また，運動ニューロンや筋肉に働きかけられれば，人為的な身体運動を作り出せる。

良く知られているように，神経細胞は電気刺激に反応する。その例として，人工内耳を以前に紹介した。また，電気刺激で腹回りの筋肉を強制的に活動させ，ダイエットに役立つとする筋トレマシンも市販されている。これらの現象は，当たり前のように感じるかもしれない。しかし，刺激用電極は細胞外にあるのに，どうして細胞膜内外の電位差を変化させられるのだろうか？　これまでの知識を総動員して，このメカニズムを説明してみよう。筆者の講義では4択問題をいつも出している。

問題：神経細胞が電気刺激に反応する理由は？
　　　神経組織に通電すると，
　　　①電気的な力により，イオンチャネルがこじ開けられる
　　　②電気的な力により，イオンの分布が変わる
　　　③通電により熱が発生し，イオンの運動が活発になる
　　　④電気分解により，H^+/OH^- が発生し，細胞内に入り込む

　ここでキーになるのは，前講で解説した細胞膜のコンデンサとしての性質である。細胞外に対する細胞内の電位（膜電位）は約 -70 mV だった。したがって細胞膜はコンデンサになり，その外側と内側には，それぞれ陽イオンと陰イオンが溜まる。参照用電極を無限遠方にあると仮定して，細胞付近の刺激電極に通電することを考えよう（図6.6）。刺激電極が陰極の場合，細胞膜外側の陽イオンは刺激電極の方へ移動する（≒イオンの分布が変わる）。つまり，電気刺激は，細胞膜外側の陽イオンを奪うことになる。その結果，膜電位は正の方向へ変化（脱分極）する。この脱分極が閾値を超えると，細胞は活動電位を発生する。し

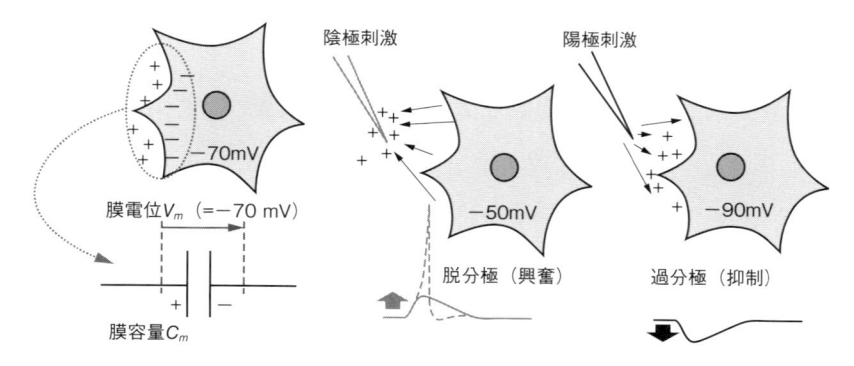

図6.6　電気刺激が神経細胞に与える影響

たがって，問題の答えは②である。

反対に刺激電極が陽極の場合を考えてみよう。今度は，細胞膜外側に陽イオンを供給することになる。すると，細胞は過分極してしまう。つまり，電気刺激しても神経細胞を活動させられない。このように同じ電気刺激でも，陽極刺激と陰極刺激では，神経細胞への影響は全く逆になる[4]。

Column

さまざまな原理を利用した神経インターフェイス

微小電極による電気刺激以外の神経インターフェイスを紹介しよう。現在の用途は，治療や動物実験に限られているが，近い将来には，日常生活で神経インターフェイスを装着するようになるかもしれない。神経インターフェイスを利用した機械を考えてみよう。

経頭蓋磁気刺激（TMS；Transcranial Magnetic Stimulation）

頭皮近傍でコイルにパルス状の大電流を流し，磁気により大脳皮質を刺激する。数 kV の電圧をコンデンサに印加しておき，1 kJ くらいの電力量を瞬間的に放電する。その結果，コイル表面に 2 テスラ，皮質内で 0.5 テスラ程度の磁場ができる。皮質内では，この磁場を打ち消すように誘起電流が流れ，その結果として神経細胞を活動させる。コイルが運動野近傍にあると，通電に伴い，意志に反して指がピクっと動いたり，視覚野近傍だと眼閃（ぼやっとした光）が知覚されたりする。筆者も試したことがあるが，意図しないのに勝手に身体が動くのは，何とも不思議な感覚である（図 6.7）。

経頭蓋直流刺激（tDCS；transcranial Direct Current Stimulation）

頭皮上に数 cm 角の比較的大きな電極を貼り付け，1～2 mA 程度の弱い直流電流を 5～30 分程度，持続的に通電する。通電中は何も知覚されない。しかし，この電気刺激が，脳卒中，うつ病，耳鳴などの治療に有効であるという報告が相次いでいる。その作用メカニズムは完全に明らかではないが，おそらく，通電により，大脳

---

[4] 簡単のため，細胞を点や球形と仮定すれば上記の議論は一般論としては正しい。ただし，実際の神経細胞の複雑な形態を考慮すると，電極により作り出される電場と細胞各部の相互作用を考えなければならないので，一概には予測できない。電流を大きくすれば陽極刺激でも神経細胞を活動させられる。

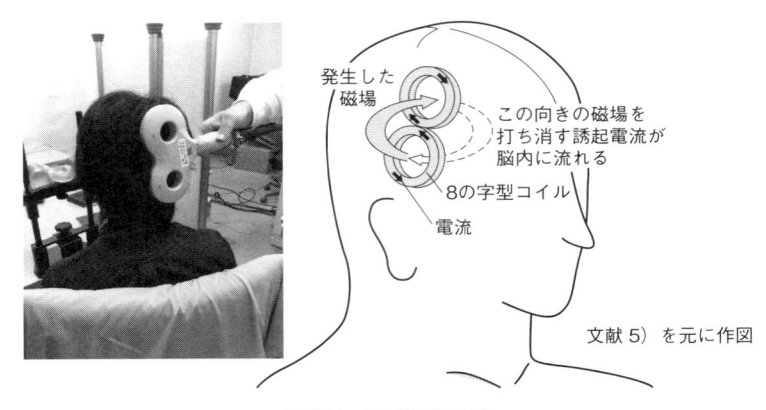

図 6.7　経頭蓋磁気刺激

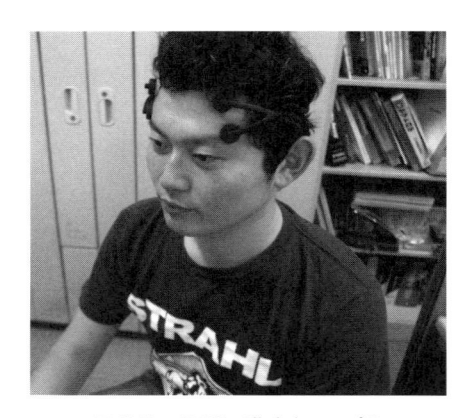

図 6.8　tDCS で集中力アップ!?

皮質の神経細胞の静止膜電位が変化し，脳全体の状態が変わったと考えられる。なお，tDCS のシステムは，「FOC.US」という会社から一般向けに 250 米ドルで市販されている（**図 6.8**）[6]。広告には，集中力，反応速度，学習能力などを高めると謳われている。

経頭蓋交流刺激（tACS；transcranial Alternate Current Stimulation）

　tDCS とほとんど同じだが，直流ではなく，特定周期の交流を通電する。この刺

---

5) S. Ueno et al.（1990）J Appl Phys 67: 5638-5640
6) http://www.foc.us/

激により，直接的に知覚や運動が生じるわけではないが，脳の状態に何らかの影響を与えるようだ。おそらく，広範な神経細胞が通電の周期で同期し，脳の情報処理を変化させていると考えられる。たとえば，レム睡眠中に 50 Hz の交流電流を前頭側頭葉に通電すると明晰夢を見られるらしい[7]。

経頭蓋収束超音波刺激（tFUS；transcranial Focused Ultrasound Stimulation）

頭皮上から超音波を当てても脳活動は変化する。おそらく，超音波の振動により，イオンチャネルの開閉特性が変化していると考えられる。超音波の強度は，24 W/cm^2 程度と比較的小さい（画像診断に用いる超音波の 1/8 程度）[8]。てんかん治療への適応が考えられている。

光感受性イオンチャネル

2002 年，藻類の視物質は特定波長の光に応答してイオンチャネルを直接開くことが発見された。チャネル・ロドプシン 2 は，陽イオンを選択的に透過して，光により神経細胞を興奮させる（図 6.9）。一方，ハロロドプシンは陰イオンを透過して，光により神経細胞を抑制する。このようなタンパク質を任意の細胞に発現させる遺伝子工学的な手法は「光遺伝学」と呼ばれ，ここ 10 年の脳科学研究に革命を起こした[9]。

この手法の画期的な点は，特定の種類の細胞だけを活動させたり，抑制したりできることである。従来の電気刺激や磁気刺激では，近傍の細胞を一緒くたに刺激し

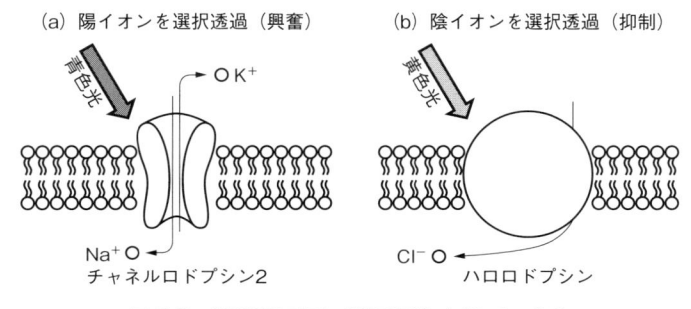

図 6.9　光遺伝学で用いる光感受性イオンチャネル

7) U. Voss et al.（2014）Nature Neurosci 17: 810–812
8) W. Legon et al.（2014）Nature Neurosci 17: 322–329
9) F. Zhang et al.（2007）Nature Rev Neurosci 8: 577–581

てしまうので，何を刺激しているのかが明確ではなかった。たとえば，ドーパミン細胞だけを活動させたり抑制したりすることで，ドーパミン細胞が脳活動に及ぼす影響を直接的に調べられる。ドーパミンは報酬に関わる脳内信号であると考えられているが，最近の研究では光遺伝学を用いて，光で「やる気」を制御できるマウスが作られている[10]。

ただし光感受性イオンチャネルを神経細胞に発現させるためには，ウイルスを用いたり，遺伝子改変動物を作出したりする必要があり，臨床や産業応用への道のりは，まだ長そうである。

---

10) K. M. Tye et al. (2013) Nature 493 (7433): 537-541

第3編 運動編

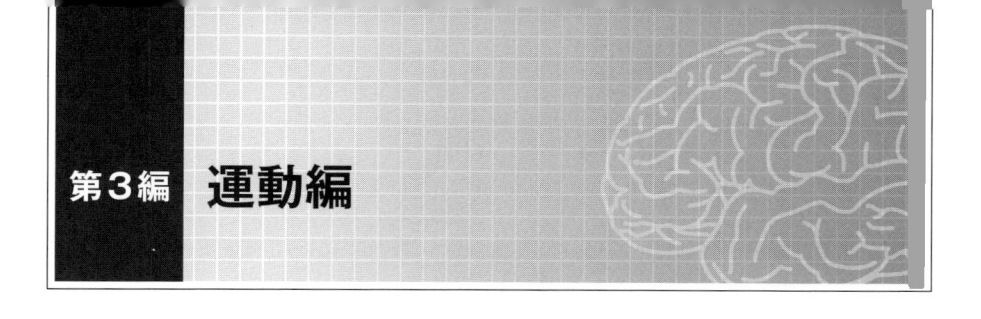

第7講 筋肉と骨格
―生物の運動をつくり出す機構と制御

　我々にとって，筋肉は外界に働きかける唯一のインターフェイスだ。筋肉がなければ，動くこともできないし，声も出せない。何よりも心臓を動かせない。本講では，生物が運動を作り出すメカニズムを解説したい。

　筋肉の収縮のように目で見える大きな運動ばかりでなく，イオンチャネルの開閉，細胞内の物質輸送など，動きに関わる生体現象のほとんどは，タンパク質の構造変化を利用している。すなわち，身体運動も精神活動も，すべて，物理的な形状（ハードウェア）の変化による。そのメカニズムは，ほんの少しの化学的または電気化学的変化で安定状態が変化することにある。これらの動作原理は，エンジンやモータのように熱や電気といった良質なエネルギーを外部から大量供給しているわけではない点で，エンジニアに馴染みある発想とは異なるかもしれない。

　生物のハードウェアの共通した特徴は，効率が非常に高いことだろう（第15講）。したがって，人工物とは異なり，我々は頭をフル回転させても，全速力で走っても，その温度上昇は微々たるものである。そのような視点からも，進化の過程を経て作られてきたハードウェアの工夫を併せて考察したい。

筋肉のしくみと動作メカニズム

　脳で発せられた運動指令信号は，背骨の中の脊髄を伝って下行する。指令信号は，脊髄内の神経核で運動ニューロンに中継される。運動ニューロンは指令信号を受け取ると，筋肉に伝える。その後，一連の生理反応を経て，筋肉が動く。ま

ず，筋肉の構造を整理し，次に動くメカニズムを紹介しよう．

筋肉の構造

図 7.1 に，筋肉の構造を示す．筋肉は，線維状の細胞の筋線維で構成されている．筋線維の形状は筋肉により異なるが，長さが 2 cm〜6 cm 程度，直径は 50 μm〜100 μm 程度である．一つの筋肉は，10^2〜10^6 の筋線維からなる．筋線維の中には，数 100 の筋細線維（筋原線維）が含まれており，この筋細線維の直径は 1 μm 程度である（図 7.1(b)）．筋細線維は，Z 膜という隔膜により，長さ 1.5 μm〜3.5 μm 程度のサルコメア（筋節）という単位に区切られている（図 7.1(c)）．4 cm 程度の筋肉ならば，一つの筋細線維は約 2 万個のサルコメアからなる．

各サルコメアの両端の Z 膜は，筋フィラメントと接合されている（図 7.1(d)）．主要な筋フィラメントとして，アクチンを主成分とする細いフィラメントとミオシンを主成分とする太いフィラメントがある．アクチン・フィラメントとミオシン・フィラメントの直径は，それぞれ，7 nm と 15 nm である．アクチン・フィラメントは Z 膜に束ねられており，ミオシン・フィラメントの両端はアクチン・フィラメントに支えられている．

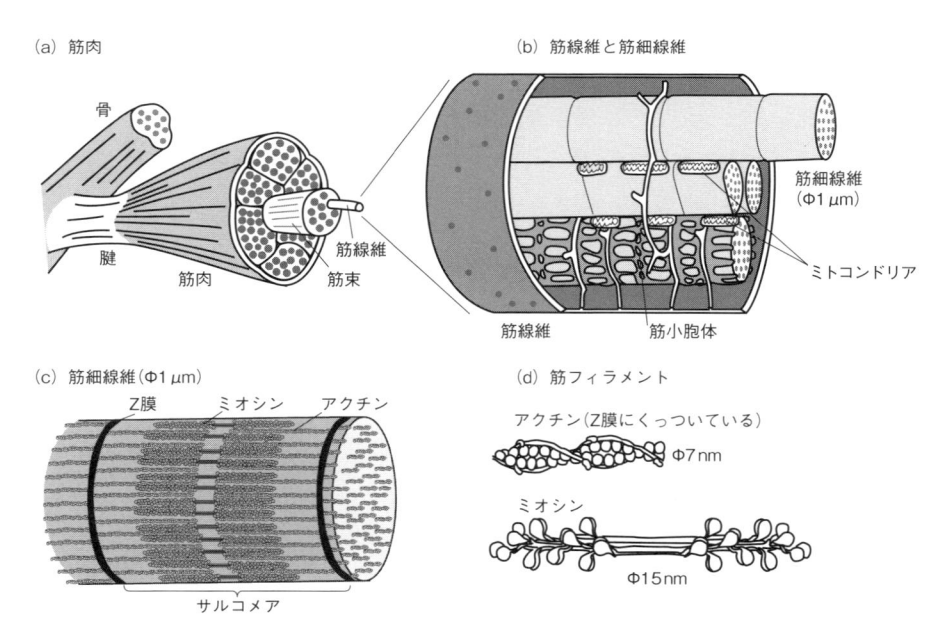

図 7.1 筋肉の構造

筋肉の動作原理

運動ニューロンが指令信号を筋肉に伝えてから，実際に筋肉が収縮するまで，さまざまな生理反応が生じる．筋肉の収縮時には，下記のように，最終的にアクチン・フィラメントとミオシン・フィラメントが互いに滑り合う相対運動が生じると考えられている．これは，滑り説（滑走説）と呼ばれている[1]．

まず，筋肉への情報伝達には，運動ニューロンの軸索末端からアセチルコリンが放出される．図7.2 のように，運動ニューロンの軸索末端は筋線維に直接接触している．この神経筋接合部の筋線維側には，アセチルコリン受容体と一体化したイオンチャネルが無数に存在する．アセチルコリンによりイオンチャネルが開くと，筋線維に活動電位が発生する．活動電位が筋線維に沿って伝播すると，筋細線維に巻き付いている筋小胞体の Ca^{2+} 放出チャネルが開き（図7.1(b)），筋小胞体に蓄えられていた Ca^{2+} が放出される．なお，受容体に結合したアセチルコリンが，コリンエステラーゼという酵素により加水分解されると，再び，イオンチャネルは閉じる．

筋弛緩時，アクチン・フィラメントは，トロポミオシンという物質に覆われているため，アクチンとミオシンは結合できず，力を発生できない（図7.3①）．しかし，上述の生理反応により，Ca^{2+} が筋フィラメントに供給されると，トロポミオシンは構造を変え，アクチン・フィラメントから離れる（図7.3②）．これにより，ミオシンの頭部がアクチン上の結合部位に結合できるようになる．この結合時，ミオシン頭部はATPをADPに加水分解し，頭部の角度を変化させる（首を振る）と，アクチンとミオシンは約60 nmだけ相対的に移動する（図7.3③）．これが，筋収縮のメカニズムであると考えられた．なお，移動後，ミオ

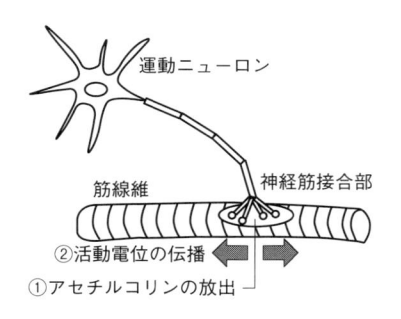

図7.2　神経筋接合部

---

1) A. M. Gordon et al. (1966) J Physiol 184: 170–192

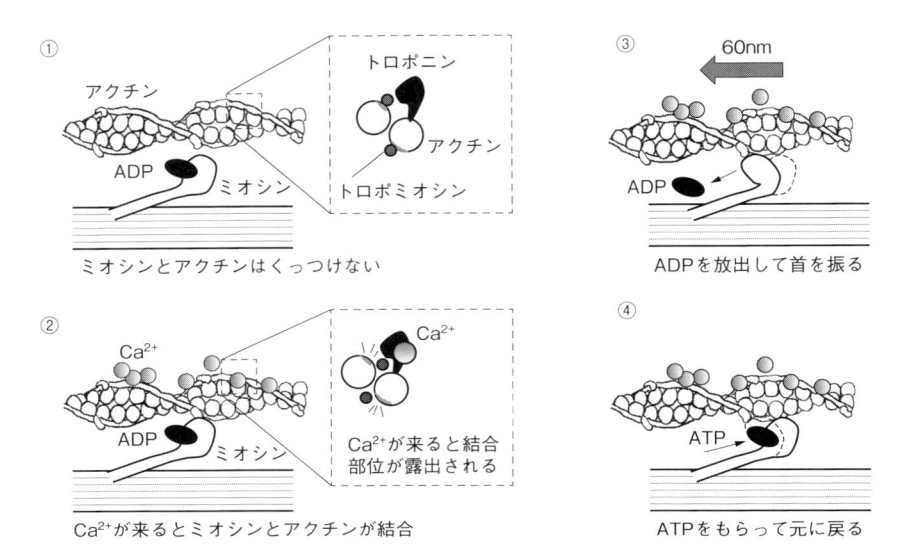

図7.3 アクチン・ミオシンの相対運動

シン頭部はATPと結合すると元に戻る（図7.3④）．このとき，アクチン・フィラメントの結合部位が露出されていれば，再び結合する．筋収縮時は，このプロセスが繰り返されている．

"首振り"仮説は，ノーベル賞受賞者のハクスレーが唱えていたこともあり（第5講），非常に大きな影響力があった．このメカニズムは，エンジニアも心をそそられるだろう．しかし，分子サイズが5nm程度であることを考えると，一回の構造変化で60nmも動けるとは考え難い．また，ほんの少しの構造変化から得られる力では，60nmも動かせないようにも思われた．そこで，柳田敏雄教授（大阪大学）らは，蛍光を用いた一分子イメージング技術を確立し，実際の挙動を分子レベルで可視化できるようにした[2]．彼らの結論によると，アクチン・ミオシンの相対運動の源は，首振りではなく，熱ゆらぎのブラウン運動である．つまり，アクチン分子上のミオシンの動きは，方向性はあるものの，1個のATPで移動できる距離は一定ではない．アクチン・フィラメントの結合部位に向かって，1歩（5nm）進むこともあれば，10歩以上進むこともあるというこ

---

[2] 2014年のノーベル化学賞は，細胞内の生命現象を見る超高解像度の蛍光顕微鏡の開発に与えられた．この研究分野では，柳田教授の功績は誰もが認めるところで，ノーベル賞の解説資料にも紹介された．しかし残念ながら受賞には至らなかった．ノーベル賞は，一度に3人までしか受賞できないという決まりがある．この決まりがなければ，日本人受賞者が一人増えていたに違いない．

とだ。それを平均すると，1個のATPをエネルギー源にして，アクチンとミオシンの相対的な移動距離は約60 nmになる。現在では，分子の構造変化とブラウン運動の両方が筋肉の動作メカニズムであると考えられている。

上記のメカニズムにより，Ca^{2+}とATPがある限り，筋肉は動き続ける。ただし，Ca^{2+}は，Ca^{2+}ATPアーゼというイオンポンプにより，筋小胞体に回収されており，これによりCa^{2+}濃度が低下すると筋肉は弛緩する。また，ATPは，グルコースを原料として，生体内の生化学反応で生成される。これらが生体のエネルギー源だが，その9割は細胞内のミトコンドリアで生成され，1割は解糖系と呼ばれる細胞質基質で生成される。なお，ATPが枯渇すると，筋は弛緩できなくなる。これが死後硬直のメカニズムだ。

筋肉の運動がもつ非線形性

アクチン・ミオシンの相対運動の動作原理上，筋肉にはさまざまな非線形性が生じる。第一に，当然のことながら，筋肉を収縮させる方向にしか力を発生できない。第二に，発生できる力は，アクチン・ミオシンフィラメントの接触面積に依存する。たとえば，図7.4(a)のように，微小なガラス棒の先端に蛍光標識したアクチン・フィラメントを付着させ，ミオシン分子を塗布したガラス基板と接触させる[3]。アクチン・ミオシンの相対運動により力が発生するとガラス棒がたわむので，そのたわみから一本のアクチン・フィラメントが発生する力を推定できる。このようにして，アクチンが発生できる力は接触長さに比例し，5〜10 pN/μmと見積もられた。なお，アクチン・フィラメントが破断する力は約108 pNだった。アクチンの直径を7 nmとすれば，引張り強さは2.8 N/mm^{2}となる。

第三に，筋肉の運動時を考えよう。筋肉が収縮しているとき，ミオシンとアクチンが結合したとしても，両者はすでに相対運動しているので，十分に力を伝達できない。この相対運動が，ミオシンの首振り運動よりも速いと，力をほとんど伝達できない。逆に，筋肉が伸張しているとき，ミオシンとアクチンの相対運動はミオシンの首振り運動と逆方向になるので，最大の力を伝達できる。したがって，筋肉が発生できる力は，筋肉の運動方向に対して，図7.4(b)のような非線形な関数になる。

最後に，サルコメアの構造を考えてみよう。サルコメアが短いと，ミオシン・

---

[3] A. Kishino and T. Yanagida (1988) Nature 334: 74–76

(a) 接触長さと力　　　　　　　　(b) 相対速度と力

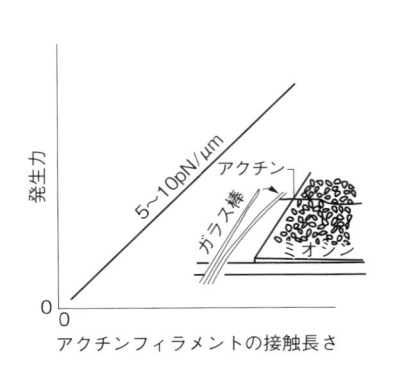

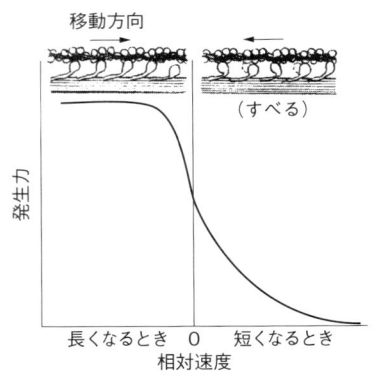

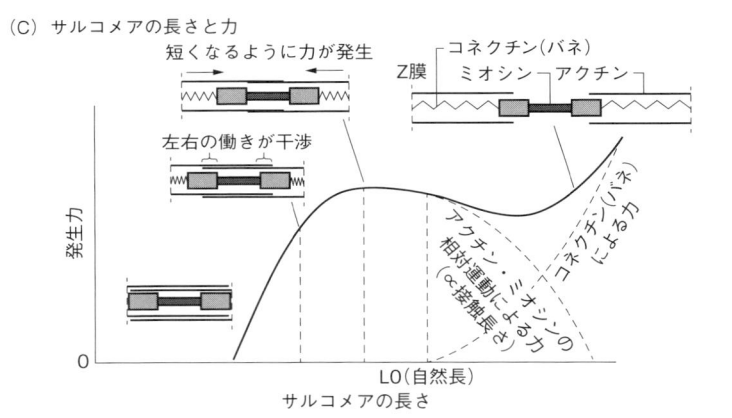

図 7.4　筋肉の運動の特徴

フィラメントの両端の頭部がアクチン・フィラメントと干渉し，発生できる張力が減少する．逆にサルコメアが長くなっても，ミオシンとアクチンの接触部が少なくなり，張力は減少する．また，筋運動によりサルコメアが分解しないように，Z膜は，コネクチンという物質を介してミオシン・フィラメントを支持している．コネクチンはバネのように働くため，サルコメアの長さが一定以上になると，張力を発生する．これらのメカニズムを考えると，サルコメアが発生できる力は，サルコメアの長さに対して，図 7.4(c) のような非線形な関数になる．

このように，筋肉が発生できる力は，長さや動きに応じて，非常に複雑な非線形性を示す．これらをまとめると，**図 7.5** のようになる[4]．

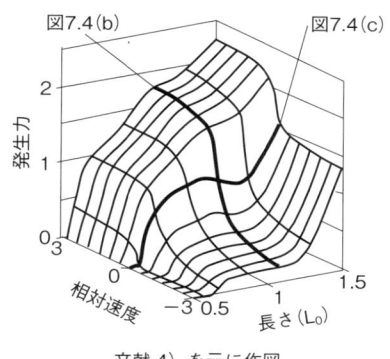

文献 4）を元に作図
図 7.5　筋肉の非線形性

筋肉による骨格の制御

電気モータが入力電流にほぼ比例したトルクを発生できることと比較すれば，筋肉によるアクチュエータ制御は非常に複雑になる。図 7.6(a) のような単純な筋骨格系モデルを考えよう。まず，筋肉は収縮方向にしか力を発生できないため，筋骨格系のリンク機構を両方向に回転させるためには，回転方向ごとに筋肉が必要になる。一般的には，腕や足を伸ばすために使う筋肉を伸筋，曲げるときに使う筋肉を屈筋と呼ぶ。筋肉の収縮は化学反応によるため，非常に遅い。図 7.6(b) のように，一定の力が必要になり，それに相当する筋肉に運動ニューロンから指令信号が来たとしても，所望の力に達するまでには，ある程度の時間が必要になる。そこで，この時間を短縮するために，屈筋と伸筋の両方を利用しなければならない。すなわち，腕を素早く曲げる場合，脳は，屈筋に目標値よりも大きな力を急激に発生させ，少しの時間遅れで伸筋にも大きな力を発生させて，屈筋の不必要な力を相殺する。

複雑な筋骨格の利点—外乱に対する耐性

どうして筋肉には，複雑な非線形性が進化したのだろうか？　その利点を考えてみよう。

まず，関節が任意の角度で静止しているとき，伸筋と屈筋が発生する力は均衡

4）I. E. Brown et al. (1996) J Muscle Res Cell Motil 17: 205-218

図 7.6　筋骨格系モデル

図 7.7　筋肉の外乱に対する耐性

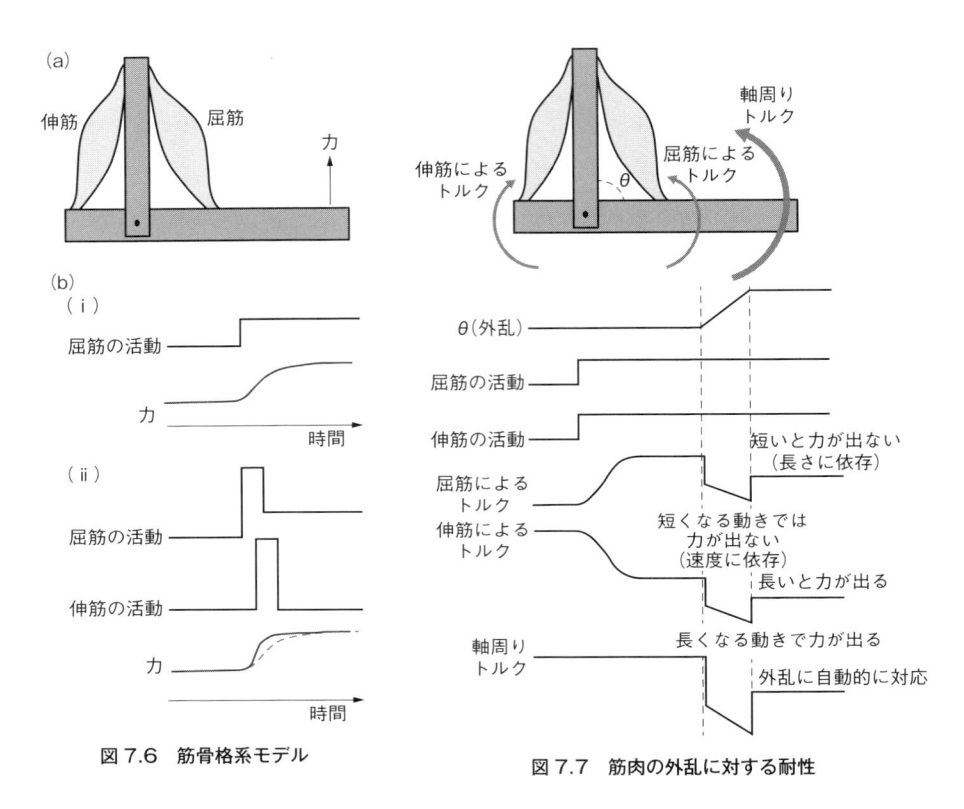

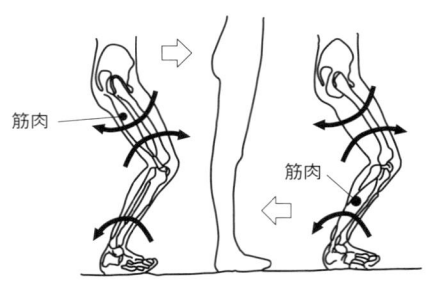

図 7.8　筋肉の外乱に対する耐性

している。ここに外乱が生じ，関節の角度が少し動いたとしよう。関節を曲げる方向に動くと，屈筋は縮み，伸筋は伸びる。筋肉が伸びると力が発生するので（図 7.4(c)），伸筋による力は，屈筋による力を上回り，元の関節角度に戻すように働く（**図 7.7**）。同様に，外乱により関節が伸びても，元の関節角度に戻すような力が自動的に働く。さらに，外乱による関節角度の速度変化も考慮してみよ

64

う。外乱により関節が曲がる場合，筋長が短くなる屈筋には力が出ないが，筋長が長くなる伸筋には力が出る（図 7.4(b)）。したがって，伸筋による力が屈筋による力を上回り，外乱に対抗するトルクが自動的に生じる（図 7.8）。外乱により関節が伸びる場合も同様に，関節角度を元に戻すトルクが自動的に発生する。

日常生活への適応

　実際の関節は，図 7.7 のような単純なリンク機構ではない。たとえば，筋肉は二つの関節をまたぐことがあり，このような筋肉を二関節筋と呼ぶ。二関節筋は複数の関節に異なる作用を及ぼすため，筋骨格系の制御はますます複雑になる。しかし，実は，このような筋構造は，日常的な動作に適応していると考えられている。たとえば，図 7.8 のような大腿二頭筋と腓腹筋を考えよう。どちらの筋肉が収縮しても，腰，膝，踵に作用するが，その回転方向は同じで，脚を伸ばす。したがって，この筋骨格系は冗長的な構造になっている。このような冗長性は，進化の過程で獲得されてきたと考えることもできる。動物は常に重力に抗わなければならないため，脚の筋肉の負担は非常に大きくなる。そこで，筋骨格系に冗長性をもたせることにより，複数の筋肉を併用しながら疲労を防げる。

　筋肉の動作原理や非線形性，筋骨格系の冗長性など，身体のしくみを考察すると，工学的に非常に興味深く，感動すら覚える。その一方で，その動作原理を理解しようとすると，生物には，理屈ではなく暗記すべきことが多く，退屈に思うかもしれない。たとえば，どうして数多ある物質から，Ca^{2+} や ATP が重要な役割を担うようになったかは説明できない。これらは，偶然の進化のプロセスの賜物であるので，あきらめて暗記するしかない（第 2 講コラム）。

Column

プロ野球選手の誕生日

　プロスポーツ選手の人間離れした動きを見ていると，生まれつき特別な筋肉と骨格に恵まれたのだろうと思ってしまう。しかし，プロ選手になるためには，恵まれた身体だけでなく，恵まれた環境も必要なはずである。その証拠として，プロ野球選手の誕生日の分布を紹介したい。

　2014 年度のプロ野球選手（807 名）の誕生日を調べ，誕生月ごとのヒストグラムにしてみた（図 7.9）。同図から分かるように，2 月と 3 月生まれのプロ野球選手は

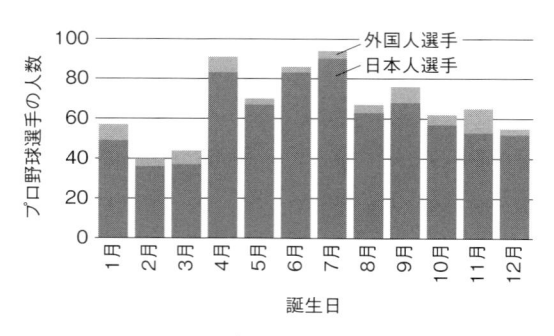

図 7.9 プロ野球選手の誕生日

明らかに少ない．一方，4月から7月生まれのプロ野球選手は多い．どうして，このような分布が生じるのだろうか？　ちなみに，外国人選手には，このような分布はない．標本数が少ないので（69名），微妙ではあるが，外国人選手の場合，5月から8月生まれの選手（14名）は少ないように見える．

　日本の場合，新学期は4月から始まる（諸外国の場合は9月）．したがって，小学生くらいの年頃では，同学年の3月生まれの子供は，4月生まれの子供よりも体格でしばしば劣る．これが，少年野球での出場機会に影響すると考えられる．プロ野球選手は，少年野球からスター街道を歩むことが多い．少年野球で活躍した子は，中学校でも野球部に進み，そこで活躍すると高校野球に青春を懸け，プロ野球を目指すようになる．一方，3月生まれの野球少年は，約1年遅れの身体的ハンデのため，少年野球で活躍の機会を逸し，野球への思いを断ってしまうわけである．

　これは他人ごとではない．何事も最初と積み重ねが肝心である．入社直後，アピールの機会をものにできれば，さらなるアピールの機会を得る．そのような積み重ねをできる人とできない人では，その後のキャリアに歴然とした差異が生まれていく．

第8講 筋肉の制御回路
―運動ニューロンによる身体の動作制御

運動ニューロンに支配される筋肉

　筋肉の動作原理に引き続き，本講では運動ニューロンがどのように筋肉を制御しているかを紹介しよう。前講で述べたように，運動ニューロンは，その軸索から筋線維への制御信号としてアセチルコリンを放出する。筋線維はアセチルコリンを検出すると，一連の生理反応を始める。なお，実際の筋収縮を制御する運動ニューロンを特にα運動ニューロンと呼ぶ。

　一つの筋線維は，図8.1(a)のように，基本的に一つのα運動ニューロンに支配されている。また，一つのα運動ニューロンは，複数の筋線維を同時に支配している。筋肉は，10^2から10^6の筋線維からなるので，一つの筋肉は複数のα運動ニューロンに支配されることになる。この筋肉の集合を運動ユニットと呼ぶ。また，一つの筋肉の制御に関わるα運動ニューロンの集まりを特に運動ニューロン・プールと呼ぶことがある。

　図8.1(b)のように，電気刺激により，運動ニューロンを発火させると，それに応じて筋線維は力を発生する。運動ニューロンの発火頻度が低い場合，比較的急峻な収縮の後，緩やかな弛緩が続く。このように，収縮時と弛緩時で発生する力が非対称になる原因は，Ca^{2+}が供給される速度と除去される速度が異なるためである。次に，発火頻度を高くしていくと，発火に同期して振動する成分に加えて，オフセット成分が生じる。さらに発火頻度を高くすると，振動成分は追従できなくなって消失し，一定の力が生じる。これが，1つの筋線維が発生できる最大の筋力である。なお，最大の筋力は筋肉ごとに異なる。

持久力の遅筋，瞬発力の速筋

　筋肉は，遅筋と速筋に大別される。遅筋は，速く収縮できず，$6\,N/cm^2$程度の力しか発生できないが，疲労しにくい。逆に，速筋は，速く収縮できて$25\,N/cm^2$程度の大きな力を発生するが，疲労しやすい。なお，遅筋は赤っぽいので赤筋，速筋は白っぽいので白筋と呼ばれることもある。ただし，筋肉は遅筋と速筋の二種類に完全に分類できるわけでなく，中間型もある。中間型の筋肉は，

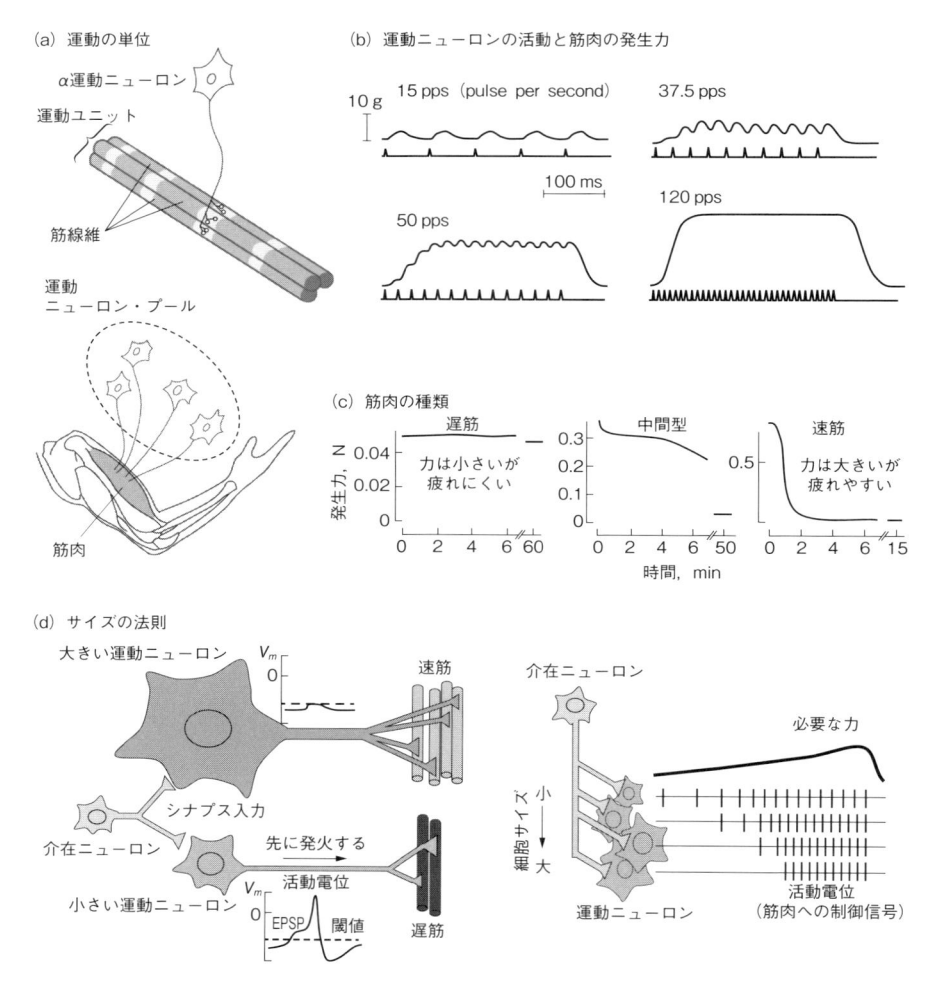

図 8.1 運動ニューロンによる筋肉の制御

ある程度，収縮力が早く，疲労もしにくい（図8.1(c)）。

　遅筋と速筋の相違は，エネルギー源にある。生体のエネルギー源，すなわち，ATPの生成経路は，ミトコンドリアと解糖系の二つがあることを思い出してほしい（第7講）。遅筋のエネルギー源は，主にミトコンドリアにあり，ATPの生成過程では酸素を要する。一方，速筋のエネルギー源は，主に解糖系にあり，酸素なしでATPを生成できる。マラソンのように持久力を要するいわゆる有酸素運動では，主に遅筋を用いる。一方，100m走のように瞬発力の勝負には速筋を使う。実際に短距離を全速力で走るときには，呼吸をしている暇はない。

サイズの法則―運動ニューロンの配線で発生する力を制御

　大きな力を発生するためには，それだけ多くの筋肉を同時に動かさなければならない。このような制御を効率的に実現するために，運動ニューロンによる筋肉の支配には，サイズの法則がある。この法則では，図8.1(d)のように，小さい細胞体を有する運動ニューロンは遅筋を，大きい細胞体を有する運動ニューロンは速筋を支配している。さらに，これらの運動ニューロンは，共通の介在ニューロンから入力を受けている。このように，脳からの運動指令は，運動ニューロンに直接伝えられることもあるが，複数の運動ニューロンを支配する介在ニューロンに伝えられることも多い。

　小さい細胞体は，大きい細胞体より，活動電位を発生する閾値が低い。したがって，介在ニューロンから同程度のシナプス入力があると，小さい細胞体が先に発火する。そうすると，発生力が小さい遅筋が先に収縮する。このようなサイズの法則により，脳は，必要な力を得るために，さまざまな特性の運動ニューロンに個別に指令を送る必要がなくなる。所望の力を発生できるまで，1つの介在ニューロンを活動させればよい。例えば，図8.1(d)右図のように，必要な力が徐々に大きくなる場合を考えよう。最初は，遅筋が活動を始めるが，1つの遅筋では力不足になると，別の遅筋も導入される。さらに，大きな力が必要になると，やがて速筋も導入されるようになる。このように，運動ニューロンや筋肉の参加順序は，ハードウェアの特徴であらかじめ決められている。

機能的電気刺激（FES）―運動障害を電気刺激でサポート

　脳卒中，頭部損傷，脊髄損傷などにより，運動の中枢神経系を損傷すると，末梢神経や筋肉は正常でも，そこに神経信号を伝えられなくなり，運動障害を患う。特に，脳卒中と頭部損傷による上位運動神経損傷の罹患率は，100万人に対して，それぞれ，1万2000人，2万人と比較的高い。このような運動障害を緩和するために，末梢神経や筋肉を電気刺激する手法は，機能的電気刺激（functional electric stimulation；FES）と呼ばれ，古くから研究開発されている。

　たとえば，脳卒中の10〜20％では，回復しても，背屈筋の麻痺や脱力で歩行時に足を引きずる下垂足を患う。このような下垂足の歩行を補助するために，図8.2(a)に示すようなFESが，1961年からすでに臨床で用いられている[1]。この

---

1) W. T. Liberson et al. (1961) Arch Phys Med Rehabil 42: 101-105

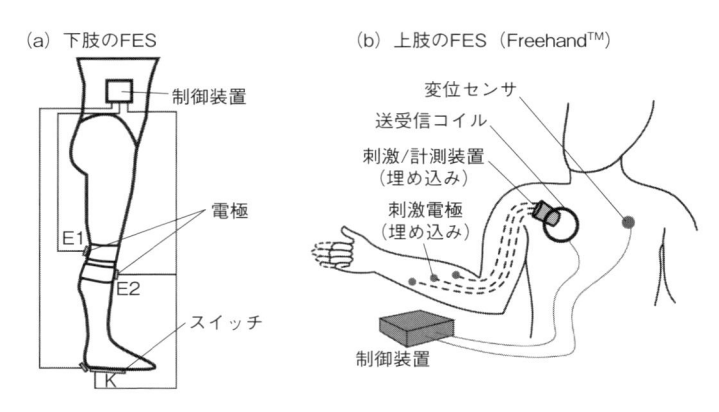

(a) 下肢のFES　　(b) 上肢のFES (Freehand™)

図 8.2　機能的電気刺激（FES）システム

装置は，ヒール・スイッチ（K）で遊脚相（脚を蹴り出してから，踵で着地するまでの期間）を検知し，二つの電極（E1，E2）を用いて背屈筋を刺激する。現在では，さらに自然な歩行動作を実現するために，複数の電極による刺激方法，歩行動作の検知方法，それに基づいた刺激アルゴリズムなどが研究開発されている。現在，欧米では，数社から下垂足用 FES 装置が市販されている。

さらに，複雑な運動を FES で実現するために，複数の神経や筋肉を同時に制御できる装置の開発が進められた。たとえば，1990 年代の後半に米国の大学発ベンチャー企業により開発されたシステムでは（NeuroControl Corp., Freehand™），握り動作を実現するために，上腕の複数の筋肉に電極を埋め込み，それらの適当な刺激パターンをコントローラに記憶させる（図 8.2(b)）。さらに，使用者の意思を抽出するために，任意に動かせる部位にセンサを設置し，それに基づいて刺激を制御する。センサとしては，肩や手首の変位センサや任意の筋肉の筋電センサなどが用いられている。なお，Freehand™ は FES システムとしては画期的だったが，残念なことにビジネスとしては成立せず，NeuroControl 社は 2001 年に解散してしまった。

FES を使うとなぜ疲れるか

ところで，FES のように筋表面か筋肉内に電極を設置し，電気刺激で筋肉を無理やり動かすと非常に疲れるらしい。その一因として，電気刺激で筋肉を動かそうとすると，サイズの法則とは逆に，大きな筋肉から動き始めるからだと考えられている。これはどうしてだろうか？

筋肉か？　神経か？

　まず，電気刺激により，どこが敏感に反応するかを考えよう。活動電位を発生し得る部位として，筋線維（筋細胞）と，神経筋接合部に伸びている運動ニューロンの軸索が考えられる。活動電位を発生する閾値を計測すると，運動ニューロンの軸索は，筋線維よりも1ケタ小さい。これは，膜電位依存性イオンチャネルの種類や密度のような細胞膜の特性によって決まる。したがって，電気刺激では，軸索部が反応する。

太い軸索か？　細い軸索か？

　次に，軸索に活動電位を発生させる閾値を考えると，太い軸索は細い軸索よりも低い（つまり，発火しやすい）。しかし普通に考えれば，細い軸索の閾値が低くなりそうなものである。なぜなら，細胞膜はコンデンサであることを思い出し（第5講），細胞膜の容量を C_m，膜電位を V_m とすれば，電気刺激で注入する電荷量 Q は $Q=C_m V_m$ となるので（第6講），Q が一定のとき V_m の変化は C_m が小さい細い軸索で大きくなるからである。

ミエリン鞘とランビエ絞輪

　このような直感に反する理由は，ミエリン鞘とランビエ絞輪という部分が関わっており少し複雑である。

ミエリン鞘：脳内の活動電位の伝播速度は約1m/sと述べた（第4講コラム）。これほど信号伝播が遅いと，近傍ニューロンとの情報伝達には支障がないとしても，脳と筋肉のように長距離の信号伝達には，さすがに大きな問題となる。また，軸索が活動電位を伝えるたびに，その周辺のイオン濃度が変化する。これでは，脊髄のように軸索を束にすると，軸索間で混信してしまう。そこで，長距離の信号を伝達する軸索は，ミエリン鞘という絶縁物質に包まれるようになった（図8.3）。電気的な特性で言うと，ミエリン鞘により，細胞内外の電気抵抗は5000

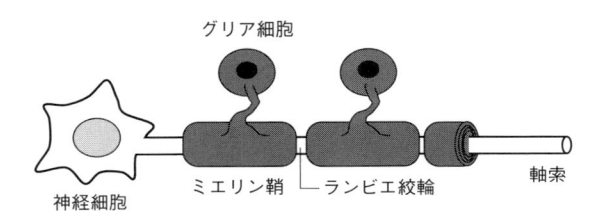

図8.3　軸索の髄鞘化

倍も大きくなり，コンデンサとしての膜容量は 1/50 倍も小さくなる（第5講）。

電線にたとえるならば，ミエリン鞘は，被覆のようなものである。ミエリン化により，混信がなくなり，信号伝播速度は 30 m/s 程度にまで向上できるようになった。

ランビエ絞輪：ミエリン鞘はグリア細胞により形成されている。1つの細胞で被覆できる長さは限られており，数 10 μm から数 mm である。したがって，軸索は数 10 μm から数 mm おきにミエリン化（髄鞘化ともいう）されるが，その間隙がランビエ絞輪と呼ばれる。なお，ランビエ絞輪部には，活動電位の伝播を担うイオンチャネルが存在している。このランビエ絞輪部が電気刺激に対して反応している（第6講）。

なお，ミエリン化された軸索では，活動電位はランビエ絞輪部でしか計測できないため，跳躍して伝導しているように見える。これを跳躍伝導と呼ぶ。

さて，本題に戻ろう。ミエリン化された太い軸索では，細い軸索より，ランビエ絞輪部の露出面積が広い[2]。したがって，太い軸索は細い軸索よりも電気刺激に対して反応しやすくなる。かくして，電気刺激では，大きな筋肉から動員されていく。だから電気刺激で身体を動かすととても疲れるのである。

一方向性刺激

筋肉の FES から話はそれるが，最近，迷走神経刺激療法（vagus nerve stimulation；VNS）が注目されている。VNS は，難治性てんかん発作に対する緩和的治療の1つで，頸部の迷走神経に電極を巻き付け，電気刺激する（図 8.4(a)）。1999 年には米国神経学会指針でクラス1エビデンス認定を受けており，欧米では，難治性てんかん発作の緩和的治療の重要な選択肢として定着している。我が国では，2010 年（10 年遅れ！）に，薬事承認・保険適用されている。

迷走神経は，副交感神経の一部で，脳内・体内環境を制御している。脳から末梢器官へ向かう神経線維（遠心性線維）は，胃腸，心臓，血管などに投射し，体内環境を制御している。一方，身体から脳内へ向かう神経線維（求心性線維）は，セロトニンやノルアドレナリンといった神経修飾物質（第6講）の脳内分泌を促す。これらの神経修飾物質により，てんかん発作の抑制効果が生じると考えられている。さらに，最近の研究では，VNS には抗てんかん効果だけでなく，抗う

---

[2] P. H. Peckham and J. S. Knutson (2005) Annu Rev Biomed Eng 7: 327–360

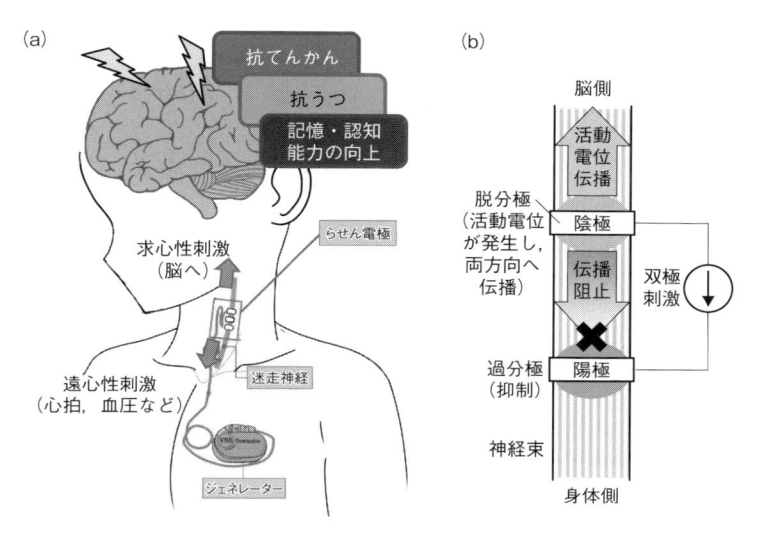

図 8.4　迷走神経刺激療法(a)と一方向刺激(b)

つ効果や認知・記憶機能の向上も報告されている．

　さまざまな恩恵をもたらす電気刺激装置ではあるが，少し考えてみると，神経束の電気刺激は，求心性・遠心性の両方向に伝播する活動電位を生み出すはずである．つまり，てんかん発作を止めようとすると，心拍数や血圧の変化も招いてしまう．これでは困るので，VNSでは，求心性線維だけを選択的に刺激する必要がある．どのようにすれば，そのような一方向性刺激を実現できるだろうか？

　陰極刺激は神経細胞の膜電位の脱分極を促し，陽極刺激は過分極を促すことを思い出してほしい（第6講）．この原理を利用して，VNSでは一方向性刺激を実現している．つまり，図8.4(b)に示したように，近接した陰極と陽極を用いた双極（バイポーラ）刺激にすればよい．適当な刺激強度を選ぶと，陽極付近の過分極が活動電位の伝播を阻止するため，活動電位は陰極側にだけ伝播する．

生物の運動をトランジスタ制御―多点ゲート刺激法

　最後に，筆者らが提案した多点ゲート刺激法を紹介しよう[3]．同刺激法では，複数の陽極・陰極刺激を組み合わせ，電極間の任意の神経や任意の深さの神経を選択的に刺激できる．多点ゲート刺激法では，陰極刺激で電極周辺の神経を幅広く発火させ，不必要な活動電位の伝播を陽極刺激で阻止する（**図8.5**(a)）．なお，

3）H. Takahashi et al.（2007）IEEE Trans Biomed Eng 54: 563-569

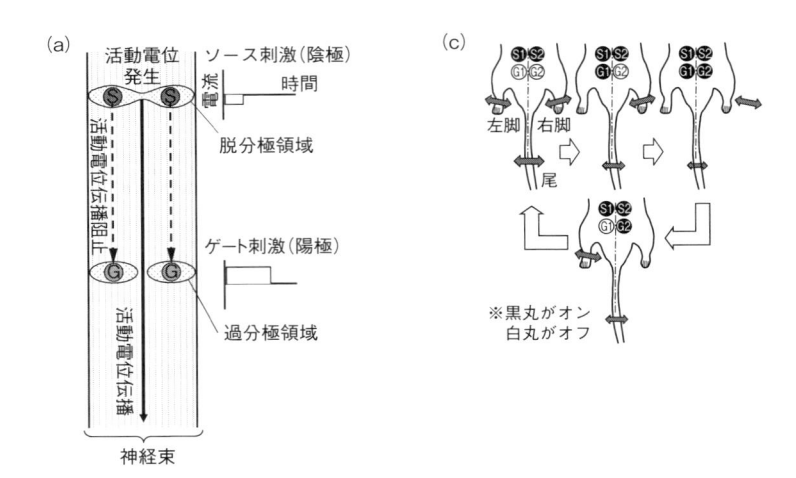

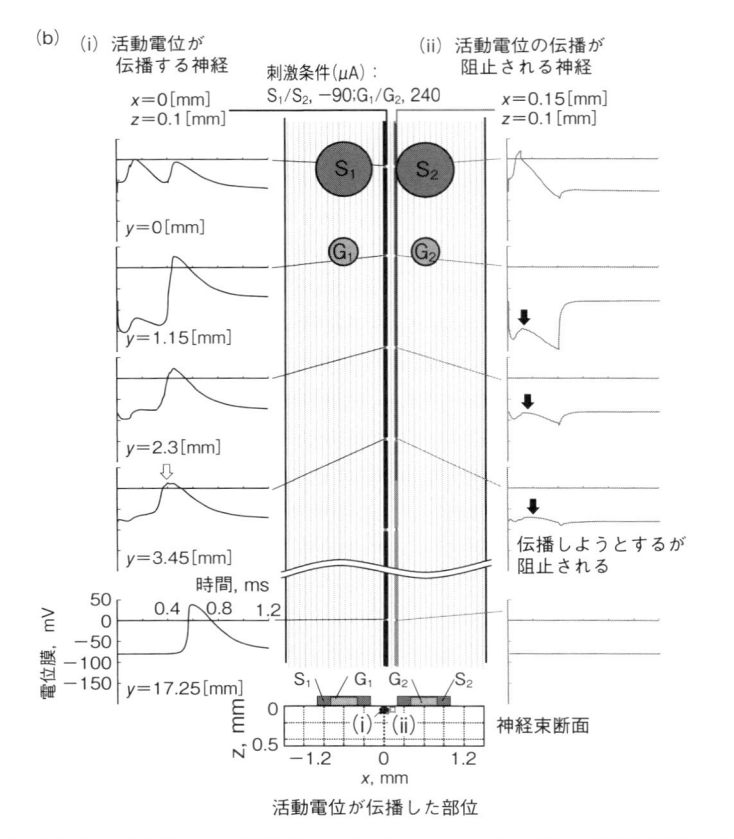

図 8.5　多点ゲート刺激法　(a)概念図(b)シミュレーションによる検証(c)動物実験による検証

この刺激方法はCMOSトランジスタの動作原理に着想を得たので，陰極刺激と陽極刺激を，それぞれ，ソース刺激とゲート刺激，それらに用いる電極を，それぞれ，ソース電極とゲート電極と呼ぶことにした．図8.5(b)に示したように，神経束上にソース・ゲート電極を配置し，多点ゲート刺激を与える．電極から$100\,\mu m$の深さにある神経の挙動は，神経方程式を用いて，同図に示すように計算できる．ソース電極付近では，電極直下の神経も電極間の神経も，発火できる程度に十分に脱分極している．一方，ゲート電極付近では，（ⅰ）電極間の神経は，それほど過分極しないため，活動電位を下流に伝えられるが，（ⅱ）電極直下の神経は，大きく過分極しており，活動電位を下流に伝えられない．動物実験では，図8.5(c)に示したように，上記の計算と同様な配置で，直径0.5 mmのソース・ゲート電極をラット脊髄の両端に設置し，多点ゲート刺激に対する両脚と尾部の動きを調べた．比較的強いソース刺激は，両脚・尾部の動きを誘発するが，左右のゲート刺激は，それぞれ，左右の脚の動きを徐々に抑制し，最適値で完全に止められた．その結果，ソース刺激と両側のゲート刺激は，尾部だけの動きを誘発できた．これは，脊髄の両端に設置した電極で脊髄の中心の神経を選択的に刺激できたことを示している．さらに筆者らは，シミュレーションでは，1 mm間隔の電極アレイで，$100\,\mu m$の刺激分解能を達成できることも示した．

　これは大発明だと思い，勇んでトップ・ジャーナルに投稿した．しかしながら，「ちゃんと刺激分解能を実験で証明しなさい」と1週間で却下された．査読者は簡単に言うが，脊髄内には無数の神経があり，その中を活動電位は30 m/sと高速で伝播している．これを$100\,\mu m$以下の空間分解能で計測せよというのは無理難題である．

Column

アカデミア業界での成功要件

　アカデミア業界，すなわち大学や研究所などで研究に携わる業界では，正規ポストをめぐる競争が熾烈である．1つのポストをめぐり，数十人の応募者が殺到することは珍しくない．これは，日本国内だけでなく，世界中どこでも共通した情勢である．最近の論文で，アカデミア業界で生き残れる研究者と脱落してしまう研究者の差異が徹底的に調べられた[4]．筆者も恐る恐る読んでみたので紹介したい．

　学位取得後，通常，研究者は博士研究員として雇用される．その後，研究者とし

て一人前とみなされると，独立した研究室（チーム）を持つようになり，PI（principle investigator）と呼ばれる。PIになると，ようやく自分の裁量で研究を進められるようになる。

この論文によると，研究者がPIになれるか，アカデミア業界を去るかは，さまざまな指標から80％以上の精度で予測できる。その3大指標は，インパクトファクター，発表論文数，性別である。

なお，インパクトファクターとは，学術専門雑誌のランキングであり，世界中の7000誌以上が一律の基準で格付けられている。インパクトファクターは，トムソン・ロイター社から毎年発表されており，その雑誌に発表された論文が，他雑誌の論文に，平均で年に何回引用されるかを示している。世界の最高峰誌のNatureは40点くらいなので，Nature誌の論文は1年に平均で40回引用される。一方，0.1点くらいの雑誌だと，10年に1回くらいしか引用されない。多くの研究者は，高インパクトファクター雑誌，通称，トップ・ジャーナルへ論文を発表すべく日々努力している。

さて，上記論文によると，PIになるまで要する修業期間は，初めての論文を発表した年（キャリア1年目）から平均7年である。しかし，アカデミア業界を去った研究者と比較すると，PIになった研究者は，キャリア1年目から，インパクトファクターで3割，発表論文数で5割程度も多く，両者には歴然とした差が生じている。なお，トップ・ジャーナルに論文発表できなくとも，PIになる可能性が断たれるわけではない。ただし，その場合，約2倍の発表論文数が必要になる。「トップ・ジャーナルじゃないと論文を出す意味がない」と主張し，いつまでも論文を出せずにいる（というよりは，実際には書こうとしない）若手研究者が散見されるが，これは正しい戦略ではない。

残念なことに，論文自体の引用数は，インパクトファクターよりも重要な要因ではなかった。つまり，個々の研究の重要性が年月をかけて認められるより，トップ・ジャーナルに発表することが，出世には重要であるということだ（第12講コラム）。また，同程度の業績のとき，男性が女性よりもPIになりやすい傾向も統計的に支持されている[5]。

研究者の公正な業績評価にはさまざまな意見がある。しかし，個々人の出世が，客観的な指標に基づいて80％以上の精度で予測できるとすれば，アカデミア業界の公平性は非常に高いのではないかと筆者は考えている。また，アカデミア業界で

---

4) D.van Dijk et al.（2014）Current Biology 24: R516-517

成功するためには，プロ野球業界と同様に（第7講コラム），ロケット・スタートしかない。当たり前のことであるが，キャリア初期に質の高い論文を書く，または，とにかくたくさんの論文を書くことが肝要である。現在の研究者にとって，大器晩成は一般的ではないようだ。

---

5) 確かに2008年から2010年の米国において，博士取得者の女性比率は53.2％と男性よりも多いが，助教の女性比率は31.6％と圧倒的に少ない。しかし，最近の調査では，業績が同じならば，女性は男性よりも高く評価される傾向があると報告されている。それなのに女性研究者が少ないのは，選考における女性への偏見ではなく，そもそも女性からの応募が少ないかららしい。この調査によると，STEM (Science, Technology, Engineering, Mathematics) と呼ばれるアカデミア業界の潮目は変わりつつあり，現在は女性が研究者としてのキャリアを始める絶好機であるとしている。
W. M. Williams and S. J. Ceci (2015). Proc Natl Acad Sci USA 112: 5360–5365

第9講 脊髄—運動パターン生成器

　ルネ・デカルト（R. Descartes；1596-1650）は，自然は神により作られた精妙な機械であると考えた。機械の各部は受動的で意志を持たない。このような機械論的哲学により，「反射」という概念が初めて提案された。デカルトによると反射とは，「外界の刺激が神経の興奮の伝導によって脳に達し，その結果として起こる生物体の自動的反応」である[1]。20世紀の初頭になると，チャールズ・シェリントン卿（Sir C. S. Sherrington；1861-1952）が，「神経系の統合的作用」という著書において，「脳は多数の反射を有機的に統合して複雑な運動を作り上げる」と論じ，近代的な反射学を確立した。運動における反射（反射運動）は，主に脊髄で形成される。つまり，いわゆる脳を介さない。反射回路だけでなく，脊髄にはさまざまな運動モジュール回路が組み込まれている。これらの回路を巧みに組み合わせて，脳は複雑な運動を形成している。

反射運動

　膝頭の真下を軽く叩くと勝手に（不随意に）脚が跳ね上がる。これが膝蓋腱反射である（図9.1(a)）。この反射では，外部刺激により筋肉が受動的に引き伸ばされるが，その後，その筋肉が元に戻るように自動的に収縮する。これを伸張反射と呼ぶ。

　しかし，痛みや組織損傷をもたらすような強い刺激（侵害刺激）だと，脚は屈曲し刺激から逃げる。これを屈曲反射と呼ぶ。屈曲反射により片脚が屈曲してしまうと，バランスを崩し転倒してしまう恐れがあるので，反対側の脚は踏ん張ろうとする。これが交差性伸筋反射である（図9.1(b)）。

---

[1] ただしデカルトの機械論は，われわれの精神活動を説明できなかった。機械論的哲学を提唱する一方で，デカルトは神の存在意義も強調し，能動的な意志は，受動的な身体とは別物とする心身二元論も唱えた。

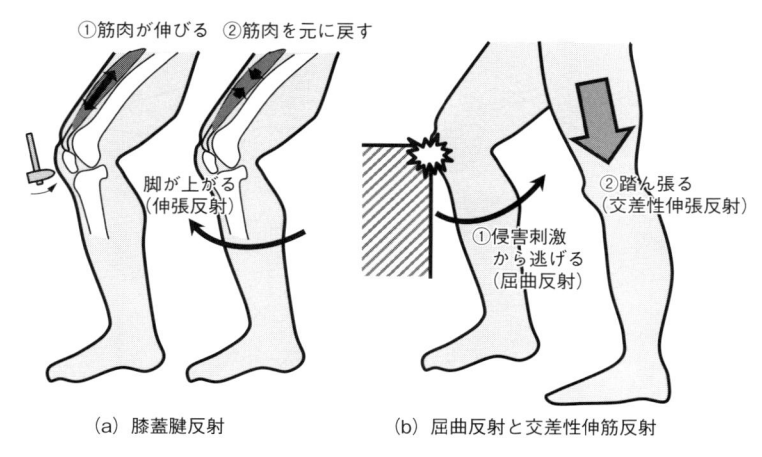

(a) 膝蓋腱反射　　(b) 屈曲反射と交差性伸筋反射

図9.1　反射運動の例

反射回路

　反射運動を生み出す神経回路は，背骨の中の脊髄に作りこまれている。神経回路の入力は感覚神経で筋肉や身体各部の状態を伝え，出力は運動神経で各筋肉を動かす。感覚神経は脊髄の背側から入り，運動神経は腹側から出る（**図9.2**）。なお，運動ニューロンは筋肉に情報を伝え，感覚ニューロンは感覚情報を取得する。これら以外の神経細胞（運動ニューロンでも感覚ニューロンでもない神経細胞）は，介在ニューロンと呼ばれる。

　この反射回路の一端を明らかにしたのが，ジョン・エクルス卿（Sir J. C. Eccles；1903-1997）らによる研究である。1955年，エクルスらはネコの脊髄の運動ニューロンから，細胞内計測によりシナプス電位の計測に成功した。感覚神

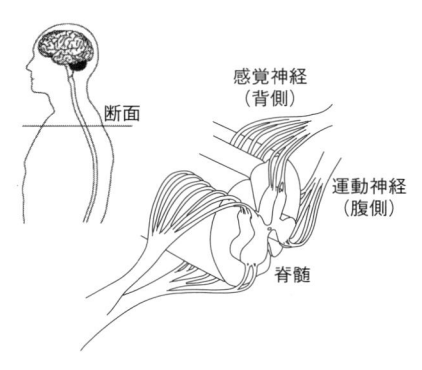

図9.2　脊髄の構造

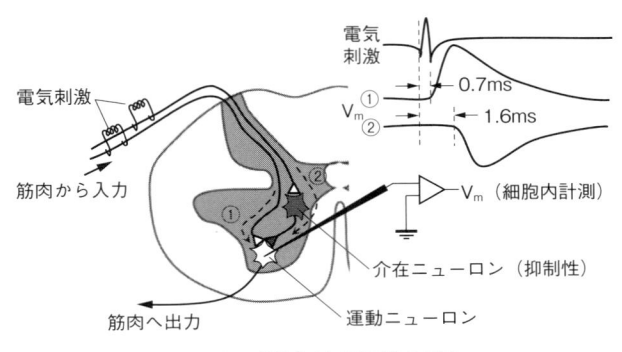

図 9.3 脊髄内の反射回路の同定

経を電気刺激すると，ある時間遅れをもって，膜電位が脱分極したり，過分極したりする。この反応時間が 1 ms 以内であれば，おそらく 1 つのシナプスしか介していない。反応時間が 2 ms くらいならば，2 つのシナプスを介している可能性が高い。エクルスらは，シナプス電位とその反応時間を手がかりにして，感覚神経から各筋肉の運動神経に至る神経回路を見事に推定した（図 9.3）。

エクルスは，このシナプス電位計測による功績により，1963 年，ホジキンとハクスレーとともにノーベル賞を受賞している（第 5 講）。

筋肉センサ

筋肉の状態をモニタリングしている主な器官が，ゴルジ腱器官と筋紡錘である（図 9.4(a)）。これらの筋肉センサからの感覚情報が反射運動に用いられている。

ゴルジ腱器官は，筋張力センサである。同器官は，腱（骨と筋肉をつなぐ部位）と筋肉の移行部にあり，コラーゲン組織内に自由神経終末が埋め込まれている。筋張力が高まると，自由神経終末が圧迫され活動電位を発生する。この筋張力情報は，Ib 群線維という感覚神経を介して脊髄に入る。筋張力が高まると，脊髄内の反射回路は，筋張力を元に戻すように運動神経の出力を調節する。

筋紡錘は，筋肉の中に埋め込まれた筋長センサである。筋長情報は，Ia 群線維という感覚神経を介して脊髄に入る。筋肉が伸びると，脊髄内の反射回路は，筋長を元に戻すように筋肉を収縮させる。これが，まさに膝蓋腱反射のメカニズムである。ところで，運動神経からの出力により，筋肉が縮み，筋紡錘がたわんでしまうと，筋長情報を供給できなくなってしまう。そこで，筋紡錘の両端には筋肉がついており，筋紡錘が一定の長さを保てるように工夫されている（図 9.4(b)）。骨格筋に指令を送るのが α 運動ニューロン，筋紡錘の長さを調整するの

(a) ゴルジ腱器官（筋張力センサ）と筋紡錘（筋長センサ）

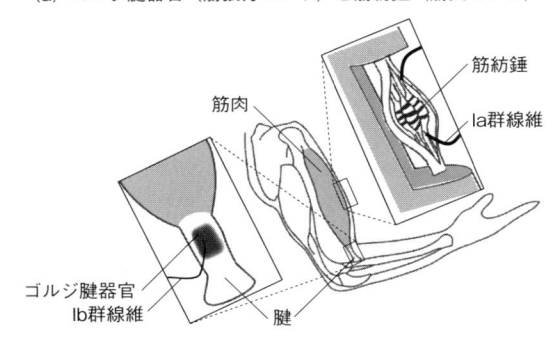

(b) α運動ニューロンとγ運動ニューロン

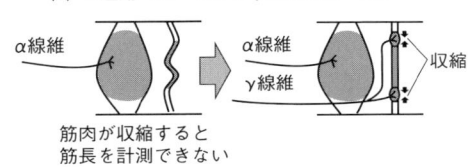

図9.4 筋肉のセンサ

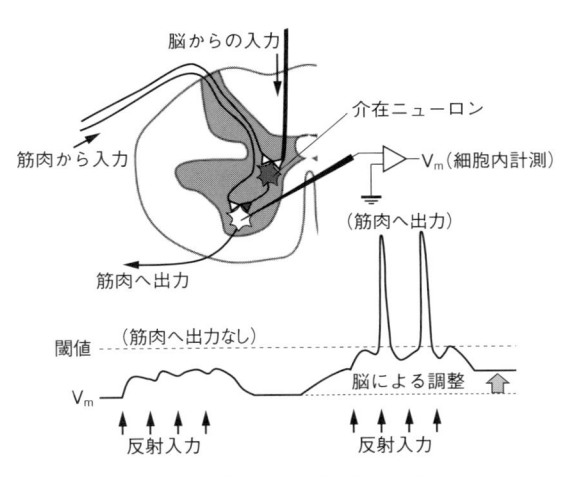

図9.5 脳による反射特性の調整

がγ運動ニューロンで，両運動ニューロンは同時に活動することが多い。

反射の調整

反射運動で注意すべきは，反射は完全に自動的な反応ではないことである。た

とえば，野球で剛速球をとるときや，サッカーで全力のシュートをするとき，感覚系は侵害刺激のような情報を受け取るが，屈曲反射は起こらない。これは，脳が，抑制性の介在ニューロンに働きかけ，反射を起こさないように制御しているからである（図9.5）。また，脳卒中を患うと，膝蓋腱反射が大きくなることがある。このような反射の亢進も，脳が反射回路を調節している証である。

運動パターン生成器

脊髄内の「力の場」細胞

脊髄内の運動モジュール回路は反射回路だけではない。カエルの脊髄において，ある介在ニューロンを電気刺激したところ，脚が特定の場所に向かって動いた[2]。脚の初期位置が目標地点より遠いと，電気刺激により，目標地点に向かうように脚は力強く動く（図9.6）。しかし，脚の初期位置が目標地点にいると，電気刺激をしても脚はまったく動かない。つまり，刺激時の脚の初期位置に応じて，この介在ニューロンは複数の筋肉を組織的に制御している。このような細胞を「力

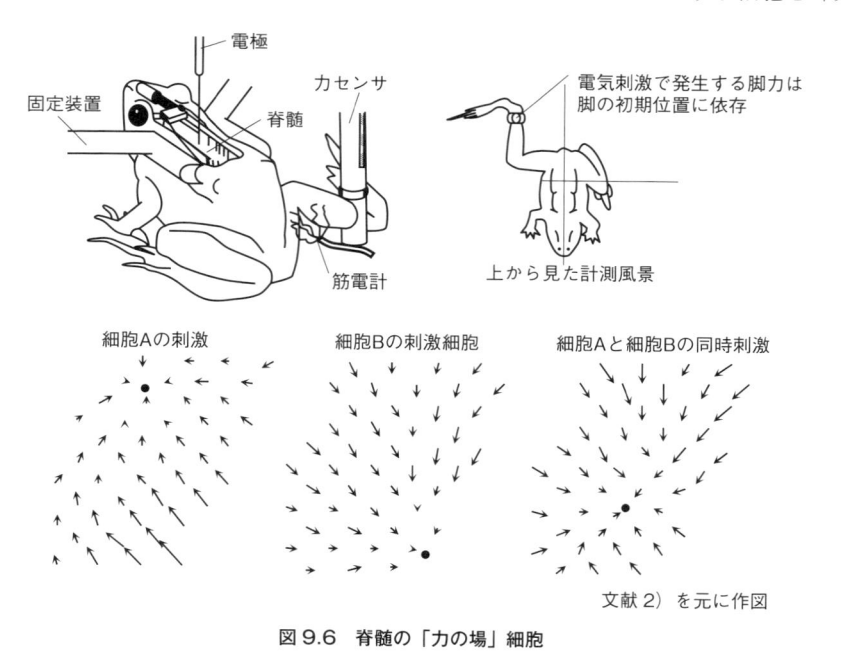

図9.6 脊髄の「力の場」細胞

---

2) E. Bizzi et al. (1991) Science 253: 287-291

の場（Force field）」細胞と呼ぶ。また、複数の「力の場」細胞を同時に刺激すると、脚の動きには加法性が成り立つ。まさに、「力の場」細胞により、運動モジュールが駆動されている。このような運動モジュールを利用して、カエルの軽快なジャンプは実現されている。

歩行パターン生成器

　われわれの複雑な歩行パターンも、脊髄の運動モジュールで生成されている。たとえば、腰髄（腰のあたりの脊髄）を適当に刺激すると、歩行のような脚振り運動が生成される。この部位は下肢歩行中枢と呼ばれる。

　また、動物実験では、中脳の歩行誘発野という部位を刺激すると、刺激強度に応じて、さまざまな歩行パターンが生成される（図9.7）。このことから、脳は、各筋肉に個別に指令を送っているわけではなく、「走れ」とか「歩け」とか大まかな指令を送るだけであることがわかる。複雑な運動パターンは、脊髄内の運動回路により作られている。

歩行プリミティブ

　歩行のような複雑な運動パターンを生成するためには、さまざまな筋肉をタイミングよく動員し、複雑な筋活動パターンを実現しなければならない。われわれの身体は600もの筋肉があるが、どのようにすれば協調した筋肉制御を実現でき

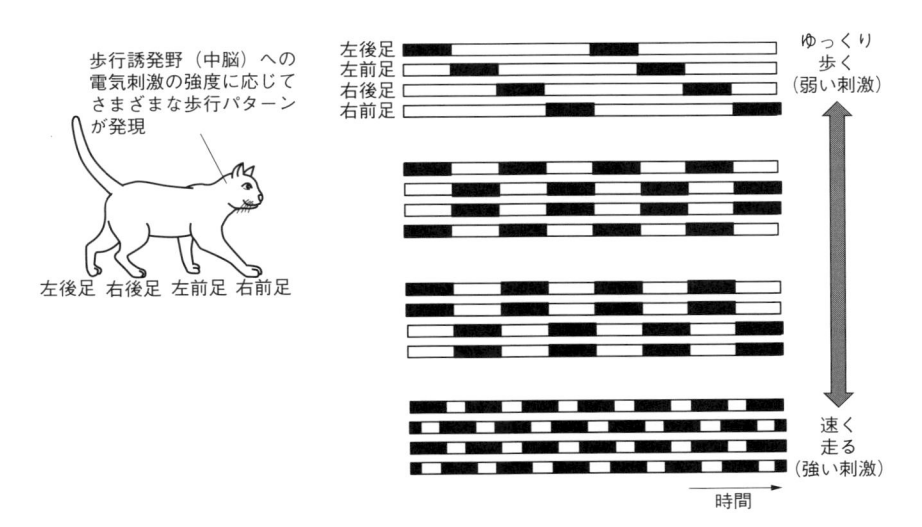

図9.7　歩行パターンの発現

るだろうか.

　複雑に見える筋活動パターンの次元を低減することを考えよう[3]. すなわち, 図9.8(a)のように, 筋活動パターンが, 比較的少数の指令信号と各筋肉への重みの線形結合で表現できるとしよう. 実際に歩行中に数10個の筋肉から筋電位を同時に取得し, 非負値行列因子分解という方法を適用してみると, 4個の指令信号で数10個の筋肉の活動パターンを再現できることがわかった. これらの指令信号を歩行プリミティブと呼ぶ.

　興味深いことに, 幼児から大人まで, 共通の歩行プリミティブが得られる. また, 無茶な実験に思えるが, 新生児の身体を支えながら, 足を順番に地面につけると, 歩行らしき筋活動が生じる (図9.8(b)). 感覚情報が下肢歩行中枢を駆動したと考えられる. この新生児の歩行 (らしき) 運動からは, 2個の歩行プリミティブが得られ, 大人の歩行プリミティブの一部に酷似している. つまり, 成長

(a) 基底パターン

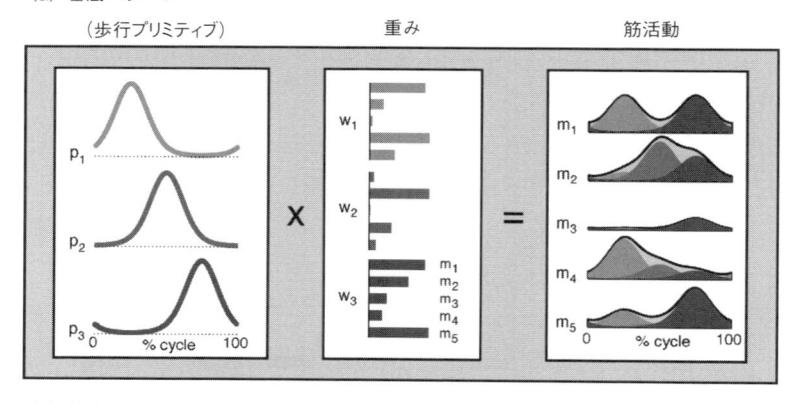

(b) 新生児の歩行パターンの発現

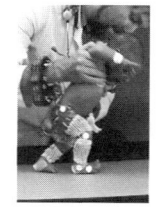

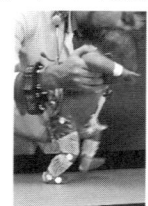

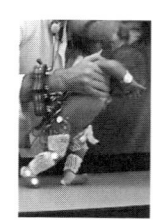

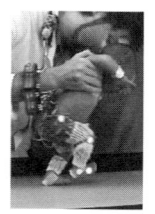

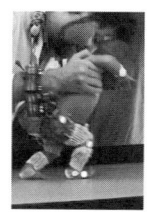

[許諾を得て文献3) より転載 (出典: American Association for the Advancement of Science)]

図9.8　歩行プリミティブ

---

3) N. Dominici et al. (2011) Science 334: 997-999

とともに，歩行プリミティブが徐々に完成し，歩行運動を作れるようになるということだ。さらに驚くべきことに，サル，ネコ，ラット，ホロホロチョウ（キジ）など，さまざまな動物の歩行運動は，ヒトと同じ4つの歩行プリミティブで説明できてしまう！　すなわち，運動プリミティブは進化の産物であり，動物種ごとに骨格は違っても，歩行には共通の指令信号が利用されているということだ。

中枢パターン生成器（CPG）

歩行では同じ運動パターンがリズミックに繰り返される。この運動パターンを生成する歩行プリミティブは，互いに位相が異なる4つの周期的な指令信号である。リズミックな信号は，神経系ではしばしば見受けられる。そのようなリズム発生器は，総称して中枢パターン生成器（Central Pattern Generator；CPG）と呼ばれる。CPGの実現方法を考えてみよう。

相互抑制回路

まず，図9.9のように，屈筋と伸筋を交互に動かす神経回路を考えよう。回路の出力は，屈筋と伸筋を動かす一対の運動ニューロンである。各運動ニューロンは，興奮性介在ニューロンで駆動されるが，この興奮性介在ニューロンは，抑制性介在ニューロンを介して互いに抑制しあう。この相互抑制により，屈筋と伸筋が同時に活動しないようになっている。

脳からの指令信号が両方の興奮性介在ニューロンに入ると，一方の興奮性介在

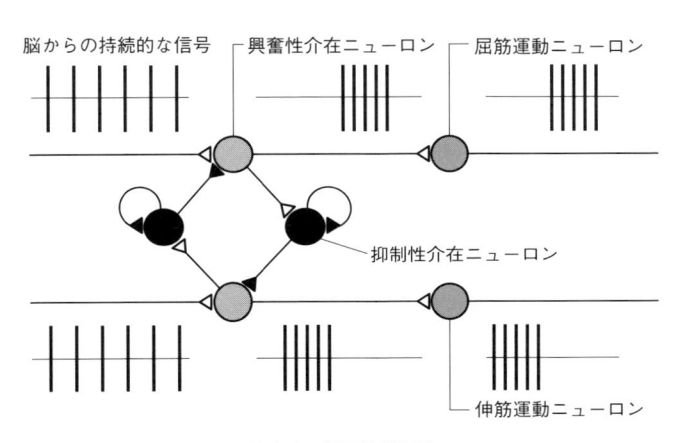

図9.9　相互抑制回路

ニューロンだけが活動電位を発生するようになる。この興奮性介在ニューロンは、他方の興奮性介在ニューロンを抑制しているが、この抑制が弱くなると、それまで活動していなかった興奮性介在ニューロンが活動するようになる。これを繰り返せば、屈筋と伸筋が交互に活動する。

神経振動子モデル

上記の相互抑制回路をモデル化してみよう[4]。ニューロンの最も単純なモデルは、図9.10(a)に示したマッカロック・ピッツのモデルである。その出力zは次式で表される。

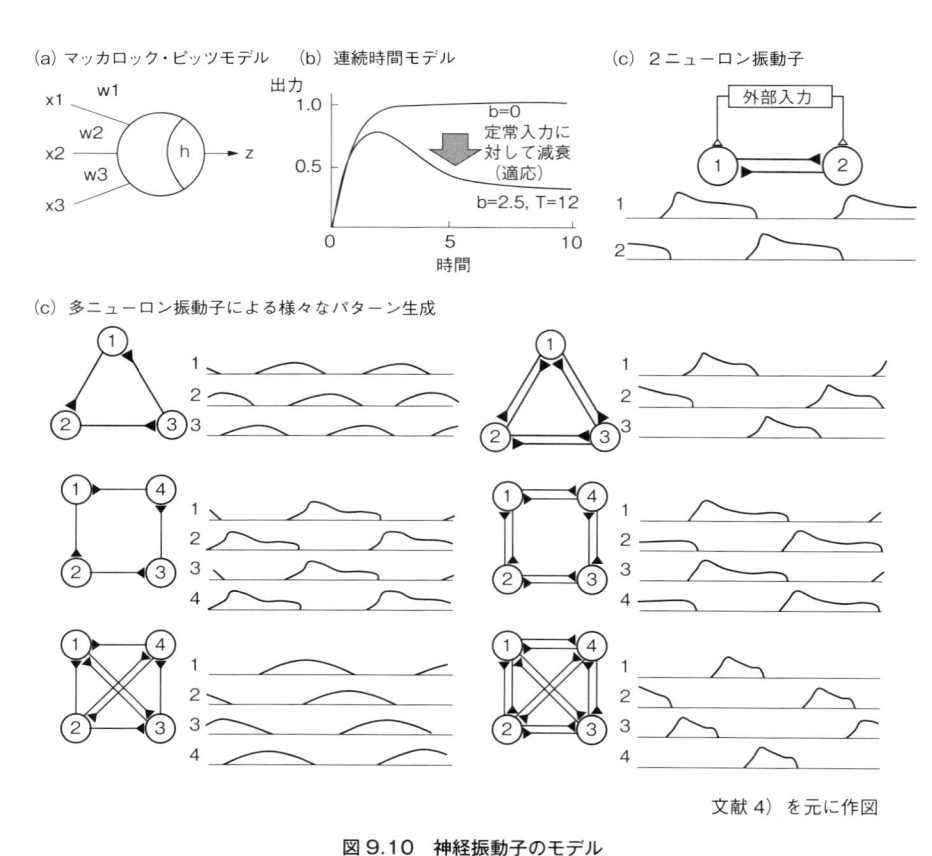

図9.10 神経振動子のモデル

文献4）を元に作図

4）K. Matsuoka. (1985) Biological Cybernetics 52: 367-376

$$z = f(\mu)$$

$$\mu = \sum_{i=1}^{n} w_i x_i - h$$

$$z = \begin{cases} 1, & \mu > 0 \\ 0, & それ以外 \end{cases}$$

つまり，n 個のシナプス入力の和が閾値 h を超えれば，出力 1 を出す．この式を次式のように連続時間モデルに拡張しよう．

$$\mu = \sum_{i=1}^{n} w_i x_i - h - \tau \frac{du}{dt}$$

$$z = \begin{cases} \mu, & \mu > 0 \\ 0, & それ以外 \end{cases}$$

すなわち，膜電位 μ が時定数 τ で時間とともに減衰していく．さらに，簡単のために $h = 0$ とし，定常的な入力に対しても減衰するように適応（adaptation）項 μ' を付け加える．

$$\tau \dot{\mu} + \mu = \sum_{i=1}^{n} w_i x_i - b\mu'$$

$$T\dot{\mu}' + \mu' = z$$

$$z = \begin{cases} \mu, & \mu > 0 \\ 0, & それ以外 \end{cases}$$

このニューロンモデルのステップ応答は，図 9.10(b) に示すように，適応項 μ' の度合に応じて減衰を示す．

さて，このニューロンを 2 つ用いて，図 9.10(c) のように相互に抑制させ，外部から興奮性入力を入れる．そうすると，図 9.9 のようなリズムを発生できる．さらに，図 9.10(d) のようにさまざまな回路を作ってみると，各ニューロンが異なる位相で活動するリズム発生器を実現できる．このように複雑なリズムも，実は簡単な神経回路で実現できる．

四足歩行ロボットの開発

反射回路や CPG の原理は，ロボットにもしばしば応用されている．筆者がお気に入りのロボットは，木村浩教授（京都工芸繊維大学）が開発した鉄犬（**図 9.11(a)**）[5] とボストン・ダイナミクス社が開発した Big Dog である（図 9.11(b)）[6]．これらのロボットの動作には，異様な生物らしさを感じる．一見の価値があるの

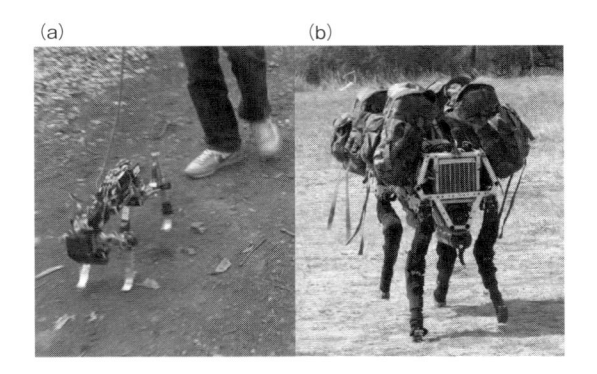

図 9.11 生物の神経回路を実装した 4 足歩行ロボット
(a) 鉄犬 2（写真は木村浩教授（京都工芸繊維大学）の厚意による）
(b) Big Dog（Wikipedia より転載。元の写真は DARPA Srategic Plan（2007））

で，ぜひ，インターネットで閲覧してほしい．

鉄犬は，上記の神経振動子による CPG を利用して，ロボットの基本動作を作り出し，各種反射回路を利用して巧みな不整地歩行を実現する．また，脚の機械特性も，生物らしい動きには重要な役割を担っている．脚の機械特性とは，生体では筋肉・腱のバネ・ダンパ特性に相当する．

Big Dog は，米国の国防総省の支援を受けて開発された．15 馬力ものエンジンを搭載し，険しい山の斜面でも，道なき道をたくましく進んでいく．このロボットの重要な制御原理は，支持（support），バランス（balance），姿勢（posture）とされている．支持とは，筋肉・腱のバネ・ダンパ特性である．バランスとは，動きの対称性である．これは，CPG で実現される機能と言えよう．姿勢とは，外乱が入ったときに，元に戻そうとする働きである．これは，反射運動の機能に他ならない．

これらの 3 要素が統合され，初めて生物らしい動きが実現される．この研究開発において学ぶべきは，個々の要素だけでは意味がないということである．つまり，反射回路だけでは役に立たない．CPG や脚の機械特性あってこそ，反射回路が役に立つ．このように，ロボット開発は，生物の運動システムの素晴らしいリバース・エンジニアリングである．

---

5) 福岡泰宏，木村浩（2007）．4 足ロボットの生物規範型不整地適応動歩行―自立型「鉄犬 2」による屋外歩行の実現―，日本ロボット学会誌 25: 138-154

6) http://www.bostondynamics.com/

Column

脊髄損傷

　交通事故やスポーツにおいて，最も悲惨なけがの1つは脊髄損傷（脊損）である。脊損では，背骨とその中を通る神経束が断裂してしまう。損傷部位が腰付近（腰髄）だと下半身不随になる。首付近（頸髄）だと四肢麻痺，最悪の場合は自発呼吸すらできなくなる。中枢神経の場合，切れてしまうと再生しない。残念なことに，現在のところ脊損治療の根本的な方法はない。

　国内の脊損患者は約10万人で，年間約5,000件の脊損事故が発生している。先進国諸国の統計を合わせると，年間32,000件，つまり，なんと16分に1件の割合で脊損事故が発生している。最も典型的な発生事例は，交通事故，転倒・転落，スポーツ事故である。われわれの骨格を見れば，最も弱い部位は，明らかに首である。実際に，脊損では頸髄損傷が3/4を占め圧倒的に多い。特に，顎を引かずにプールに飛び込むと，水面との衝突時に首に大きなモーメントがかかる。その結果，首の骨（頸椎）が折れ，頸髄も断裂してしまう。

　本講で紹介したように，脊髄内にはさまざまな運動モジュールが実装されており，必要に応じて適当なモジュールが組み合わされて使われている。先に述べたように神経再生は叶わないが，神経系内には豊かな可塑性がある。つまり，神経回路内の既存の配線は比較的柔軟に変更できる。そうならば，脊髄の一部を損傷したとしても，運動パターンはいかようにも作り出せるはずである。実際に，動物実験では，脊髄が10％でも残存していれば，歩行トレーニングの繰返しにより歩行を再建できる[7]。したがって，脊髄の一部でも再生できれば，劇的なリハビリ効果を期待できるはずである。

　マウスの実験では，幹細胞（さまざまな細胞に分化できるオールマイティ細胞）を脊損部に移植すると，神経やグリア細胞が生まれ，脊髄が修復されることが示されている[8]。最近ではわが国においても，iPS細胞（人工多能性幹細胞）の移植による脊損の治療方法が，マウスで研究されている。まだ実用化には遠いが，このような研究から脊損の画期的な治療方法の開発が期待されている。

---

[7] O. Raineteau and M. E. Schwab（2001）Nature Rev Neurosci 2: 263-273
[8] J. W. McDonald et al（1999）Nature Medicine 5: 1410-1412

第10講 大脳皮質の運動関連領野
―階層的な運動制御

　前講まで，筋肉の制御回路，反射回路，中枢パターン発生器など，さまざまな運動モジュールを紹介してきた。我々の脳は，これらのモジュールを巧みに利用して，複雑な運動を作り出している。本講では，運動制御における大脳皮質の働きを解説しよう。大脳皮質では，一次運動野，前運動野，補足運動野，前頭前野など，多くの領野が運動制御に関わっている。これらの領野の特徴を調べていくと，抽象的な運動コマンドから具体的な運動指令に至るまで，脳による運動制御の階層性が垣間見える。

　ただし，運動系の神経回路は非常に複雑で，その冗長性も高い（図10.1）。運動生成には，大脳皮質以外にも，小脳と大脳基底核が非常に重要な役割を担っている。また，前講で解説したように，脳幹や脊髄も，運動パターン生成には必須である。大脳皮質の運動野は，運動生成の中核という印象を持つかもしれないが，運動生成のメカニズムは，神経系全体に分散していることを，最初に注意喚起し

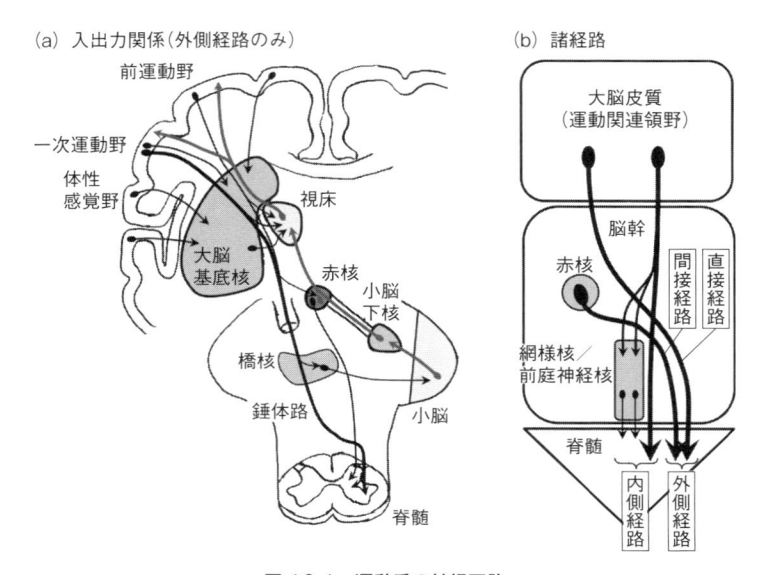

図10.1　運動系の神経回路

ておきたい．

運動系の神経回路

運動野

　大脳皮質において，最終的な運動の出力指令を出す領域は，一次運動野と呼ばれている．一次運動野以外にも，図 10.2 のように，前運動野，補足運動野，前補足運動野，前頭前野など，さまざまな領野が運動制御に関わっている．一次運動野は，これらの運動関連領野や体性感覚野，頭頂葉などからの情報を統合し，実際の運動指令を生成している．一次運動野や前運動野といった低次の運動領野は，具体的な運動指令を担っていると考えられる．一方，高次の運動領野になると，その役割の的確な定義は難しくなる．たとえば，前補足運動野を電気刺激すると，筋肉運動が誘発されるとは限らず，「脚を動かしたい」という衝動が生じるらしい．

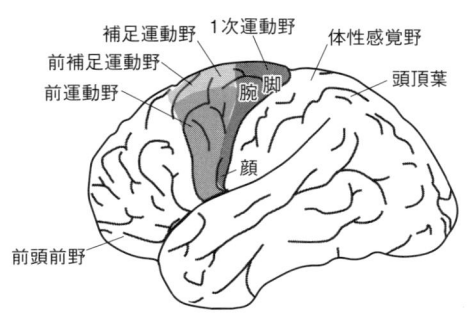

図 10.2　運動関連領野

直接経路と間接経路

　運動指令は，複数の運動経路により筋肉に伝えられる（図 10.1(b)）．

　1930 年頃，カナダの伝説的な外科医ペンフィールド（W. G. Penfield；1891-1976）は，てんかんの外科的治療の術中に，大脳皮質をマッピングする手法を確立した（詳しくは第 14 講）．大脳皮質の一部を局所的に電気刺激すると，刺激部位に応じて，さまざまな運動や知覚が生じる．この研究からも，一次運動野の神経細胞は，脊髄内の運動ニューロンを直接駆動できることがわかる．

　この経路は直接経路と呼ばれ，解剖学的には皮質脊髄路と呼ばれる．直接経路を介するニューロンは，実は少数派で，特に皮質-運動神経細胞（Corticomotoneuronal cell；CM 細胞）と呼ばれている。皮質脊髄路を外科的に切断すると，大まかな運動の生成に支障はないが，手先を器用に動かせなくなる。また，神経活動を計測すると，CM 細胞は，精密な動きをするときだけ活動している。これらの知見から，直接経路は，精密な運動を実現するために付け加えられた神経回路であると考えられている。実際に，直接経路は進化的に新しく，高等動物にしか存在しない（サルにはあるが，ネコにはない）。

脊髄への運動指令は，中脳の赤核からも送られる（図 10.1）。赤核は，小脳をはじめ運動制御に関わるさまざまな部位から入力を受け，これらの情報を統合し，脊髄へ運動指令を出力している。この経路を間接経路と呼ぶ。間接経路があれば，直接経路がなくても，大まかな運動は生成できる。

なお，直接・間接経路は主に四肢の制御を担うが，これらの経路とは別に，網様核や前庭核を介した運動経路もある。この経路は，主に姿勢の制御に関わっている。脊髄では，四肢の制御は主に外側，姿勢の制御は内側で行われているので，それぞれ，外側経路と内側経路と呼ぶこともある。

運動制御の階層性

1 次運動野は運動指令

1960 年代，E. V. Evarts らは，一次運動野の単一ニューロンの活動が，特定の筋肉運動に相関していることを初めて証明した。この初期の研究から，一次運動野の神経活動の発火頻度は，特定の筋肉が発生する力を制御していると考えられた（図 10.3(a)）。

1970 年代の中盤になると，E. E. Fetz らが，発火トリガー平均法という画期的な手法を確立した。この方法では，一次運動野の任意の神経細胞の発火をトリガーにして，任意の筋肉から筋電位を計測する。もし，計測中の神経細胞が特定の筋肉を支配していれば，神経細胞の発火時刻から一定の時間遅れの後，その筋肉で筋電位が計測されるはずである。実際に，そのような結果が得られた。ただし，一次運動野の単一の神経細胞は，特定の筋肉を一対一で支配しているわけではなく，複数の筋肉を同時に制御していることがわかった（図 10.3(b)）。

さらに，1980 年代になると，A. P. Georgopoulos らにより，一次運動野の神経細胞は，個々の筋肉の運動を直接制御しているわけではなく，身体の動きのうち抽象的な動きを計算していることが明らかにされた[1]。たとえば，腕を制御する神経細胞は，腕を動かす方向を表象している。これらの神経細胞の発火頻度は，

(a) 筋肉の発生力は発火頻度に相関

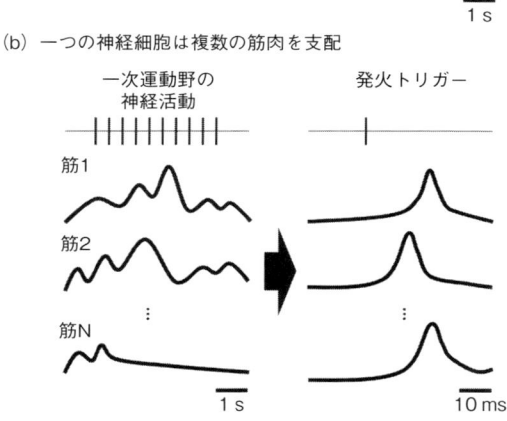

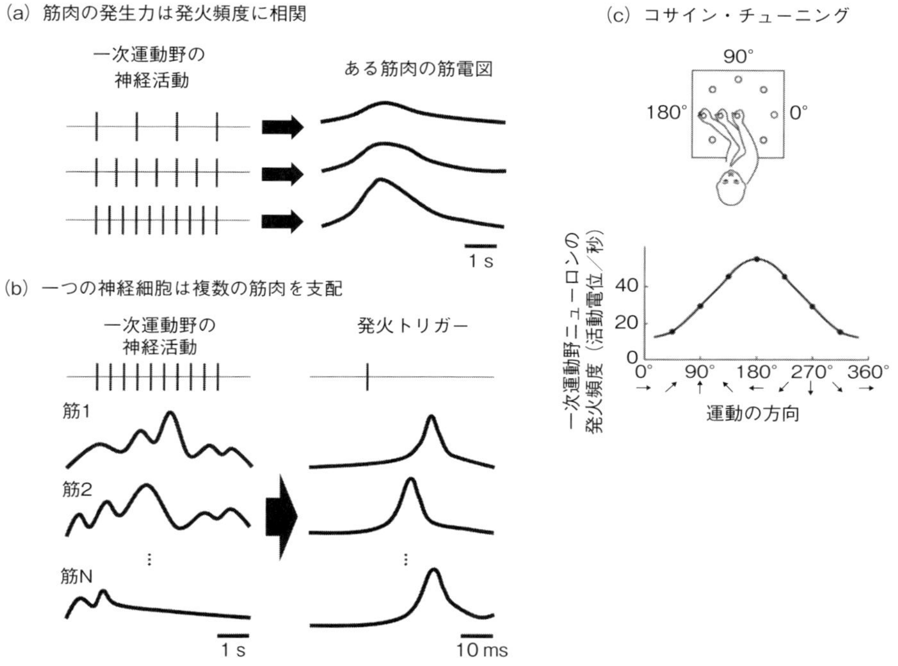

(c) コサイン・チューニング

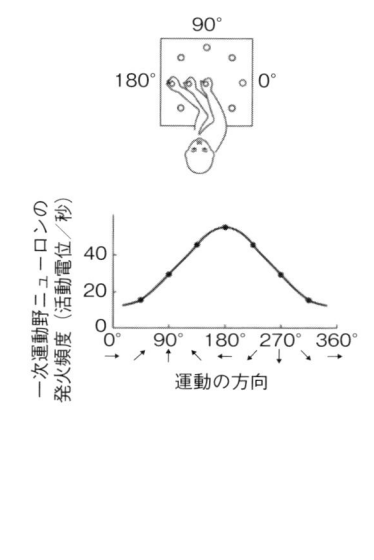

図 10.3　1 次運動野の情報表現の特徴

方向選択性を示すが，厳密に方向選択性が決まっているわけではない。特定の方向（最適方向）に動かすときに発火頻度は最も大きくなり，そこから離れると徐々に小さくなり，最適方向の反対側に動かすときにゼロになる。このような特性は，$\cos\theta$ で近似できるので，「コサイン・チューニング」と呼ばれる（図 10.3(c)，図 10.4(b)）。

前運動野は運動準備

　前運動野の神経細胞でも，細胞ごとに運動方向がコサイン・チューニングされていることが多い。ただし，一次運動野と異なり，前運動野の活動は，実際の運動を必ずしも生成しない。たとえば，**図 10.4**(a)のようなサルの実験では，ある方向に手を動かすように指示し，その数秒後に手を動かさせると，前運動野の神経細胞は，動き出す前から活動を生じる。また，逆の方向に動かそうとすると，

---

1) A. P. Georgopoulos, et al. (1986) Science 233:1416–1419

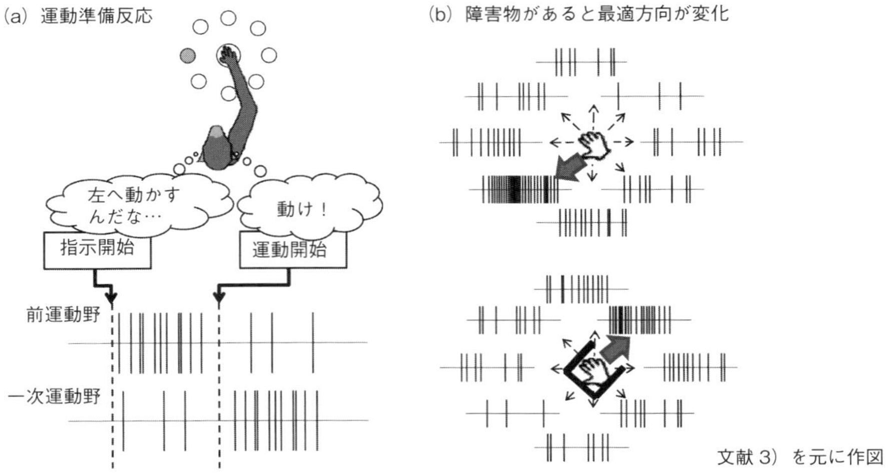

(a) 運動準備反応　　　　　　(b) 障害物があると最適方向が変化

左へ動かすんだな…　動け！
指示開始　運動開始
前運動野
一次運動野

文献3）を元に作図

図 10.4　前運動野の特徴

その細胞の活動が抑制されることもある．このように，前運動野は準備的な反応（set-related response）を示すことから，運動の生成そのものよりも，運動の計画に関与していると考えられている[2]．

最近の研究では，前運動野の神経細胞には豊かな多様性があることが報告されている[3]．たとえば，図 10.4(b)の神経細胞の反応は，障害物がないときには，左下方向に指向性を示すが，障害物があり，左方向に手を動かせないときには，右上方向に指向性を示すようになる．すなわち，この細胞の活動は，目標地点の位置と環境情報の両方に依存し，状況に応じて全く異なるチューニングを示す．ただし，このような神経細胞がいる一方で，状況に依存せずに，目標地点の位置のみ，または，運動方向のみを表現している細胞もいれば，これらの実験パラメータではまったく活動を説明できない細胞もいる．このようにさまざまな特性を示す神経細胞群が，複雑な運動の計画を担っている．

また，前運動野は，運動のリハビリテーションに重要な役割を担っていることも示唆されている．サルの動物モデルにおいて，運動の直接経路を切除した後，訓練による運動の回復過程では，前運動野が著しく賦活している[4]．一方，この機能回復は，一次運動野を不活性化しても認められることから，前運動野がリハ

2) H. Mushiake et al. (1991) J Neurophysiol 66: 705-718
3) T. M. Pearce and D. W. Moran (2012) Science 337: 984-988
4) Y. Nishimura et al. (2007) Science 318: 1150-1155

ビリでは主要な役割を担っていると考えられる．逆に，リハビリ中に一次運動野の活動が大きすぎると，リハビリ成績が低下するという報告もある．

補足運動野は運動シーケンス

サルがレバーを押したり，引いたり，回転させたりするとき（図 10.5(a)），一次運動野，補足運動野，前頭前野の神経細胞は，それぞれ異なる特徴を示す

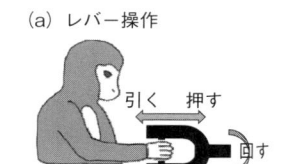

(a) レバー操作

(b) 各運動関連領野のニューロン反応

(i) 一次運動野のニューロン：特定の動作で活動

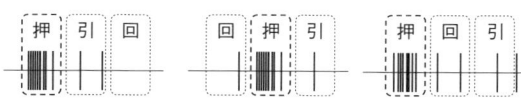

(ii) 補足運動野のニューロン：特定の連続動作で活動

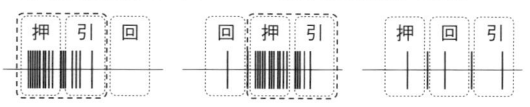

(iii) 前頭前野のニューロン：特定の運動カテゴリで活動

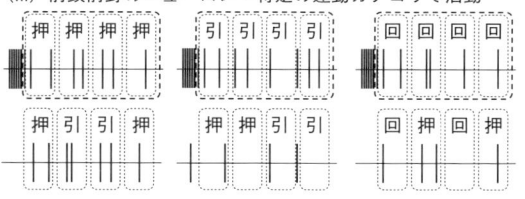

(c) 運動表現の階層性

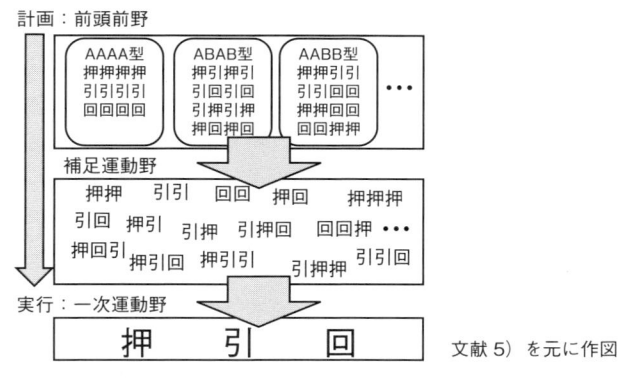

計画：前頭前野
- AAAA型：押押押押／引引引引／回回回回
- ABAB型：押引押引／引回引回／引押引押／押回押回
- AABB型：押押引引／引引回回／回回押押
- ・・・

補足運動野：押押　引引　回回　押回　押押
引回　押引　引押　引押　回回押 ・・・
押引引　　　　引押引　　引押回
　　　押引回

実行：一次運動野：押　引　回

文献 5) を元に作図

図 10.5　運動領野の階層性

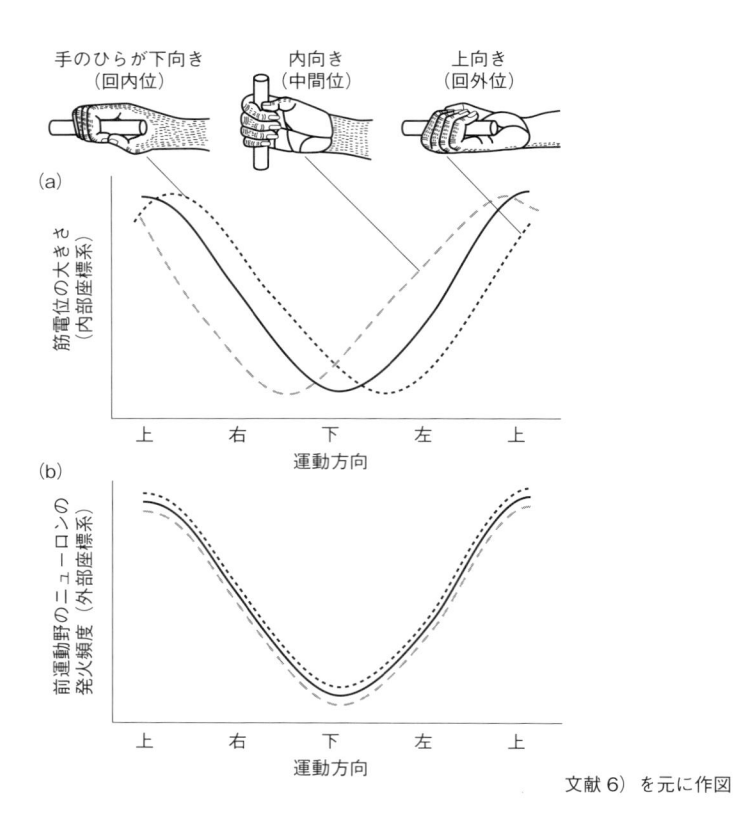

図中ラベル:
- 手のひらが下向き（回内位）
- 内向き（中間位）
- 上向き（回外位）
- (a) 筋電位の大きさ（内部座標系）
- 運動方向: 上 右 下 左 上
- (b) 前運動野のニューロンの発火頻度（外部座標系）
- 運動方向: 上 右 下 左 上

文献6) を元に作図

図 10.6　内部座標系と外部座標系

（図 10.5(b)）。一次運動野の神経細胞の9割は，押す，引く，回す動作のうち，いずれか1つの動作のときに活動する（図 10.5(b)(i)）。一方，補足運動野の神経細胞の約25％は，特定の順序の運動，たとえば，押す―引くといった特定の連続動作を実行するときに活動する（**図 10.6**(b)(ii)）[5]。このような知見から，補足運動野の神経細胞は，構造化された動作の実行に関わると考えられている。実際に，補足運動野に損傷を負うと，シーケンス運動や記憶に依存した運動タスクに支障をきたす。

前頭前野は運動カテゴリー

　さらに，驚くべきことに，前頭前野の神経活動は，運動シーケンスのカテゴリ

---

5) J. Tanji and K. Shima (1994) Nature 371: 413-416

ーに依存するようになる[6]。たとえば，ある細胞は，同じ動作を4回繰り返すとき，すなわち，押す―押す―押す―押す，引く―引く―引く―引く，回す―回す―回す―回すという運動カテゴリーのときのみ活動する（図10.5(b)(iii)）。別の細胞は，二つの動作を交互に繰り返すとき（回す―押す―回す―押す，押す―引く―押す―引く，引く―押す―引く―押すなど）の運動カテゴリーで活動する。また，1つの動作を2回繰り返した後，別の動作を2回繰り返すとき（押す―押す―引く―引く，引く―引く―押す―押す，引く―引く―回す―回すなど）に選択的に活動する細胞もある。これらの細胞は，動作の一秒くらい前から顕著な活動を示す。このように，運動は，前頭前野ではカテゴリー化されていて，そのカテゴリーが運動パターンとして，抽象化され，表現されている。

　これらの実験結果をまとめると，図10.5(c)のように，前頭前野は運動カテゴリー，補足運動野は運動シーケンス，前運動野と一次運動野は個別の動作と，運動情報はさまざまな領野にまたがり，階層的に表現されている。上位の階層は運動計画に，下位の階層は運動の実際の実行に関わっていると考えられる。

運動制御の座標変換

外部座標系と内部座標系

　運動情報が階層的に表現されているとすれば，各階層の表現は，それぞれ，適切な座標系を利用しているはずである。たとえば，大雑把な運動を計画するときは，身体の状態にかかわらず，絶対的な空間を考える必要がある。このような計算では，身体の状態に依存しない座標系，すなわち，外部座標系を用いるとよい。一方，手先が同一軌道を実現する場合でも，個々の筋活動パターンは，各運動器の状態（例えば，筋長，筋張力，関節角度など）に応じて異なる。このように身体の状態に応じて変化する座標系は，内部座標系と呼ばれる。

　運動の計算に用いる座標系は，特に，一次運動野の研究初期に論争された。先に述べたように，1960年代のEvartsらの研究では，一次運動野の神経細胞の発火頻度が大きくなると，それに伴い，大きな筋活動・トルクが発生する。これは，一次運動野が内部座標系を利用している証拠である。一方，1980年代のGeorgopulosらの研究では，個々の神経細胞の発火頻度は，特定の方向に動かす時に最大になった。このような運動方向の表現は，外部座標系を用いたほうが良い。

---

6) K. Shima et al. (2007) Nature 445: 315-318

前運動野の外部座標系から筋肉の内部座標系へ

　神経系による運動制御では，下位の階層から上位の階層になるにしたがい，内部座標系から外部座標系に移行することが示されている[7]。サルが操作棒を動したとき，腕の任意の筋肉での筋電位は，特定の運動方向で最大になる。この筋電位と運動方向との関係は，一次運動野の神経細胞と同じように，コサイン・チューニングで近似できる。次に，操作棒の持ち方を変えると，筋電位が最大になる運動方向は変化する（図 10.6(a)）。このことから，筋は内部座標系で運動を表現していると言える。一方，前運動野の神経細胞のコサイン・チューニングは，操作棒の持ち方に依存せず，常に一定であることがわかった（図 10.6(b)）。これは，前運動野の神経細胞は，外部座標系を用いていることを示している。同様に一次運動野の神経細胞を調べると，1/3 の神経細胞は内部座標系，2/3 は外部座標系を利用することがわかった。これらの事実から，一次運動野は，上位の計算で用いられた外部座標系から具体的な筋活動を表現する内部座標系へ変換する役割を担っていると考えられる。

　これまで 4 講にわたり，われわれの運動生成のメカニズムを解説してきた。我々の身体の運動制御では，脳は機械のように各アクチュエータに個別指令を送っているわけではない。筋骨格の特徴，さまざまな運動モジュールや制御回路，各運動野など，さまざまなメカニズムを利用して，巧みに階層的に脳は運動を作り出す。これらの驚くべき運動生成方法は，長きにわたる進化の賜物である。

Column

メガ・ジャーナル

　Science 誌の 2015 年 8 月 28 日号で，心理学分野において過去最大規模の再現性の調査が発表された[8]。この論文では，既発表の 100 個の実験が追試された。この追試プロジェクトに関わった論文著者は総勢 270 名！　まさに前代未聞のプロジェクトである。その結果，追試でも統計的な有意差が得られた実験は全体の 36 ％。また，実験者の主観的な印象により，追試で再現できたと感じた実験は全体の 39 ％。つまり，客観的にも，主観的にも，半数以上の論文は再現できなかったのである。

---

7) S. Kakei et al. (1999) Science 285: 2136-2139
8) Open Science Collaboration (2015). "Estimating the reproducibility of psychological science." Science 349: aac4716

この結果を受けて，論文の結論では，科学の発展において，研究のイノベーションと再現性のバランスの重要性が説かれている。

　われわれは，従来の常識を覆すイノベーションに飢えている。一流の科学雑誌へ論文を掲載するためにも，その研究の重要性を説明しなければならない。しかし，インパクトを強調するあまり，実験の再現性が犠牲になっては本末転倒である。

　そのような伝統的な科学雑誌への挑戦として，2006年，PLOS ONEという論文誌が発刊された。同誌の査読では，研究手法の妥当性は厳正に審査されるが，研究の重要性は問われない。研究の重要性の判断は，論文発表後，研究コミュニティに委ねようということだ。同誌には紙媒体がなく，すべてがインターネットを介したオープン・アクセス形式で発表される。各論文の記事を閲覧すると，これまでに何回閲覧され，ダウンロードされ，SNSで話題になったかなどの数値がまとめられており，その論文のインパクトは一目瞭然である。また，伝統的な科学雑誌は読者に購読料を課金してきたが，PLOS ONEは著者に出版手数料を課金する。十分な論文が集まるようになったので，ビジネス・モデルとしても成立するようになった。現在では，年間（2014年）に3万報以上と膨大な数の論文が同誌から発表されている。これが，紙面の制約がないことの最大のメリットである。このような論文誌の形態は「メガ・ジャーナル」と呼ばれる。

　メガ・ジャーナルには賛否両論あるものの，現在では，すっかり研究者に受け入れられている。PLOS ONEの成功を受けて，さまざまなメガ・ジャーナルが刊行されるようになった。Nature誌の出版社（Nature Publishing Group）も，2011年からScientific Reportsを発刊している。これらの新しい論文形態は，今後の科学の発展には欠かせない媒体である。

第 11 講 小脳—フィードバック誤差学習による身体モデル構築

　頭蓋骨を開けると，大脳の後下部に，小脳という組織がある（**図 11.1**）。小脳は，読んで字のごとく，大脳より小さい。たしかに，重量を比較すると，大脳は 1300 g，小脳は 130 g である。ところが，小脳は大脳よりも深く折りたたまれており，表面積を比較すると，大脳は 800 cm^2，小脳は 500 cm^2 と，両者はそれほど変わらない。さらに驚くべきは，神経細胞数を比較すると，大脳は 10^{10}，小脳は 10^{11} と，小脳は大脳を凌駕する！　高等動物の脳の特徴として，大脳の巨大化がしばしば挙げられるが，実は小脳も負けず劣らず巨大化している。たとえば，ヒトではサルよりも，大脳も小脳も，約 3 倍も大きくなっている。これらの事実は，小脳は，大脳に劣らず重要な役割を担っていることを示唆する。

　小脳の研究の歴史は，脳の構造から機能を見事に解き明かしていく。まさにリバース・エンジニアリングのお手本である。本講では，その経緯を追いながら，小脳の機能を考察したい。

臨床的な知見から小脳を考察する

小脳は運動制御装置？
　脳研究では，まず，臨床的な知見を考察する。小脳の疾患や損傷では，運動障

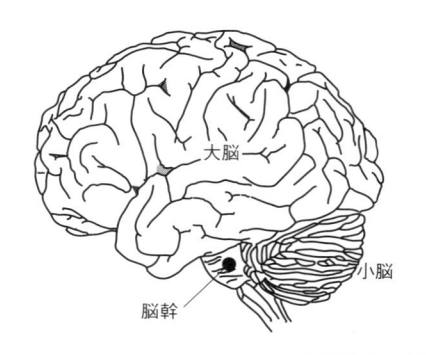

	大脳	小脳
重さ	1300 g	130 g
表面積	800 cm^2	500 cm^2
神経細胞数	10^{10}	10^{11}

図 11.1　大脳と小脳の比較

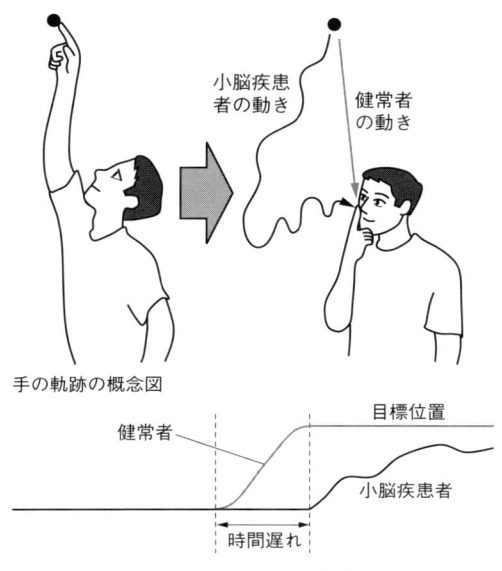

図 11.2 小脳疾患者の運動失調

害を呈することが多い（図11.2）。たとえば，手を目標位置まで動かそうとしても，健常者と比べると，動かすまでに明らかな時間遅れが生じたり，滑らかな運動の生成が難しくなったりする。このような臨床的な知見から，小脳は運動に関わると考えられた。

ところで，「滑らかな運動」とはどういうことだろうか？　あるスタート地点から目標地点まで，健常者が滑らかに手を動かしたときの運動の特徴を考えてみよう。手先の速度や関節の角速度は，図 11.3 のように，運動開始時から徐々に大きくなり，ちょうどスタートと目標の中間地点で最大になったのち，徐々に小さくなり，目標地点でちょうどゼロになる。もっと重要な特徴は，速度変化が「釣り鐘」形になることである。このような運動を実現するためには，予め運動を計画しておき，フィードフォワード制御しなければならない。これを実現するためには，逆運動学モデルが必要である（図 11.4(a)）。

一方，われわれは，手先と目標位置を見ながら，運動をフィードバック制御していると信じ込んでいる（図 11.4(b)）。しかし，視覚情報が眼から脳に至るまで，最低でも数 100 ms は要する。これほどの時間遅れがあると，視覚情報によるフィードバック制御では，複雑な素早い運動は実現できない。時間遅れのある視覚情報だけに頼ると，おそらく，図 11.2 のような運動になってしまう。そのよう

101

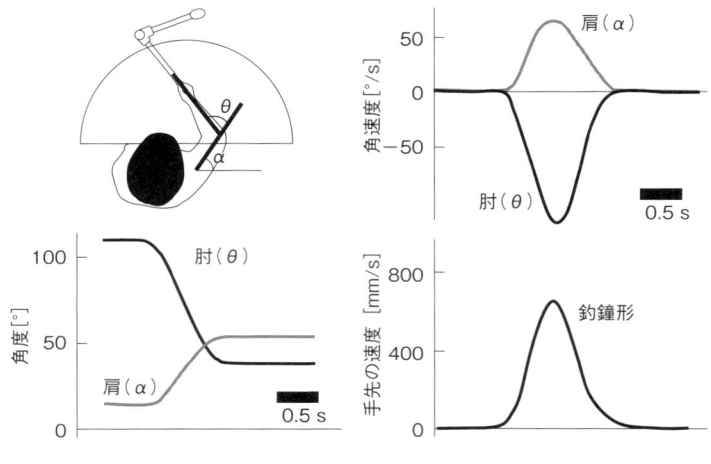

図 11.3 滑らかな運動とは？

(a) フィードフォワード制御

目標軌道 y_d → 制御器 → 運動指令 x → 制御対象 → 実現軌道 y

逆運動学モデル（制御対象と逆の入出力）$y → x$

(b) フィードバック制御

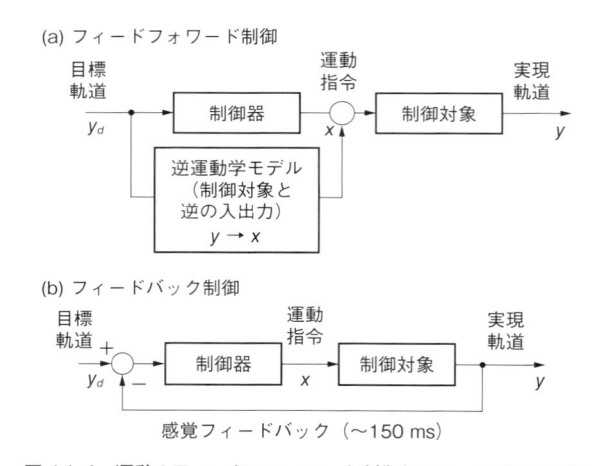

目標軌道 y_d → (+/−) → 制御器 → 運動指令 x → 制御対象 → 実現軌道 y

感覚フィードバック（〜150 ms）

図 11.4 運動のフィードフォワード制御とフィードバック制御

に考えると，小脳がフィードフォワード制御に関わる可能性が出てくる．

小脳のさまざまな役割

　当初，運動制御を担うと考えられた小脳だったが，その後，運動以外にも様々な役割を担うことを示す報告が相次いだ（**図 11.5**(a)）．たとえば，有名な研究として，プリズム順応がある．ダーツを投げるとき，プリズム眼鏡をかけると，左右が反転するため，思ったところに投げられない．健常者の場合，到達運動を何度か繰り返すと誤差を修正できるが，小脳に異常があると，誤差を修正できな

(a) プリズム順応

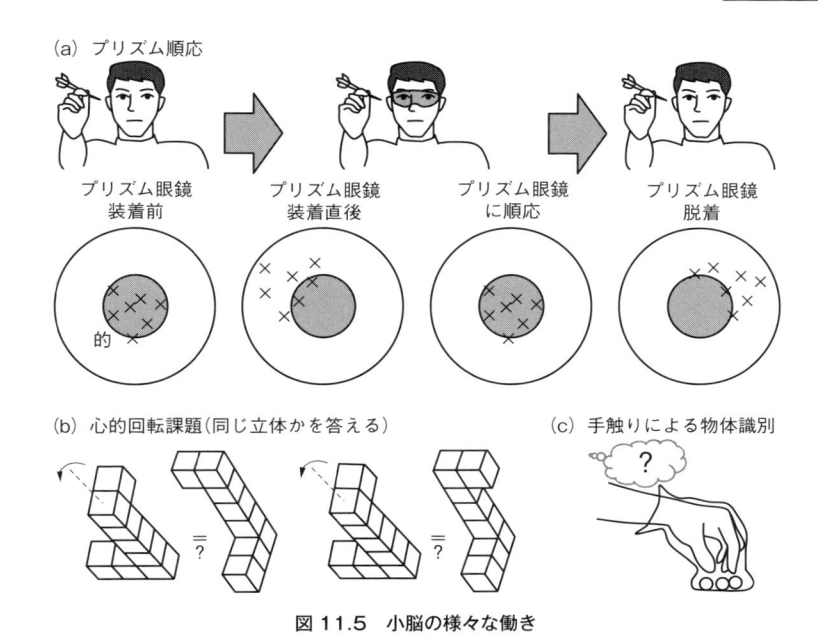

プリズム眼鏡
装着前 → プリズム眼鏡
装着直後 → プリズム眼鏡
に順応 → プリズム眼鏡
脱着

(b) 心的回転課題（同じ立体かを答える）　　(c) 手触りによる物体識別

図11.5　小脳の様々な働き

くなる．このことから，小脳は適応学習にも関わることが示唆される．

さらに，脳機能イメージングが普及すると，さまざまな課題で小脳が賦活することが明らかになってきた．たとえば，頭の中で立体図形を回転させるときや（図11.5(b)），手触りで物を識別するとき（図11.5(c)），他人に手をくすぐられたときなど，小脳の活動が認められる．これらの知見を説明するためには，どのような役割を小脳に想定すればよいだろうか？

解剖学的な知見から小脳を考察する

小脳の入出力関係

小脳は，脳幹の橋核から入力を得る（図11.6）．なお，橋核は，大脳皮質，脊髄，前庭系など，様々な部位から入力を受けている．大脳皮質から小脳へ至る経路は，皮質橋小脳投射路と呼ばれ，非常に多くの神経線維からなる．これ以外の運動経路として錐体路があり，ここには，運動野から直接的に脊髄に至る皮質脊髄路が含まれる（第10講）．各経路の軸索数を調べると，皮質橋小脳投射路は2000万本，錐体路が100万本と，小脳を介する配線が圧倒的に多い．

小脳の出力は，小脳核を経て，さまざまな部位に至る．その出力経路に応じて，

図 11.6　小脳の入出力

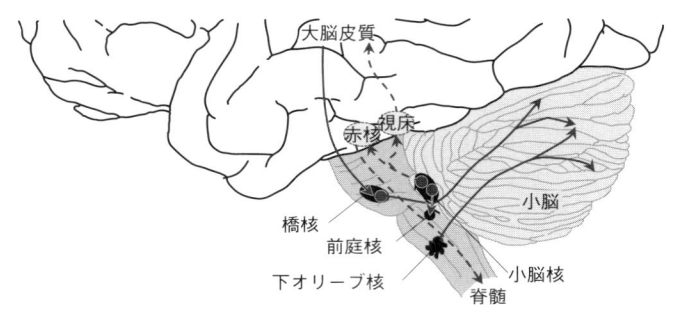

小脳の分類	出力先	機能
前庭小脳	前庭核	眼球制御
脊髄小脳	脳幹・赤核→脊髄	運動制御
大脳小脳	視床→大脳皮質	運動計画/認知機能

　小脳は，前庭小脳，脊髄小脳，大脳小脳の 3 部位に分類される。前庭小脳は前庭核へ投射し，眼球を動かす。脊髄小脳は，脳幹や赤核へ投射し，姿勢の制御や手足の運動制御を担う。大脳小脳は，視床を経て大脳皮質へ至り，運動計画や認知機能を担うと考えられている。小脳から広範な脳領域に出る複雑な配線を考えれば，小脳が担うとされる役割の多様性も理解できる。

　これらの入出力経路以外に，小脳は下オリーブ核からの入力を受けている。この経路は，前述の入出力関係を調整するための入力であると考えられている。

小脳の神経回路

　小脳の最も印象的な特徴は，理路整然とした神経回路の構造にある。その美しい構造から，小脳はしばしばコンピュータに喩えられ，昔から多くの科学者を魅了してきた（**図 11.7**(a)）[1]。

　図 11.7(b) に小脳の神経回路の模式図を示す。小脳への入力情報は，苔状線維という 2000 万本の神経線維により，顆粒細胞に運ばれる。顆粒細胞の数は 10^{11} と圧倒的に多い。数だけで考えれば，小脳（だけでなく，脳全体）の神経細胞のほとんどは，顆粒細胞ということになる。顆粒細胞の出力は，平行線維という神

---

1) Wikipedia より転載。元の図は Figure 514 from Cunningham's Textbook of anatomy, by Daniel John Cunningham, published in 1913

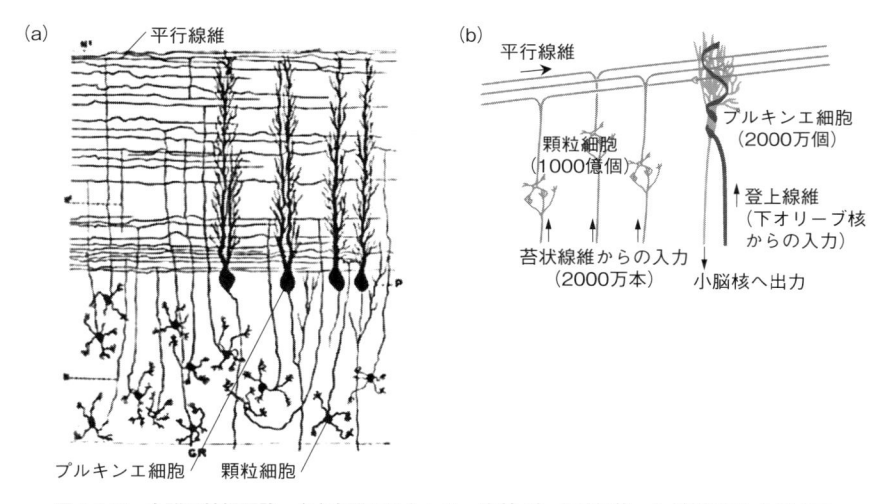

図 11.7　小脳の神経回路。(a)小脳のスケッチ。文献1）より転載。(b)簡略化した模式図

経線維により，プルキンエ細胞に運ばれる。また，プルキンエ細胞には，下オリーブから伸びる登上線維も巻き付いている。プルキンエ細胞の出力は，小脳からの出力であり，小脳核へ運ばれる。

小脳の計算モデル

小脳パーセプトロン説

1970年頃，小脳の解剖学的な特徴を根拠にして，デビット・マー（D. Marr；1945-1980）とジェームズ・アルブス（J. S. Albus；1935-2011）が，小脳はパーセプトロンであるという仮説を相次いで提唱した。パーセプトロンとは，入力層・中間層・出力層からなる人工ニューラルネットワークである。パーセプトロンは，1958年，フランク・ローゼンブラットにより提案され，学習能力があるパターン認識器として，当時，大きな注目を集めていた。

　小脳パーセプトロン説では，苔状線維が入力層，顆粒細胞が中間層，プルキンエ細胞が出力層に相当し，登上線維が教師情報を運び，平行線維とプルキンエ細胞（中間層と出力層）のシナプス結合を調整する（**図11.8**(a)）。この仮説は，マー・アルブスの理論とも呼ばれている。

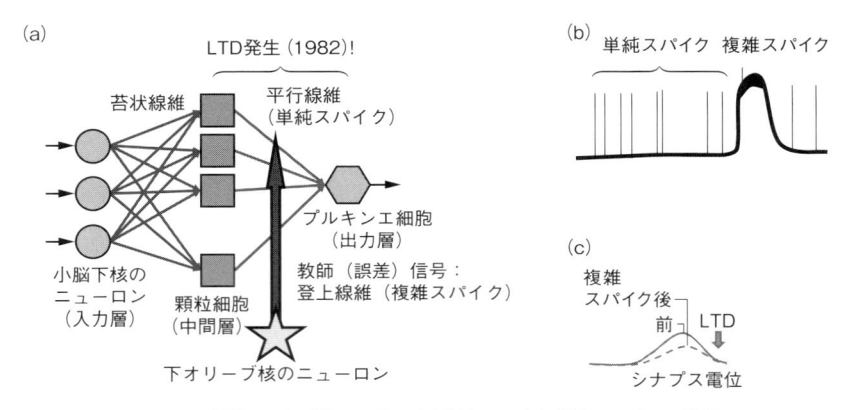

図 11.8　小脳パーセプトロン説。(a)概念図。(b)単純スパイクと複雑スパイク。(c)平行線維からプルキンエ細胞へのシナプスのLTD

LTDの発見

　小脳パーセプトロン説が提案された約10年後，東京大学（当時）の伊藤正男教授（後に理化学研究所脳科学総合研究センターの初代所長）が，登上線維からの入力をトリガーにして，平行線維とプルキンエ細胞のシナプス結合の重みが変わること（シナプス可塑性）を示した。この実験結果が，小脳パーセプトロン説の決定的な証拠と考えられた。

　この実験では，プルキンエ細胞の活動が細胞内計測で調べられた（図11.8(b)）。プルキンエ細胞の出力は，通常，単純スパイクと呼ばれる定型的な活動電位である。ところが，登上線維からの入力があると，プルキンエ細胞には，複雑スパイクと呼ばれる不規則な活動電位が生じる。伊藤教授らは，この複雑スパイクが起こると，平行線維からプルキンエ細胞へのシナプス結合が減弱することを発見した（図11.8(c)）。シナプス結合が減弱するシナプス可塑性は，長期抑圧（Long-term depression；LTD）と呼ばれる。

フィードバック誤差学習

　プルキンエ細胞は，無数の顆粒細胞から平行線維を介して入力を得て，それらを重みづけして閾値を超えると活動電位を出す。ある平行線維とプルキンエ細胞間にLTDが起こるということは，その平行線維からの入力が，プルキンエ細胞の活動電位の生成に使われなくなるということである。登上線維が，フィードバック誤差信号であると考えれば，さらにつじつまが合う。つまり，小脳は，フィードバック誤差学習器ということになる！

身体の逆運動学モデル

　フィードバック誤差学習により，小脳は「身体モデル」を獲得すると考えられるようになった。身体モデルとは，身体の入出力関係である。たとえば，各アクチュエータ（筋肉）の動きと実際の身体運動の関係が挙げられる。

　ロボット制御と同様に，身体モデルには，順運動学モデルと逆運動学モデルがある。順モデルがあれば，各アクチュエータの動きから手先の運動を計算できるようになる。一方，逆モデルは，手先の目標軌道から各アクチュエータの適当な動きを計算する。適当な逆モデルがあれば，理想的なフィードフォワード制御を実現できることになる。ただし，われわれの身体運動の自由度は極めて高いため，逆モデルでは，唯一の解が存在するわけではなく，無数の解が存在する。つまり，手先の目標軌道が一つだけ与えられたとしても，それを実現する筋肉の使い方は無数にある。身体運動の制御に逆モデルを使うということは，アクチュエータの動きを「エイや！」と適当に決めてしまうことである。

　小脳が逆モデルだとすれば，前述のさまざまな傍証を矛盾なく説明できる。たとえば，逆モデルは，身体運動のフィードフォワード制御器として利用できる（図 11.4(b)）。また，プリズム順応も，身体モデルの入出力関係を正すことに他ならない。頭の中で立体図形を回転させるときや，手触りで物を識別するときには，おそらく，小脳の身体モデルでシミュレーションが実行されている。一方，他人にくすぐられたときは，身体モデルが知覚を予測できなくなり，小脳では誤差信号が大量に発生することになる。

検証実験

　小脳が，フィードバック誤差学習により身体の逆モデルを構築しているという仮説は，多くの研究者を魅了し，その検証実験が相次いだ。そのなかから，有名な実験をいくつか紹介する。いずれも，日本人研究者が大活躍している。

単純スパイクは制御信号

　視覚対象物がゆっくりと動くとき，その動きに合わせて眼球も動き，網膜の中心窩（中央部）で視覚対象物を捉えようとする。この追跡眼球運動には，小脳が関わっていることが知られている。

　ATR 脳情報通信総合研究所の川人光男所長らは，眼球の位置（e），速度（$\dot{e}$），加速度（$\ddot{e}$）から，任意のプルキンエ細胞の単純スパイクの発火頻度（f）を予測

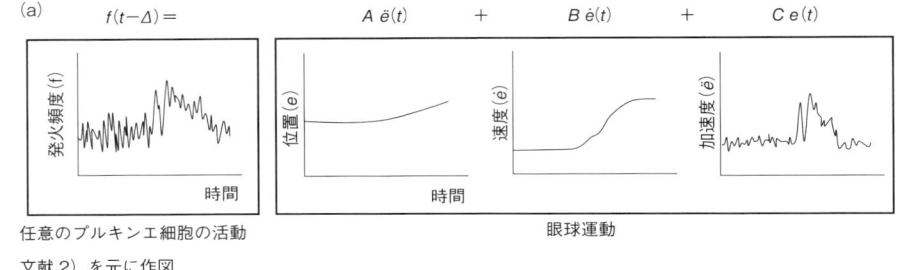

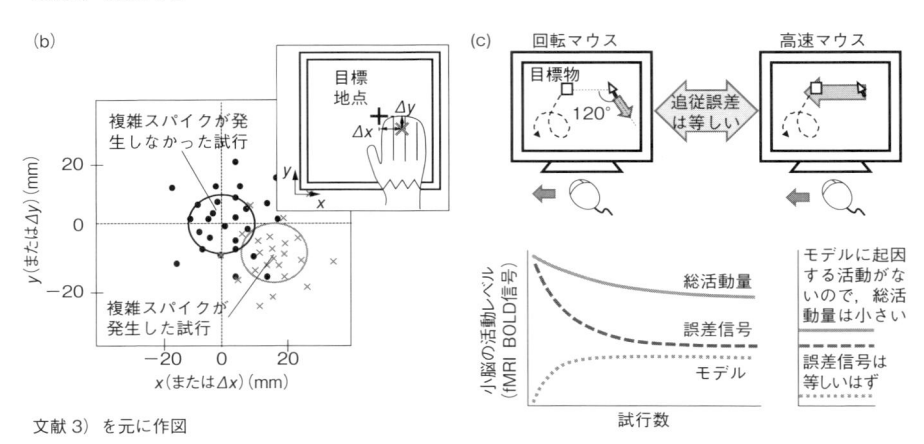

図 11.9 (a)

$$f(t-\Delta) = A\ddot{e}(t) + B\dot{e}(t) + Ce(t)$$

文献 2) を元に作図

文献 3) を元に作図

文献 4) を元に作図

図 11.9 小脳が逆モデルであることを検証した実験

できること，すなわち，

$$f(t-\Delta) = A\ddot{e}(t) + B\dot{e}(t) + Ce(t)$$

で回帰できることを示した（**図 11.9**(a)）[2]。なお，A，B，Cは定数，Δは時間遅れである。この結果は，小脳では，眼球運動の目標値が与えられると，制御信号がフィードフォワード（逆運動学）的に作り出されることを支持する。

複雑スパイクは誤差信号

　北澤茂教授（現在，大阪大学；当時，電総研）らは，サルが目標地点まで手を動かすとき，プルキンエ細胞の活動を計測した[3]。約 200 ms の運動中，単純ス

---

2) M. Shidara et al. (1993) Nature 365: 50-52
3) S. Kitazawa et al. (1998) Nature 392: 494-497

パイクは約 40 Hz と比較的高頻度で必ず計測された．一方，複雑スパイクの発火頻度は約 1 Hz で，複雑スパイクが計測される試行と計測されない試行に分かれた．運動開始直後 100 ms に複雑スパイクが現れた試行では，到達位置 (x, y) が特定方向にずれていた．さらに，運動後 200 ms 以内に複雑スパイクが計測された試行では，目標地点と到達地点との間の誤差 $(\Delta x, \Delta y)$ が特定方向に大きかった（図 11.9(b)）．これらの実験結果は，複雑スパイクが運動の誤差情報を運んでいることを支持する．

小脳の活動はモデル利用と誤差信号を反映

　小脳の活動を fMRI で計測すると，学習に伴い活動レベルが減少していく．誤差信号は学習序盤に多く発生するが，終盤には減少すると考えれば，この実験データは矛盾なく説明できるように見える．しかし，小脳に逆モデルが構築され，それが利用されるようになれば，小脳の活動レベルが増えてもおかしくない．この謎を鮮やかに解いたのが，ATR 認知機構研究所の今水寛所長らである[4]．

　誤差信号に起因する小脳の活動は，学習序盤に大きく，徐々に減っていくはずである．一方，モデル利用に起因する活動は，学習に伴い増加し，モデル構築後は一定になるはずである．これらの総和を考えれば，小脳の活動レベルは，図 11.9(c) のように予測できる．

　さて，マウスを使おうとしたら，画面のカーソルが，実際の手の操作より 120°ずれて動いたら，最初は操作に戸惑うだろう．しかし，そのような回転マウスでも，練習して慣れれば使いこなせるようになり，画面上のターゲットをトラッキングできるようになる．つまり，回転マウスを操作するための逆モデルが小脳に構築され，それに伴いトラッキング誤差も減少する．

　一方，普通のマウスを操作するための逆モデルは，すでに小脳内にあるはずである．ただし，トラッキング誤差は，カーソルの移動速度に依存し，カーソルが速く動けば誤差も大きくなる．したがって，回転マウスと普通のマウスのトラッキング誤差を等しくなるように実験条件を調整したうえで，回転マウス操作時と普通のマウス操作時で脳活動の差異を調べれば，モデル利用に起因する活動成分を同定できるはずである．

　実際に小脳の活動を fMRI で調べてみると，部位ごとに活動レベルは異なった．ある部位の活動レベルはトラッキング誤差だけで説明できたが，別の部位では，

---

[4] H. Imamizu et al. (2000) Nature 403: 192-195

トラッキング誤差に加えて何らかの要因がないと活動レベルを説明できない。この要因こそ，当初の仮説通り，逆モデルの構築・利用に起因すると考えられる。この実験結果は，学習に伴い，小脳は確かに逆モデルを構築し，それを利用しているという決定的な証拠と考えられている。

計算論的神経科学

脳を情報処理機械に見立て，その機能を調べる研究アプローチは，計算論的神経科学と呼ばれている。計算論的神経科学の確立に貢献したデビット・マーは，脳の理解に3つのレベルがあると論じた。すなわち，上位レベルは計算理論，中位レベルはアルゴリズムと表現，下位レベルはハードウェアによる実現である。特に，マーは，上位レベルの計算理論の重要性を説いた。計算理論とは，計算の目的や適切性である。これは機能の設定そのものである。機能を適切に設定できれば，その検証実験により，中位・下位レベルの研究は急激に進む。2000年代にATR脳情報研究所川人光男所長らが推進した研究では，本講で紹介した小脳の機能の一部がヒューマノイドロボットに実装され，その妥当性も評価された。そのような意味でも，小脳の研究の歴史は，計算論的神経科学アプローチ（≒脳のリバース・エンジニアリング）の好例である。

Column

ロボットスーツ

サイバーダイン社のロボットスーツHAL（hybrid assisted limb）が，最近，注目を集めている（**図11.10**）。サイバーダイン社は，2004年，山海嘉之教授（筑波大学）が設立した筑波大学発のベンチャー企業で，2014年3月には東証マザーズに上場を果たしている。HALは，関節部に設置したモータで，身体の運動をサポートする。自分で出せる力が足りなくても，モータが必要な力を出してくれる。つまり，ロボットスーツを装用すると，運動能力を増強できるわけだ。工場・災害現場での力仕事や高齢者・リハビリ患者の運動支援など，さまざまな応用が期待されている。

HALでは，皮膚表面から計測した筋電（筋肉が発生する生体信号）に基づいてモータを動かす。その基本原理は単純明快であるが，装用者の思い通りにモータを

(a) 下肢用　　(b) 全身用

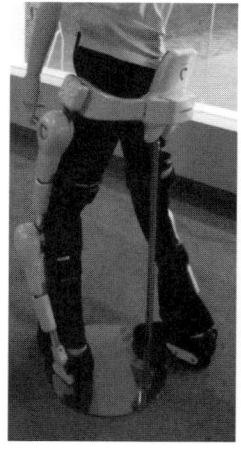

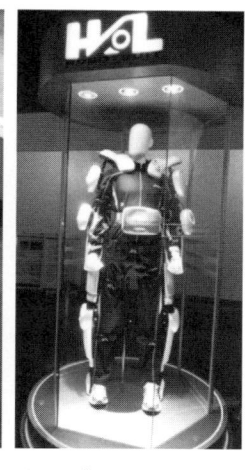

図 11.10　ロボットスーツ HAL（サイバーダイン社のショールームにて）

動かすのは極めて難しい。その理由は，筋電から予測する関節の動きには，どうしても時間遅れが生じてしまうので，モータ出力が実際の身体運動には間に合わないからである。その結果，装用者の意志とモータ出力が一致しなくなる。そうすると，身体が思うように動かなくなり，どうにもならなくなる。筆者は HAL の開発のドキュメンタリー番組を見たことがあるが，開発途上のロボットスーツの試用は決死の実験のように思えた。

　この問題を解消するためには，筋電を検出した瞬間に，一連の運動動作を予測し，各モータをフィードフォワード制御しなければならない。これまで解説してきたように，我々の運動系にはさまざまな運動モジュールが実装されており，それらをどのように利用するかを脳はあらかじめ綿密に計画している。したがって，身体が動き始めた瞬間，すなわち，筋電が検出された瞬間には，その後の各関節の動きはすでに決まっている。そのような身体運動の予測が，ロボットスーツ HAL の成功要因の１つである。運動野による運動計画を取り入れたロボットスーツは，脳のリバース・エンジニアリングの素晴らしい成功例である。

第4編　知覚編

第12講　おばあさん細胞仮説
── 脳の階層性がもたらす"概念"の形成

一次視覚野の方位選択性の発見

　1962 年，ハーバード大学のヒューベル（D. H. Hubel；1926-2013）とヴィーゼル（T. Wiesel）が記念碑的な論文を発表した[1]。この論文で報告されている実験は，大発見をもたらしたものとして有名だ。彼らは，麻酔したネコの大脳皮質の一次視覚野において，個々の神経細胞の反応を調べるべく，タングステン微小電極を用いて細胞外計測していた（第5講）。実験は，1個の神経細胞の声（発火の音）をスピーカで聞きながら，さまざまな視覚刺激をネコに与えるというもの（図 12.1）。スライドガラスに描かれた模様を投影機で投影して見せ，ネコの一次視覚野を刺激する。計測の結果，明らかな神経反応が得られるものの，特定の模様に対して選択性を示すことはなかった。一つの細胞を5時間にもわたって計測し続けた末，とうとう彼らは細胞がスライドガラスのエッジの影に反応してい

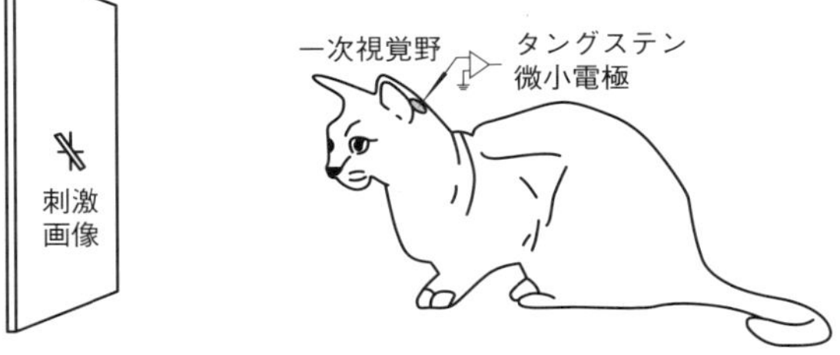

図 12.1　ヒューベルとヴィーゼルの実験。ネコに視覚刺激を与え，視覚野から細胞外計測する。

1）D. H. Hubel and T. N. Wiesel（1962）J Physiol 160: 106-154

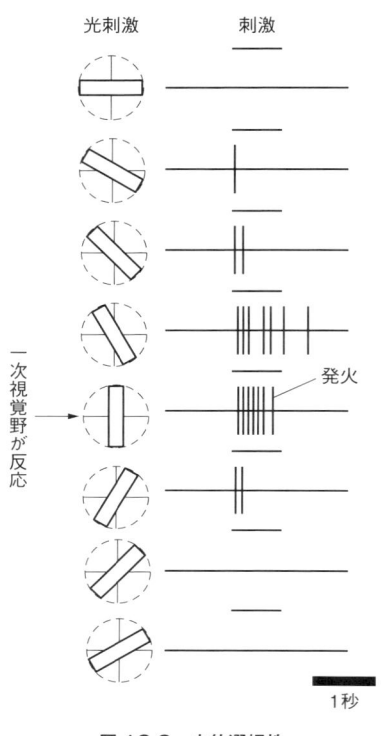

図 12.2 方位選択性

図 12.3 ラスター図と発火ヒストグラム

ることを突き止めた．この実験で一次視覚野の神経細胞は，特定の傾きの線分に反応することが発見された（**図 12.2**）．なお，この性質は「方位選択性」と呼ぶ．

ヒューベルとヴィーゼルの実験以来，微小電極を用いた細胞外計測法により，脳内の神経細胞の特徴が丹念に調べられた．筆者は，細胞外計測によるスパイク信号は，街頭での突撃インタビューのようなものであると考えている．すなわち，誰彼構わずマイクを向け，さまざまな質問（刺激）に対する反応を聞く．そのような一期一会の出会いが，脳科学に重要な知見をもたらしてきた．

一次視覚野の神経細胞が作る機能集団と配線

スパイクをヒストグラムで可視化する

微小電極による細胞外計測法において，最も基本的な解析方法は，発火のタイミングと数を調べることである．そのためには，まずラスター図を作る（**図**

12.3(a))。ラスター図は，刺激提示前後において，発火が観測された時刻に点を記す。これを複数回の試行で調べ，各試行の発火の打刻を一行ずつ並べれば，神経活動の再現性を可視化できる。次に，発火ヒストグラムを作る（図12.3(b))。これは，ラスター図を元にして，各時刻で平均的な発火数をヒストグラム表示した図である。このような発火ヒストグラムを見れば，その神経細胞がどのような刺激に反応するのか，一目瞭然である。

神経細胞の守備範囲「受容野」

　発火ヒストグラムにより，さまざまな刺激に対する個々の神経細胞の反応を調べていくと，細胞を活動させる刺激には特定の範囲があることがわかる。この範囲を受容野と呼ぶ。たとえば，視覚系では，神経細胞の受容野は視空間で定義される。また，聴覚系では音の周波数で定義される。

　視覚系の神経細胞の受容野は，小さなスポット刺激で特定する。視空間内の任意の位置にスポット光を照射していくと，神経細胞が興奮したり抑制したりする。たとえば，網膜の神経節細胞の受容野は，円形の興奮領域が抑制領域に囲まれている中心オン型と，その逆の中心オフ型に分類できる。各細胞の反応は，受容野の中心領域と周辺領域に，それぞれ，光がどのように当たっているかで予測できる。たとえば，中心オン型の場合，中心の興奮領域にピンポイントで当たっていれば発火数が増える。一方，全面に光が当たっていたり，真っ暗だったりすると，中心部の興奮と周辺部の抑制が互いに相殺され，発火数は抑えられる（図12.4）。網膜の神経節細胞は，視神経を介して脳幹の外側膝状体へ投射しているが，外側膝状体の神経細胞の受容野も，中心オン型と中心オフ型に分類できる。

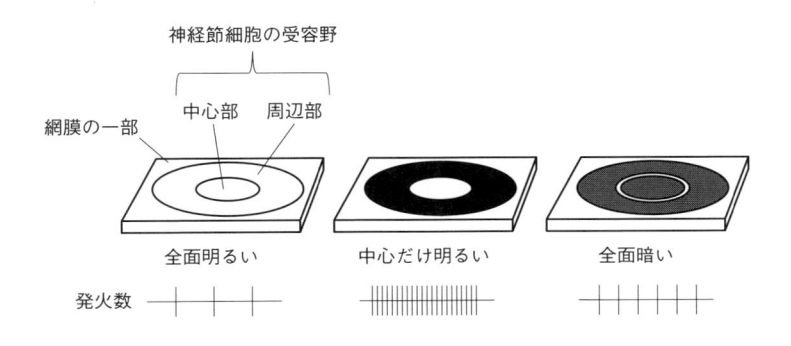

図 12.4　中心オン型細胞の発火パターン

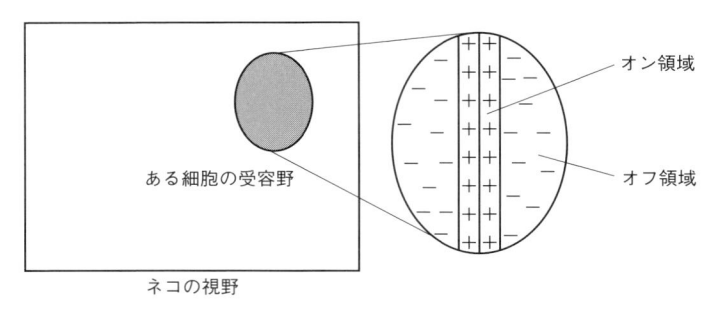

図 12.5 単純細胞の受容野

単純細胞と複雑細胞

一次視覚野の神経細胞の受容野は円形ではなく，楕円形であることが多い。この受容野内において，興奮領域と抑制領域が明確に分かれている神経細胞は単純細胞，興奮・抑制領域が明瞭でない神経細胞は複雑細胞とヒューベルとヴィーゼルは定義した。つまり，単純細胞は，網膜や外側膝状体の神経細胞のように，点状の光刺激から反応を予測できる（**図 12.5**）。したがって，その細胞の方位選択性も受容野の興奮・抑制領域から説明できる。一方，複雑細胞は，方位選択性は示すものの，受容野内の興奮・抑制領域から予測できない。実際には大多数は複雑細胞で，単純細胞は少数派だった。

脳の階層性

これらの結果は，脳の情報処理の階層性を示唆している（**図 12.6**）。すなわち，外側膝状体の複数の神経細胞が，一次視覚野の一つの神経細胞へ情報を統合すれ

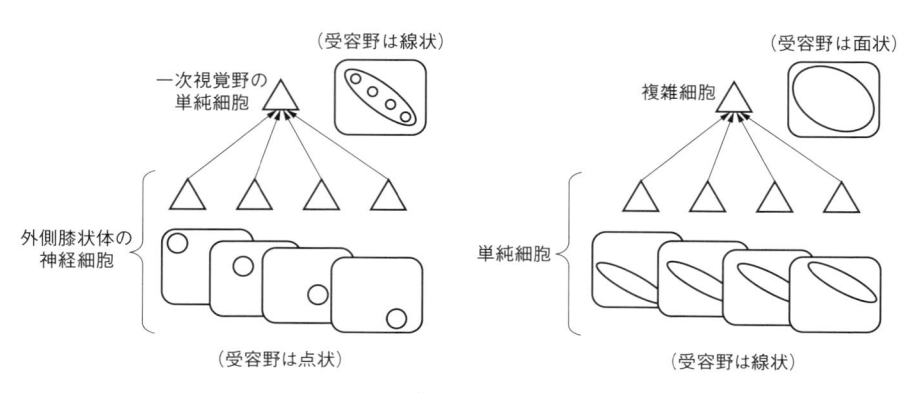

図 12.6 視覚系の情報処理の階層性

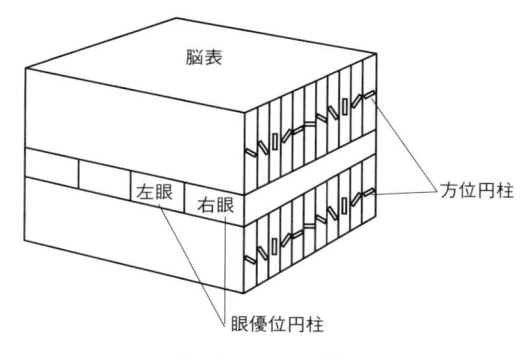

図 12.7　コラム構造

ば，単純細胞ができる。同様に，複雑細胞の性質も，複数の単純細胞の情報を統合していると考えれば説明できる。このような階層性に，「脳内の配線図さえ手に入れれば，脳の計算原理を明らかにできる日も近いかもしれない」と脳科学者は色めきたった。

脳内で特定の機能を司る細胞集団「機能コラム」

さらに，この論文には重要な発見があった。脳表に対して垂直方向には，同じ方位選択性を示す細胞が円柱（コラム）状に集まっていることを明らかにした。このような特徴は機能コラム構造と呼ばれた（**図12.7**）。個々の機能コラムは，さまざまな単純細胞と複雑細胞が協調して，特定情報（方位情報）を処理する機能集団であると考えられる。さらに，機能コラムの方位選択性は，水平方向には連続的に変化していく。すなわち，一次視覚野には，方位選択性に関して，空間的な機能マップが理路整然と形成されている。

その後の研究により，大脳皮質には，さまざまな機能コラム・機能マップがあることがわかった。たとえば，一次視覚野には，方位選択性コラムのほかに眼優位性コラムがあり，右眼からの情報と左眼からの情報は，それぞれ，異なる機能集団が担当している。

脳の配線図と機能コラムの発達

数年後，ヒューベルとヴィーゼルは，一次視覚野の機能コラムが生後の視覚経験に依存することを発見した。たとえば，生後，右眼を遮蔽して育てると，一次視覚野で右眼の情報を処理する神経細胞は劇的に減ってしまう。つまり，脳内の神経回路の配線図は，あらかじめ決まっているわけではない。また当然のことな

がら，視覚野の異常な配線は，視覚機能に異常を来す。恐ろしいことに，脳内配線は誕生直後の一定期間で決まってしまう。この時期に正常な視覚野を形成できないと，永久に正常な視覚機能を獲得できない。なお，幼児が目を怪我しても，眼帯をつけないのはこのためである。

これらをはじめとする「視覚系の情報処理に関する発見」の功績により，1981年，ヒューベルとヴィーゼルはノーベル医学・生理学賞を受賞した。

脳の階層性がもたらす高次視覚野の最適刺激

脳の情報処理において，階層性と機能コラム・マップは，その後の脳科学研究に多大な影響を及ぼした。一次視覚野よりも高次情報を処理していると考えられた「高次視覚野」では，色，形，動きなど，次々とさまざまな機能コラムが発見された。

実験ではサルも使われるようになり，物体認識を司るとされる高次視覚野において，個々の神経細胞の特徴が調べられた。ひと昔前，視覚野を調べている研究室には，さまざまなぬいぐるみやオブジェクトが段ボールの中に大量に用意されていた。これらを見せながら神経細胞の反応を調べ，何に反応するかを同定しているわけだ。

これらの実験により，脳の情報処理の階層性が見事に裏付けられた。たとえば，高次視覚野において，ある細胞がサルの顔に反応したとしよう。次に，サルの顔を丸，点，線など，抽象的な図形で簡略化してみる。それでも，この細胞は反応する。さらに，目をとってみたり，口をとってみたり，顔の輪郭を四角にしてみたり，さまざまな図形に対して反応を調べていく。その結果，この細胞は，丸の中に目と口に相当するパーツがある顔のような図形に反応することがわかった（図 12.8(a)）[2]。

このように，神経細胞の活動を最も端的に誘発できる特徴は最適刺激と呼ばれる。一次視覚野では最適刺激は単なる線分だったが，高次視覚野になると，最適刺激はさまざまな特徴の組み合わせで複雑になっていく。

女優に反応する神経細胞「ハル・ベリー細胞」

てんかん発作や脳腫瘍では，治療のために，大脳皮質の一部を切除する場合が

---

[2] E. Kobatake and K. Tanaka (1994) J Neurophysiol 71: 856-867

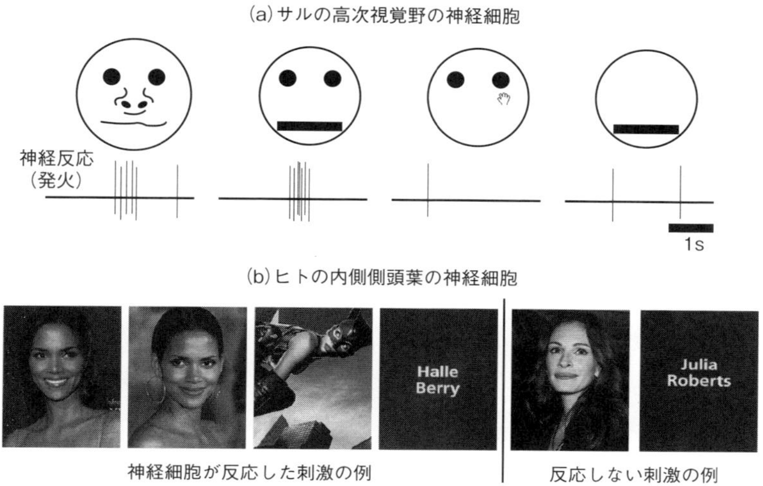

(a) サルの高次視覚野の神経細胞

(b) ヒトの内側側頭葉の神経細胞

神経細胞が反応した刺激の例 | 反応しない刺激の例

図 12.8　高次視覚野の最適刺激

ある。このような手術の前には，切除部分が重要な機能を担っていないことを確認するため，脳内に検査用電極を埋め込む。このとき，カリフォルニア大学ロサンゼルス校のフリード教授（I. Fried）らは，発火を調べられる微小電極も埋め込む技術を確立し脚光を浴びた。

2005年，フリード教授の研究グループから Nature 誌に発表された論文に[3]，筆者（だけでなく，おそらく世界中の研究者）は目を疑った。ヒトの内側側頭葉の神経細胞の一つが，米国の有名な女優ハル・ベリーのさまざまな写真に選択的に反応したのである（図12.8(b)）。別の有名人の写真には反応しない。挙句の果てに「Halle Berry（ハル・ベリー）」という文字列を見せても，この細胞は強烈に反応した！　我々の高次視覚野の神経細胞は，階層的な情報処理の末，かくも抽象的に専門特化した特徴を最適刺激とするのである。

ところで，一期一会の細胞計測において，最適刺激がハル・ベリーであることを突き止めるためには，要領よく刺激を提示しながら，無限の可能性から答えを絞り込んでいかなければならない。この要領の良さは神業にしか思えない。

---

[3] R. Q. Quiroga et al. (2005) Nature 435: 1102–1107

概念の形成に関わる「おばあさん細胞」説

　脳の情報処理の階層性の末，高次領野の神経細胞は，複雑な刺激や概念に選択的に反応するようになる。そして，そのような細胞の活動こそ，その概念の認識に直接的に関わっている。これが「おばあさん細胞（grandmother cell）」説である。なぜ，「おばあさん」かは，単に語呂がよかったためと思われる。何故なら，同時期に「グノーシス細胞」という全く同様の言葉も提唱されている。グノーシスとは，ギリシア語で知識や認識を意味し，用語としては的確である。しかし，一般的に普及した用語は「おばあさん細胞」だった。

　「おばあさん細胞」説が正しいとすると，次のような素朴な疑問が思いつくだろう。第一に信頼性の問題である。「おばあさん細胞」が死滅したら，その概念は認識できなくなるのだろうか。しかし，以前に述べたように，脳の情報処理は，素子（神経細胞）の損傷に比較的強くロバストである（第4講）。実際に1秒に1個のペースで脳内の神経細胞は死滅しているが，それによる突然の不便を感じることはほとんどない。第二に経済性の問題である。有限な脳のリソースを用いて，無限の事象に対応しようとすると，いつかは神経細胞が足らなくなる。このような批判もあり，脳の情報処理は「おばあさん細胞」説のような個人プレーだろうか，それとも，複数細胞によるチームプレーだろうか，という論争が長く続いている。次講は，チームプレーによる情報処理の原理として分散表現を解説する。

Column

STAP 細胞問題の背景
―データの再現性と信頼性

　2014年，刺激惹起性多能性獲得（STAP）細胞の研究は，大きな社会問題となった。画像の切り貼りや取り違えがなかったとしても，他の研究者が実験を再現できないと，論文に疑義が生じることになる。一方で，他の追随を許さない研究は，多くの場合，簡単には真似できないノウハウの塊である。神業のような実験だと，当然のことながら，他の研究者による再現性が低くなってしまう。

　STAP細胞騒動の半年前，2013年8月のNature誌に生物分野の論文の再現性に警鐘を鳴らす記事が掲載された[4]。それによると，某企業の社内研究のうち，2/3

には再現性が認められなかった。また，某研究所でも，癌研究で非常に重要であると思われる論文を対象に追試を試みたが，89％の論文が再現できなかった。信じ難い調査結果だが，これが生物実験の現実である（第10講コラムも参照）。

　生物から得る実験データには，一期一会の要素が入ってしまうことがある。たとえば，本講では「ハル・ベリー細胞」を紹介したが，別の研究者が，この先，「ハル・ベリー細胞」に出会えるだろうか？それは奇跡に近いだろう。そうならば，どのように論文の妥当性を評価すればいいのだろうか？

　論文の審査では性善説を前提にしている。つまり，論文著者の不正の可能性を審査では考えない。しかし，従来の常識を覆す大発見だと，さまざまな言い掛かりをつけて簡単には認めようとしない。その場合，結局のところ，「この研究者が言うことならば真実だろう」という信用が最も重要になる。したがって，研究者は信用に足るまで業績を積み上げるか，信用に足るシニア研究者を共著者にして，その信用を借りるしかない。

　不正があろうがなかろうが，再現性のない論文とその著者は，そのうち誰も信用しなくなり，後世に残らないだけだ。逆に，ガリレオの地動説のように，発表時には誰も信じなかったとしても，それが真実であれば，その研究者の名誉は後世に残る。このような「歴史が証明する」という科学の原理原則が高尚すぎて，今の世の中にはそぐわなくなってしまったように思う。今年論文を書かないと来年には職を失うかもしれないという極度な成果主義は，科学本来の時間スケールを受け入れられない。逆に，この時間スケールのミスマッチを軽く考えてしまうと，科学の信頼性が大きく揺らぐことになる。

4) M. Wadman (2013) Nature 500: 14-16

第13講 神経細胞の情報処理メカニズムと分散表現
―神経細胞のチームプレーを可能にする脳内クロック

　前講では，脳の概念形成には特定の神経細胞が関わるとした「おばあさん細胞」説を紹介した．この考え方は，根強い人気を誇る一方で，経済性や信頼性を考えると，現実的ではないようにも思える．実際に，一次視覚野で方位選択性を発見したヴィーゼルを始め，多くの研究者は，脳の情報処理は個別の神経細胞による個人プレーではなく，複数の神経細胞によるチームプレーであると異を唱えた．本講では，そのような脳の情報処理原理として，「分散表現」説を紹介しよう．

認知に必要な"オブジェクト形成"

　図 13.1(a) は何に見えるだろうか？　しばらく経っても「ただのシミにしか見えないよ」という読者は章末（p.132）の図 13.1(b) を見てほしい．図 13.1(a) は図 13.1(b) の著者近影から作成した．このことを知ったうえで，図 13.1(a) を再び見ると，途端に人間の形に見えてしまうだろう．

　さて，図 13.1(a) に人間の形を見出した読者も，それ以外のモノを見出した読者も，その脳内では白黒のまだら模様から「オブジェクト」が形成された．このとき，特定の輪郭がグループとしてひとかたまりになり，そのかたまりが意味あ

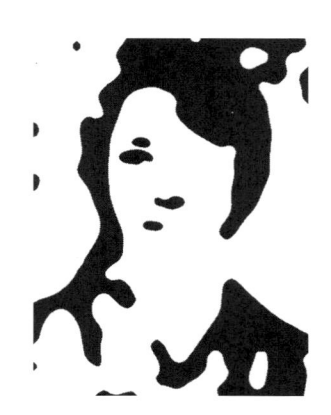

図 13.1(a)　オブジェクト形成（答えは p.132）

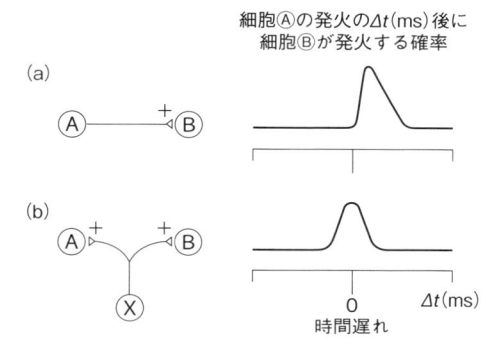

図 13.2　相互相関関数

るモノとして認識されたわけだ。このようなオブジェクト形成の脳内メカニズムを考えよう。

複数の神経細胞が同時に情報処理に関わる分散表現

神経細胞間での情報伝達の時間差を表す「相互相関関数」

　近年，計測装置の性能向上により，複数細胞を同時計測し，ある細胞の発火と他の細胞の発火との相対的な時間関係を調べられるようになった。この関係を表現したものを相互相関関数と呼ぶ。もし，細胞Ⓐが細胞Ⓑへ興奮性のシナプス入力を送っていれば，細胞Ⓐが発火した数 ms 後に細胞Ⓑが発火する確率が高くなる（図 13.2(a)）。一方，細胞Ⓐも細胞Ⓑも同じ細胞Ⓧから入力を受けていれば，細胞Ⓐと細胞Ⓑは同時に発火する確率が高くなる（図 13.2(b)）。細胞Ⓐと細胞Ⓑに結合が全くなければ，相互相関関数に特定のピークは現れない。ヴィーゼルらは相互相関関数を利用して，一次視覚野で同じ方位選択性を有する神経細胞は，高い確率で同時に発火することを示した。このことから，同時に活動する神経細胞群が情報を表現していると考えられる。このような表現手法を「分散表現」と呼ぶ。

分散表現により脳が扱う情報量と信頼性が増す

　20 個の神経細胞の発火で表現できる情報量を考えてみよう。情報表現が「おばあさん細胞」説のような個人プレーである場合，たかだか 20 個の情報しか表現できない。一方，集団プレーの分散表現の場合，20 ビット，つまり $2^{20}(=10^6)$

個もの情報を表現できるようになる。大脳皮質の神経細胞の数は，100億個だったことを思い出してほしい。そうすると，大脳皮質の容量は，最大で100億ビットという天文学的な数字になる。これだけの容量があれば，いくつかの細胞が死んでしまっても大きな問題にはならないように，情報表現に冗長性を持たせることもできる。つまり，細胞集団のパターンで情報を表象することで情報表現の経済性および信頼性の問題は解消できそうだ。

脳内の情報処理は特定のリズムで行われる

情報の伝達周期「ガンマ振動」

分散表現説に火をつけたのが，1980年代末のジンガー（W. Singer）らの発見である[1]。彼らは，やはりネコの一次視覚野で複数の神経細胞の発火を同時計測した。

まず，視覚刺激に対して，神経細胞が安定して発火をしているときに，その発火列の自己相関関数を計算した。その結果，約20 msおきにピークが現れた（図13.3）。つまり，この細胞は50 Hzのサイクルで発火しているということになる。ところで，脳内の信号には，表13.1のように帯域ごとに名称がついており各帯域がさまざまな機能に関わると考えられている。この慣例にしたがって，この細胞の場合，「ガンマ帯域で振動している」という表現をする。

複数の細胞の発火がガンマ帯域で同期する

次に，同じ方位選択性を有するが，受容野が異なる二つの細胞を同時計測した。

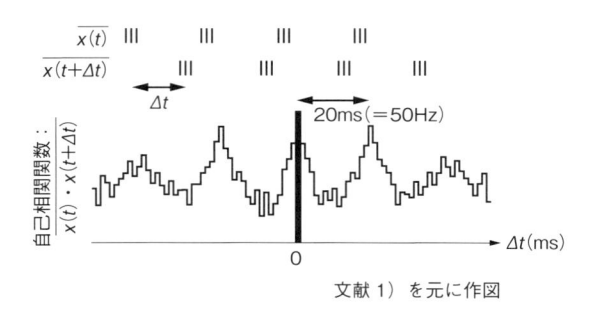

図13.3 自己相関関数

文献1）を元に作図

---

1) C. M. Gray et al.（1988）Nature 338: 334-337

表 13.1　脳内のさまざまな同期

名称	帯域	機　　能
δ波（デルタ波）	1-3 Hz	睡眠中に出現
θ波（シータ波）	4-7 Hz	他領野との同期，記憶，トップダウン信号
α波（アルファ波）	8-13 Hz	他領野との同期，トップダウン信号，注意，意識
β波（ベータ波）	14-25 Hz	他領野との同期，注意，運動
γ波（ガンマ波）	26-80 Hz	知覚，注意，記憶，意識

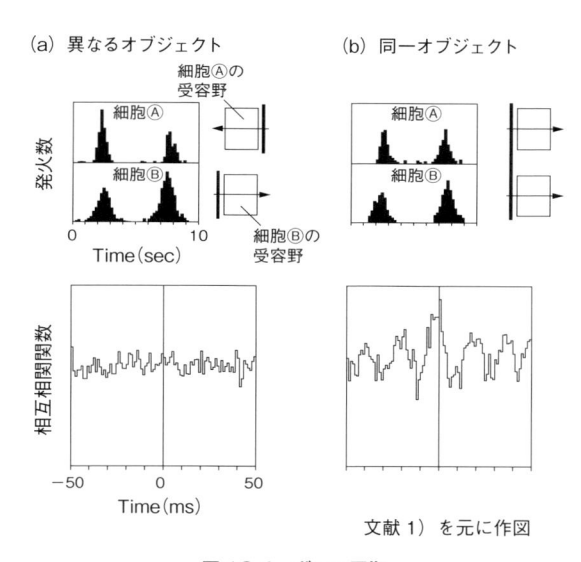

図 13.4　ガンマ同期

文献1）を元に作図

　その結果，提示する刺激に応じて，相互相関関数に大きな差異が生じることがわかった．たとえば，一方の細胞には左から右に移動する縞模様で発火させ，他方の細胞には右から左に移動する縞模様で発火させる．この場合，相互相関関数には明確なピークは生じなかった（**図 13.4**(a)）．しかし，両方の細胞を一つの縞模様で発火させると，相互相関関数には，やはりガンマ帯域に明確なピークが現れた（図 13.4(b)）．このことから，同じオブジェクト（この場合は縞模様）を表現する細胞群は，ガンマ帯域で同期発火していることがわかる．なお，発火頻度の特徴に，異なるオブジェクトと同じオブジェクトの表現で差異はない．

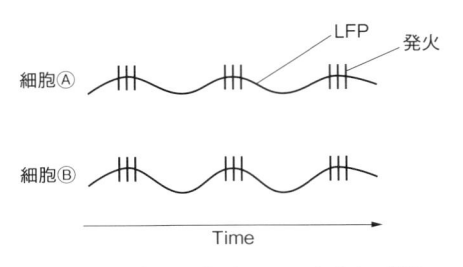

図 13.5　ガンマ同期時の LFP と発火の関係

細胞はガンマ帯域で同期しながら情報の授受を行っている

　さらに，発火と局所電場電位（LFP）の関係を調べたところ，LFP のガンマ波の特定位相で神経細胞群が発火することも示された（図 13.5）。LFP は，電極周辺の神経細胞群の膜電位変動を反映していたことを思い出してほしい（第5講）。情報処理に参加する細胞群は，ガンマ帯域の膜電位変動を共有しながら，つまり，ガンマ同期しながら，特定位相でタイミングを計って発火しているのである。このような実験結果から，ガンマ振動・同期は脳内の同期クロックであると考えられるようになった[2]。

神経細胞の相互作用がもたらす脳内クロック

　ガンマ・リズムの生成には，抑制性神経細胞が重要な役割を担っていると考えられている。たとえば，すでに解説したように神経細胞の細胞膜には，さまざまな動特性のイオンチャネルが埋め込まれている。したがって，細胞膜の動特性は，イオンチャネルの組成で決まる。さまざまな帯域の電気刺激に対して神経細胞の反応を調べると，興奮性神経細胞はシータ帯域の刺激に対して，また，抑制性神経細胞はガンマ帯域の刺激に対して大きな反応を示す（図 13.6(a)）。つまり，シータ帯域（5 Hz）とガンマ帯域（50 Hz）は，それぞれ，興奮性と抑制性神経細胞の共振周波数のようなものだ。そして，脳内の分散表現では，抑制性神経細胞の共振周波数がクロックとして利用されているようである。

　さらに最近の研究では，大脳皮質の抑制性神経細胞にチャネル・ロドプシン 2（ChR2）を発現させて（第 6 講コラム），光照射により抑制性神経細胞を活動させると，ガンマ同期が生成されることが報告されている[3]。ただし，興奮性シナ

---

2) ただし，「卵か先か，鶏が先か」問題ではあるが，神経細胞がガンマ波に合わせているのではなく，同期の結果としてガンマ波が現れるという考え方もある。
3) J. A. Cardin et al.（2009）Nature 459: 663–667

(a) 興奮性・抑制性細胞の共振周波数

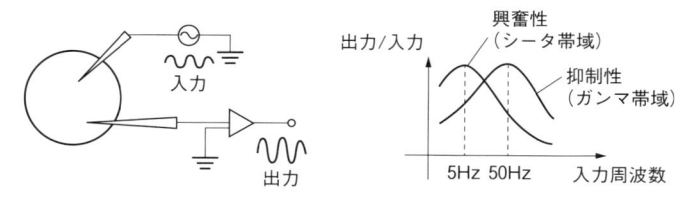

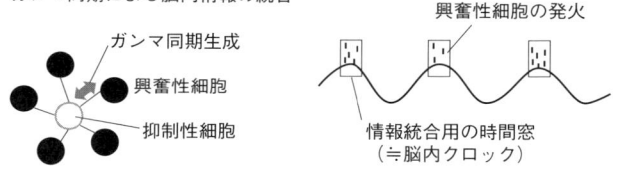

(b) ガンマ同期による脳内情報の統合

図 13.6　脳内クロックの生成メカニズム

プスを阻害してしまうと，ガンマ同期は消失してしまう。つまり，ガンマ同期は，興奮性・抑制性神経細胞の相互作用により作られる神経回路の共振周波数である（図 13.6(b)）。また，光照射によりガンマ同期（すなわち，脳内クロック）を人為的に作ると，神経細胞は，ガンマ振動の特定の位相でのみ，外部情報の入力を受け付けるようになることも示されている。まさに情報を統合するための時間窓のようである。これらのことからも，ガンマ帯域の活動は，脳内の情報処理に非常に重要な役割を担っていることが示唆される。

脳はマルチ・クロックで動作する

　脳は，さまざまな帯域のクロックを異なる目的で使っていると考えられている（表 13.1 の最右列）。一般的に，ガンマ帯域は局所的なクロックとして用いられる。一方，視覚野と聴覚野の情報統合のように，脳内の離れた部位間の相互作用には低い帯域が用いられる。たとえば，すでに紹介したように，さまざまな知覚情報の履歴に基づき，脳が予測機能を働かせる時間は 200 ms 程度である（第 3 講）。したがって，予測や異種感覚統合は 5 Hz 程度，つまり，シータ帯域で行われているようである。また，ガンマ帯域の神経信号強度は，シータ帯域の信号の位相にしばしば依存している。このような帯域間の変調は，おそらく，局所的な情報処理と他領野間の情報処理を効率的に統合する工夫であろう（**図 13.7**）。

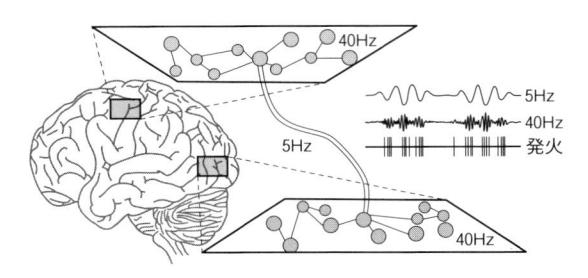

図 13.7　マルチ・クロックによる脳内情報処理

集団的ベクトル表現

　一次運動野の神経細胞は，個々の筋肉の運動を直接制御しているわけではなく，身体の動きのうち抽象的な動きを計算していたことを思い出してほしい（第10講）。たとえば，腕を制御する神経細胞は，腕を動かす方向を表象している。これらの神経細胞の発火頻度は，方向選択性を示すが，厳密に方向選択性が決まっているわけではない。特定の方向（最適方向）に動かすときに発火頻度は最も大きくなり，そこから離れると徐々に小さくなり，最適方向の反対側に動かすときにゼロになる。このような特性は，$\cos\theta$ で近似できるので，「コサイン・チューニング」と呼ばれることはすでに紹介した（図 13.8）。

　個々の神経細胞のコサイン・チューニングは，ある方向へ腕を動かそうとすると，非常に多くの神経細胞が情報処理に関わることを意味する。そのような集団的な活動を可視化するために，各神経細胞の反応をベクトルで表してみよう。各神経細胞の最適方向がベクトルの向きで，発火数がベクトルの長さである。腕を動かした方向とその速さは，これらの神経細胞の反応ベクトルの和で表現できる。このような情報表現を集団的ベクトル表現と呼ぶ（図 13.9）。集団的ベクトル表

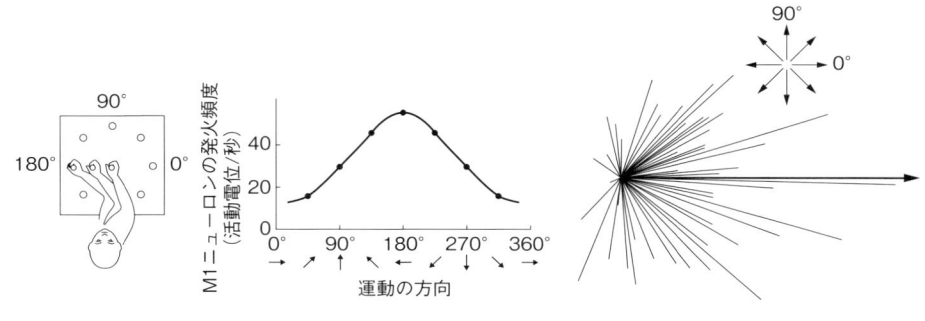

図 13.8　コサイン・チューニング　　　　　図 13.9　集団ベクトル表現

現も分散表現と言える。

念ずれば動くロボットを作る
ブレイン―マシン・インターフェイス（BMI）の発明

　2000年にニコレリス（M. A. L. Nicolelis）のグループがNature誌に発表した論文を読み[4]，大学院生だった筆者は熱狂した。この論文では，サルの一次運動野に約100個の電極を埋め込んで神経活動パターンを取得し，そのパターンからサルの手の軌道を予測し，ロボットを動かしたのである。まさに，「念ずれば動く」ロボットが開発されたわけである。その後，2006年にはドナヒューらのグループが，四肢麻痺の被験者の運動野に電極アレイを埋め込み，全く身体を動かせなくとも脳活動だけでパソコンやロボットの制御をできることを示した[5]。このような「念ずれば動く」機械の技術をブレイン−マシン・インターフェイス（BMI）と呼ぶ（図13.10）。

　これらの研究を足掛かりにして，脳科学分野ではBMI研究ブームが巻き起こり，多くのエンジニアが脳科学分野に参入した。BMIのキー・テクノロジーは，神経信号の計測方法と解析方法である。特に，巨大なデータから有用な情報を抽出するアルゴリズムと，それを実現する計算機のパワーの飛躍的な進歩が，BMI技術の発展を支えた。これらの技術は「機械学習」と呼ばれ，脳科学に止まらず，さまざまなビジネスでも注目され，いわゆる「ビッグ・データ」ブームを産業界で巻き起こしている。

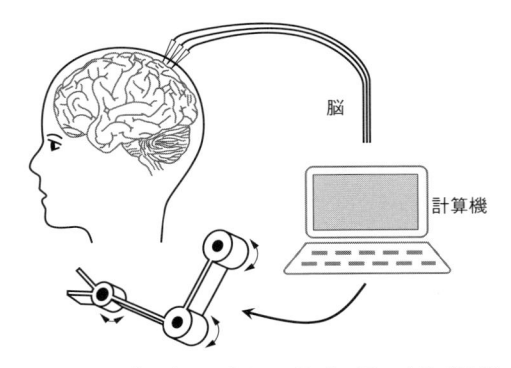

図13.10　ブレイン-マシン・インターフェイス（BMI）

4）J. Wessberg et al. (2000) Nature 408: 361–365
5）L. R. Hochberg et al. (2006) Nature 442: 164–171

BMI成功の理由

　BMIのパイオニアたちが語った成功の理由が，運動情報の集団表現である。つまり，運動情報が分散表現されているがゆえに，限られた数の電極で運動情報を取り出せたということだ。それでは，有用な運動情報を取り出すためには，何個の電極を埋め込めば十分なのだろうか？

　この疑問に定量的に答えるためには，情報表現の冗長性を考察すればよい。たとえば，複数の神経細胞の活動の相関関係が冗長性の指標となり得る。冗長性がないパターンでは，各神経細胞は独立に活動するので，任意の二つの神経細胞で調べた発火頻度の相関係数はゼロになる。一方，何らかの冗長性があると，相関係数はゼロにはならない。冗長性がなければ，埋め込んだ電極数が多いほど得られる情報も増える。しかし，冗長性が高いと多くの電極を埋め込んだところで，得られる情報は頭打ちになってしまう（図13.11(a)）。

　この問いは，BMI研究ブームより前にニューサム（W. T. Newsome）らの研究グループが考察している[6]。彼らは，サルの高次視覚野で約100組の神経細胞ペアの活動を調べた。計測領域の神経細胞は，「方向選択性」を示しており，一方向に動く視覚刺激に選択的に反応する。さて，個々の神経細胞の活動にはどの程度の相関があり，何個の神経細胞の反応を計測すれば，提示した刺激の情報を正確に得られるだろうか？　実験の結果，神経細胞間の相関係数（r）は，予想通りゼロではなく，方向選択性が異なる細胞ペアでも平均でr＝0.05程度だった（図13.11(b)）。つまり，ある神経細胞の活動が100増えると，別の神経細胞の活

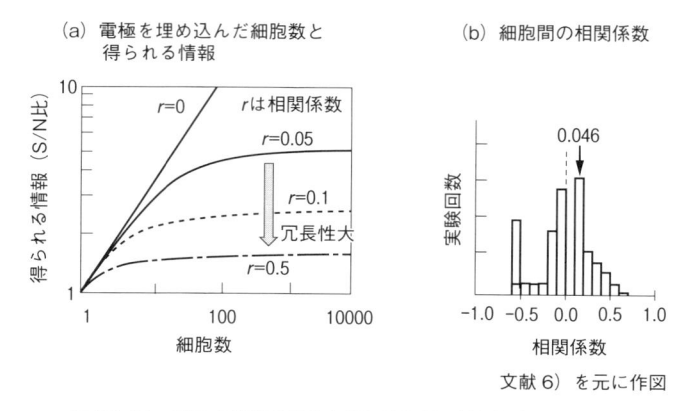

図 13.11　脳から情報を得るためには何個の神経細胞が必要か？

6）E. Zohary et al.（1994）Nature 370: 140-143

動も平均で5程度は増えているということだ。この程度の相関があると，図13.11(a)に示すように，約100個の神経細胞の活動を調べれば，神経活動から得られる情報は頭打ちになってしまう。一次運動野のコサイン・チューニングでは，神経細胞間の相関はもっと高いと期待される。そうならば，100個もの神経細胞を多点計測する必要もない。

　前講では，細胞外計測で単一神経細胞の発火の特性を調べる実験は，一期一会の出会いであると述べた。しかし，各神経細胞の活動が少しでも互いに相関しているとすれば，すなわち冗長性があるとすれば，多数の神経細胞を調べることで脳の情報処理機構の解明に近づけそうである。

Column

都市伝説：人間は脳の1割しか使っていない!?

　アインシュタイン（A. Einstein；1879-1955）は「我々人間は潜在能力の10％しか引き出せていない」という言葉を遺した。これが科学的根拠で理論武装され，「我々人間は脳の10％しか使っていない」という都市伝説が生まれたようだ。しかし，この「脳10％神話」はおそらく正しくない。

　理論武装の根拠の一つは，脳内の細胞数にある。大脳皮質には神経細胞が100億個あることは何度か紹介した。さらに脳にはグリア細胞があり，栄養補給，損傷の修復，脳内環境の維持など，神経細胞による情報処理を助けている。グリア細胞の数は，神経細胞の10倍とも100倍とも言われている。実際に情報処理する細胞が100億，それを支援する細胞が1000億ならば，なるほど，脳は情報処理に10％しか使っていないことになる。しかし，この見積もりは何だかおかしい。実際に情報処理しているのは神経細胞である。

　もう一つの根拠として，水頭症の信じがたい伝説的な症例がある[7]。この論文で調べられた被験者は，非常に優秀な大学生で，数学コンテストでも非常に優秀な成績を収めていた。運動は，やや苦手だったらしい。普通の生活を送っていたが，ある日，脳のレントゲン画像をとったところ，何と大脳皮質が健常者の10％しかなかった！脳の中心部には脳室という空洞部分があるが，この被験者の脳は，ほとんどを脳室で占められていた（**図13.12**）。胎児のとき，水頭症のため，脳が正常に

---

7) R. Lewin (1980) Science 210: 1232-1234

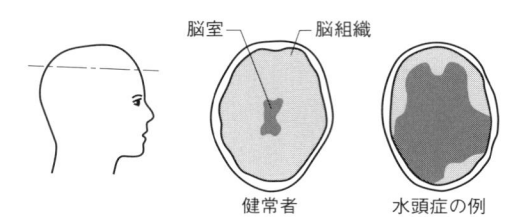

図 13.12　水頭症による脳室の拡大

発達しなかったようだ．他の症例では，てんかん発作のため，子供の頃に脳の半分を切除しても正常な生活を送れた例もある．このような奇跡的な症例は，脳の分散表現を考えればあり得なくもない．すなわち，神経細胞数が 10 % でも，最大限の分散表現にすれば，表現すべき情報の容量を確保できる可能性は十分にある．つまり，脳が成熟する前であれば，情報表現の戦略により，いかようにも対応できる．一方で，一旦成熟してしまうと，脳卒中で 10 % も脳を失えば，脳は甚大な機能障害に陥る．成熟した脳では，おそらく 100 % 近くが有効利用されているはずである．

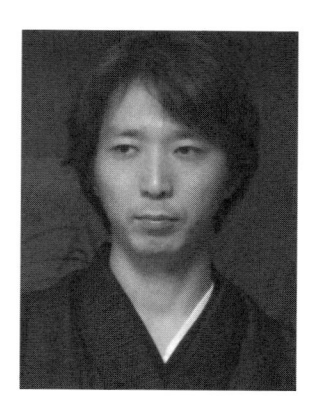

図 13.1(b)　オブジェクトの元になった写真（p.122 の答え）．著者近影．

第4編　知覚編

第14講　機能マップと神経ダーウィニズム
―脳による学習のメカニズム

　本講では，脳の情報表現方法として，脳の最も有名な特徴である「機能マップ」を解説したい。よく知られているように，大脳皮質は場所ごとに機能分化が進んでいる。たとえば，後頭葉には視覚機能を担う「視覚野」，側頭葉には聴覚機能を担う「聴覚野」，前頭葉には運動機能を担う「運動野」と感覚機能を担う「体性感覚野」がある（図14.1）。さらに，各領野内でも場所ごとに機能分化は進んでいる。すでに紹介したように，視覚野には「方位選択性マップ」や「眼優位性マップ」といった機能マップがある（第12講）。聴覚野にも「周波数マップ」がある。また，後に紹介するように，運動野や体性感覚野には「身体マップ」があり，ある部位は手の運動を司り，別の部位は足の運動を司っている。どうして脳は，このようなマップをわざわざ構築するのだろうか？

脳の機能局在と機能マップ

骨相学：頭の形状は能力を表している!?
　脳内の機能局在を唱えたパイオニアは，ドイツで医師だったフランツ・ガル

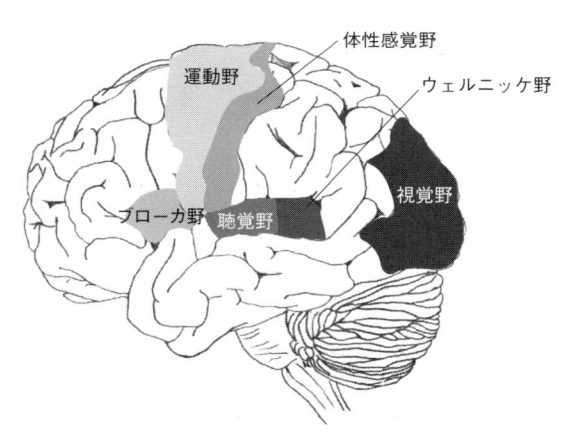

図14.1　大脳皮質の機能地図

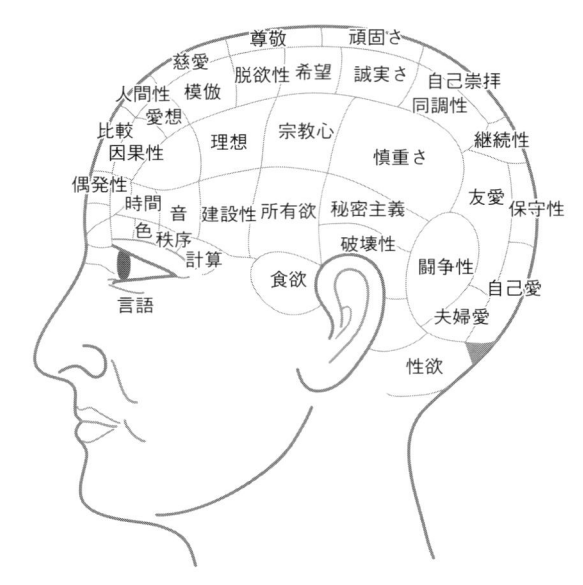

図 14.2　ガルの骨相学

(F. J. Gall；1758-1828) である。18世紀終盤から19世紀序盤にかけて，ガルは「骨相学」なる学問を提唱した。骨相学は，「個々人のさまざまな能力は脳形状に現れ，さらにそれは頭蓋骨形状にも反映される。したがって，頭蓋骨形状を調べれば，その人の性格や能力がわかる」というものだった（**図14.2**）。もちろん，現在では頭蓋骨形状と能力との関係は否定されており，骨相学は科学の教訓としてしばしば紹介される。しかし，仮説の一部に誤りはあったものの，その根本的なアイデアは斬新で画期的だった。21世紀の現在でも，最先端の画像技術を利用して，脳形状と機能との相関関係は議論されている（第4講）。

言語中枢の発見

19世紀の後半になると，臨床的な知見の蓄積から，脳の損傷と特定機能の喪失が関連づけられるようになった。たとえば，1861年，ポール・ブローカ（P. P. Broca；1824-1880）は，前頭葉後方を損傷すると，言葉を理解できるが話せなくなることを見出し，この部位が言葉を話すための中枢であると結論付けた。同様に1874年，カール・ウェルニッケ（C. Wernicke；1848-1905）は，側頭葉の一部が言葉を理解するための中枢であると結論付けた。現在でも，これらの部位は，ブローカ言語野，ウェルニッケ言語野と呼ばれている（図14.1）。また，

ブローカ野の損傷により生じる運動性失語症はブローカ失語症，ウェルニッケ野の損傷により生じる知覚性失語症はウェルニッケ失語症と呼ばれている。

機能局在の研究は戦争で進歩した

　脳の機能局在に関する知見は，第一次世界大戦中に飛躍的に増加したと言われている。戦場で頭部損傷を負った兵士の臨床的な所見が蓄積したためである。現在でも米国の軍人病院では，毎年8000人の外傷性脳損傷受傷者が入院すると言われている。兵器の開発をはじめとして，科学は戦争により進歩すると言われるが，脳科学の進歩も例外ではなさそうである。

　ところで，平和な時代が続いてきた日本は，現在，脳ドック大国である。脳ドックでは，主に脳画像に基づいて，脳の病気の兆候を診断する。そのような大量の検査データも，今後の脳科学にさまざまな知見をもたらす可能性を秘めている。

脳の中の小人「ホムンクルス」

　1930年代ころから，伝説的な脳外科医ペンフィールドが，脳科学に革命的な実験手法と知見をもたらした（第10講）。

　ペンフィールドは，長年，てんかんの外科治療に携わっていた。てんかん発作では脳活動が暴走し，患者はしばしば意識も失う。てんかんの有効な根治治療として，開頭して発作の起始部となる脳組織を外科的に切除する方法がある。この開頭手術中に，ペンフィールドは患者の脳内を電気刺激した。運動野のある部分を刺激すると手が動き，別の部分を刺激すると足が動いた。さらに，脳には痛覚がないため，電気刺激をするときに患者を麻酔から覚醒させれば，刺激に対する知覚を報告させることもできる。その結果，体性感覚野のある部分を刺激すると手に感覚が生じ，別の部分では足に感覚が生じることがわかった。

　このようにして，運動野や体性感覚野は，場所に応じて機能分化していることが明らかになった（図14.3(a)）。このような脳内の身体マップは，小人という意味で「ホムンクルス」と呼ばれている。注目すべきは，ホムンクルスは，実際の身体と相似ではないことだ。手や口の領域は極端に広く，足や臀部の領域は狭い（図14.3(b)）。おそらく，重要な機能を担う脳内部位の面積は大きい。実際に脳内のホムンクルスは訓練により変化する。たとえば，ピアニストでは手の領域が一般人よりも広い。

　重要機能を実現するために多くのリソースをつぎ込むシステム設計は妥当に思えるが，その裏にはどのような計算原理が潜んでいるのだろうか？

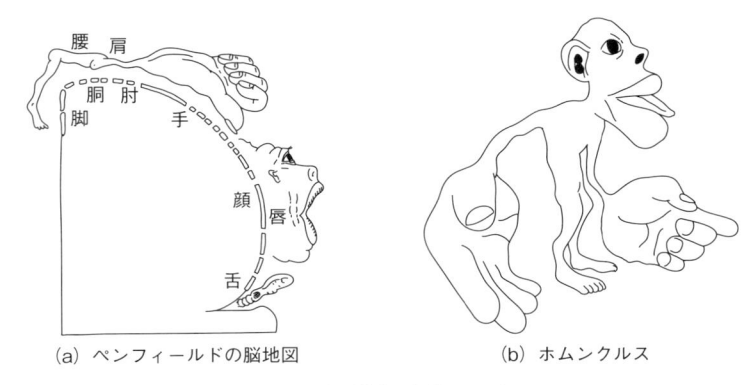

(a) ペンフィールドの脳地図　　　(b) ホムンクルス

図 14.3　脳内の身体マップ

個々の神経細胞の活動を捉えて機能マップを探る

隣合う神経細胞でも似ていない

　脳の機能局在や機能マップといった機能分化の特徴から，隣どうしの神経細胞は似通っていると普通は考えるだろう．しかし，最近の研究では，必ずしもそうではないことが報告されている[1]．たとえば，ラットの聴覚野では，各神経細胞が選択的に反応する音の周波数が決まっており，その周波数選択性が場所に応じて順序正しく変化する周波数マップがある（と信じられていた）（**図 14.4**(a)）．ところが，実際には隣接する神経細胞は全く異なる周波数選択性を示すことがある．つまり，聴覚野の周波数マップの秩序は，領野レベルのマクロな視点では存在するが，局所回路レベルのミクロな視点では存在せず，周波数マップは虫食いだらけである（図 14.4(b)）．

(a) 高い音から低い音に反応する細胞が　　(b) 虫食いだらけの周波数マップ(出力)
　　順序正しく並ぶ周波数マップ(入力)

高い音に反応
低い音に反応

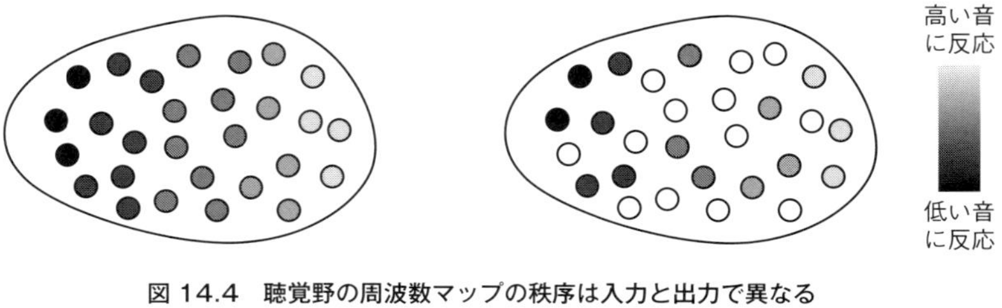

図 14.4　聴覚野の周波数マップの秩序は入力と出力で異なる

---

1) G. Rothschild et al. (2010) Nature Neurosci 13: 353-360

このような知見は，カルシウム（Ca^{2+}）・イメージングという実験で得られた。この手法では，Ca^{2+}と結合して蛍光を発する色素（Ca^{2+}蛍光指示薬）で細胞を染色し，蛍光顕微鏡で観察する。神経細胞が活動電位を発生すると，細胞内のカルシウム濃度が一過的に上昇することが知られている。この現象を利用すれば，神経細胞は直径10 μm程度なので（第4講），視野内のすべての神経細胞の活動を個別に取得できる。

細胞外計測では脳活動の全体像はつかめない

伝統的には，神経細胞の反応特性は，微小電極法による細胞外計測で調べられてきた。その計測値は，必ずしも全体の傾向を正しく反映したものとは言えず，直撃インタビューのようなものだと述べた（第5講）。つまり，この手法で得たデータは，必然的に，声の大きな（発火頻度の高い）神経細胞からの情報に偏ってしまうのである。

実際にカルシウム・イメージングで解析対象とした全神経細胞を分類したところ，音に反応しない神経細胞が25％，音に反応するものの周波数選択性を示さない神経細胞が33％に上った。逆に，明確な周波数選択性を示した神経細胞はたったの25％だった。つまり，これまで誰もが信じて疑わなかった周波数マップは，25％と少数派の神経細胞の活動を反映していたに過ぎなかったのである。また，他の細胞内計測の実験でも，ほとんどの神経細胞の発火頻度は非常に低く，ほんの一部の神経細胞のみが高い発火頻度を示している[2]。たとえば聴覚野では，発火頻度が高いと分類される神経細胞は全神経細胞の16％で，これらの少数の神経細胞が，聴覚野の全発火の50％を発生している。このような事実は細胞外計測では見落としてしまいがちになる。

多様性を生み出す機能マップ

神経細胞の入力信号と出力信号の違い

Ca^{2+}イメージングでは，Ca^{2+}蛍光指示薬を変えれば，発火頻度ではなくシナプス入力と高い相関を示す応答も得られる。つまり，二つの指示薬を用いれば，神経細胞の入力信号と出力信号を別々に調べられる。その結果，非常に興味深いことに隣接する神経細胞の入力信号の特性は極めて似通っていた[3]。つまり，入

---

[2] T. Hromadka et al. (2008) PLoS Biol 6: 124-137

力信号の周波数マップは虫食いではなく，図14.4(a)のように整然とした秩序を保っていた．すなわち，隣接する神経細胞の出力特性の差異は，神経細胞への入力の段階ではなく，共通の入力を受けとった後，各神経細胞の個別計算により生じている．

　これがまさに機能マップの役割であると筆者は考えている．すなわち，機能マップは多様性生成装置である．各神経細胞は集団として共通入力を受け取った後，個別に非線形の計算をすることで，多様な反応特性を生み出している．

機能マップの面積と多様性

　この考えが正しければ，機能マップ上の占有面積と神経細胞の多様性は密接に関連しているはずである．すなわち，重要な機能を担う脳内部位は，多種多様な神経細胞を収容しなければならず，そのため，広い面積を占めるようになったと考えられる．

　この仮説を検証するために，筆者らは，実際に神経細胞の反応の多様性をラットの聴覚野で調べてみた[4]．聴覚系の神経細胞を特徴づけるためには，音圧と周波数の組み合わせでさまざまな純音を作り，各音に対する反応（発火数）から，その神経細胞の受容野を特定する（**図 14.5**(a)）．従来研究のような周波数マップを描くためには，各細胞が最も選択的に反応する周波数を同定するだけでよい．しかし，実際には，同じ周波数選択性を示す神経細胞でも，その反応特性はさまざまである．たとえば，周波数選択性が同じでも，ある神経細胞の受容野は非常に狭く，その活動もボソボソとつぶやくかのごとくだが，別の神経細胞の受容野は比較的広く，その活動は自信満々の大声で叫ぶかのごとくである（図14.5(a)）．このような反応特性のばらつきを調べたところ，機能マップ上で広い面積を占める部位では，神経細胞は豊かな多様性を示し，逆に，機能マップ上の狭い部位では画一的な細胞が多いことがわかった（図14.5(b)）．特に，ラットの聴覚野で広い面積を占め，豊かな多様性を示す部位は，高い周波数（超音波）領域だった．これは，ラットが超音波帯域でコミュニケーションしているため，その領域がラットにとって重要であるからであると考えられる．

---

3) S. Bandyopadhyay et al. (2010) Nature Neurosci 13: 361–368
4) H. Takahashi et al. (2013) PLoS One 8: e68705

(a) 聴覚野の神経細胞の受容野

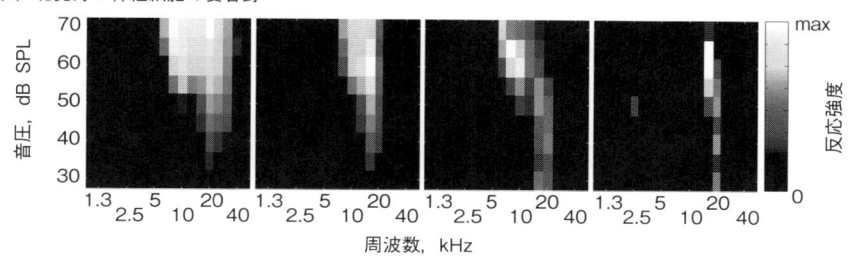

(b) 周波数マップの占有面積∝受容野の多様性

高い周波数領域(広い)：
神経細胞は，それぞれ，
様々な神経反応を示す

聴覚野

低い周波数領域(狭い)：
神経細胞は画一的

(c) 学習による周波数マップの変化

学習前　　　学習序盤　　　学習終盤
　　　　　（面積拡大）　（面積縮小）

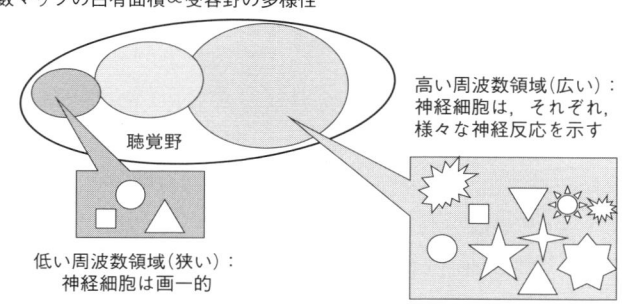

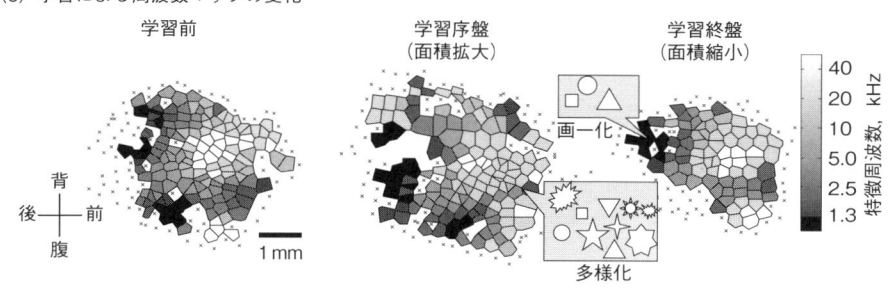

画一化

多様化

図14.5　脳内の占有面積と神経細胞の多様性

機能マップの可塑性（変化）と脳による学習

　機能マップは学習や経験に応じて柔軟に変化することも知られている。そこで，このような機能マップの変化に応じて，神経細胞集団の多様性が変化するかを調べてみた。実験では，特定の音が提示されたときに，ラットがスイッチを押すと，報酬としてエサが与えられるという学習を1カ月間続けた。その結果，興味深いことにラットが試行錯誤を始める学習途上では，聴覚野で音に反応する神経細胞が増え，それに伴い，細胞集団の多様性も増加した。一方，学習終盤では音に反

応する神経細胞が減り，その多様性も減じた（図14.5(c)）。

　これらの結果から脳にとっての学習とは，多くの神経細胞を情報処理に参加させて神経活動の多様性を増やすことで，効率的に解を発見することであると示唆される。また学習とは，一旦，解を発見した後，無駄な神経活動を排除し，効率的な情報処理を獲得していくことであると解釈できる。

　なお，神経活動が変化する性質を可塑性（plasticity）と呼ぶ。したがって，機能マップの変化は，機能マップの可塑性と呼ぶ。機械分野では，加圧により永久変形する材料の性質を塑性（plasticity）と呼ぶが，これと同じ意味である。

脳による学習と脳内クロック

　学習前，学習序盤，学習終盤において，神経細胞の入出力関係はどのように変わるのだろうか。これまで紹介してきた実験では，神経細胞の発火を調べてきた。これは，個々の神経細胞の出力である。一方，入力情報はLFPに反映されている（第5講）。特に，LFPの特定帯域の振動は，脳内クロックであると考えられている（第13講）。そこで，音刺激で誘発される発火が，LFP振動において，どの位相で発生するかを調べてみた。その結果，どの帯域を調べても，学習序盤では神経集団が同じ位相で反応するようになり，逆に，学習終盤では，発火が生じる位相のばらつきが大きくなった[5]（**図14.6**）。すなわち，学習序盤では神経集団の活動は脳内クロックに対して同期し，学習終盤では非同期化する。

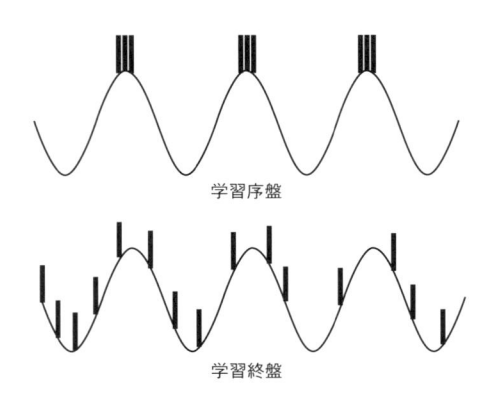

図14.6　細胞集団への共通入力と個々の細胞の出力

---

5) Yokota et al. (2015) Brain Topography 28: 401-410

多様性を絞り込むことで学習する

神経ダーウィニズム

　ここまで紹介してきたように，学習により，脳の機能マップ，神経細胞の多様性，同期など，神経活動にはさまざまな可塑性がもたらされる。これらのさまざまな可塑性の意義は，神経活動パターンの多様性という統一した視点で説明できるのではないかと筆者は考えている。

　生物が直面した問題を解決するときの基本戦略は試行錯誤である。たとえば，ダーウィンの進化論に端を発したように，生物の進化でも，私たちの免疫システムでも，DNAの突然変異による多様化と自然選択が基本的なメカニズムである（第2講）。約30年前から，脳の情報処理の原理も同様ではないかという仮説が提案されており，この脳の動作原理に進化論の視点を取り入れた仮説は「神経ダーウィニズム」と呼ばれている[6]。この仮説に基づけば，私たちの脳は何かの問題を解決しなければならないとき，多様な神経活動パターンを生み出し，そこから使えそうな解を探し出す。

多様性の生成メカニズム

　筆者らの実験結果に基づけば，脳は，学習の段階に応じて，少なくとも2種類の方法で神経活動パターンを多様化していると推察できる。学習序盤では，脳は多くの神経細胞を情報処理に参加させる。これは，おそらく，抑制性入力を抑える（脱抑制させる）メカニズムにより実現されている。しかし，多くの神経細胞が参加すれば，多様な活動パターンが生み出せるようになるが，その一方で，この手法は情報表現に冗長性を残してしまうため効率的ではない。そこで，学習中盤から終盤にかけて，脳は，冗長性を排除していく。そのためには，隣の神経細胞とは異なる反応をしたり，不要な活動をやめたりすればよい。その結果，各神経細胞は非同期化するようになる。空間的な活動パターンに加えて時間軸も考慮すれば，神経細胞間の非同期化は，時空間的な活動パターンにさらなる多様性を生み出す。

　このようなプロセスを繰り返すことで，おそらく，「ハル・ベリー」細胞のような超個性的な反応特性が生み出されているのだろう（第12講）。

6）1971年にリチャード・ドーキンス（R. Dawkins）により初めて唱えられ，1987年にエデルマン（G. M. Edelman；1929–2014）により体系的な理論が発表された。

Column
ムーアの法則と脳科学の進歩

　個々の神経細胞の個性が重要ならば，やはり，理想的には全ての細胞から計測する必要がありそうだ。現在の計測技術は理想からはほど遠いが，日進月歩で進化している。

　ムーアの法則にしたがって，コンピュータの中央演算素子（CPU）のトランジスタ数は，1.5年ごとに倍増してきた。1970年初頭には数1000だったが，現在では10^9に達している。このトレンドに沿って，コンピュータの性能も記憶容量も向上を続けている。それに伴い，実験で取得できるデータ量は増え，計算負荷が大きい解析手法も容易に利用できるようになった。筆者が卒論に取り組んでいたころ，研究室全体（約20名）でハードディスクの容量は確か2GBくらいだった。今や2GB程度の実験データは，ほんの一瞬にして溜まってしまう。脳の神経反応を計測する研究室では，膨大な生データの保存方法が悩みの種だ。

　脳科学業界には，もう一つのムーアの法則がある。1950年代末にヒューベルとヴィーゼルが数個の神経細胞の活動を同時計測して以来，同時計測できる神経細胞数は，7.4年ごとに倍増している[7]。現在では，数100個の神経細胞の活動が多点同時計測されている。このトレンドに沿えば，2025年には同時計測できる細胞数は10^3個になる。さらに，2230年には10^{11}個，すなわち，脳内の全神経細胞から同時計測できるようになる。このトレンドに沿って脳科学が発展するためには，ビッグ・データの解析手法に加え，コンピュータの性能と記憶容量のさらなる向上が今後も欠かせない。

---

7) I. H. Stevenson and K. P. Kording (2011) Nature Neurosci 14: 139–142

第15講 脳の省エネ戦略――自己組織化マップと深層学習による効率的な情報表現

これまでに、脳の情報処理方法として、「おばあさん細胞」説（第12講）、分散表現説（第13講）、機能マップ（第14講）を紹介してきた。本講では、これらの特徴を「脳の省エネ戦略」という一つの視点から考察してみたい。

「聴覚野」に「視覚野」を作る

通常、一次視覚野には方位選択性マップが形成され、一次聴覚野には周波数マップが形成される。このようなマップは、自己組織的に、つまり「勝手に」構築される。そのプロセスには、どのようなメカニズムが隠されているのだろうか？

2000年、MITのM. Surらの研究グループがNature誌に発表した論文は、内容も結果も衝撃的だった[1]。彼らは、フェレットの脳内で視神経を聴覚系に繋ぎ変えてしまった。

通常、視神経は視床の外側膝状体に投射しており、ここで一度中継された後、視覚情報は大脳皮質の一次視覚野に入る（図15.1(a)）。一方、聴覚情報は、脳幹の聴覚中枢で処理された後、視床の内側膝状体を経て、大脳皮質の一次聴覚野に入る。Surらは、実験動物のフェレットが胎児のとき、脳幹の聴覚中枢を破壊した後、聴覚系の視床の内側膝状体に視神経を繋ぎかえた（図15.1(b)）。あり得ない話に思えるが、胎児の脳は、与えられた条件で極めてフレキシブルに育つ。そのまま成獣になったフェレットの脳活動を調べたところ、聴覚野になるはずの側頭葉は、音ではなく光に反応するようになっていた。しかも、この部位には、明確な方位選択性マップが形成されていたのである！

この実験は、大脳皮質の神経回路の万能性を示している。つまり、大脳皮質のどの部位にも、視覚野や聴覚野になれる素地がある。実際に視覚野になるか、聴覚野になるかは、その部位への入力で決まる。また、方位選択性マップも、しかるべき視覚情報の入力により自己組織的に構築されるようである。「情報の入力

---

[1] J.Sharma et al. (2000) Nature 404: 841-847

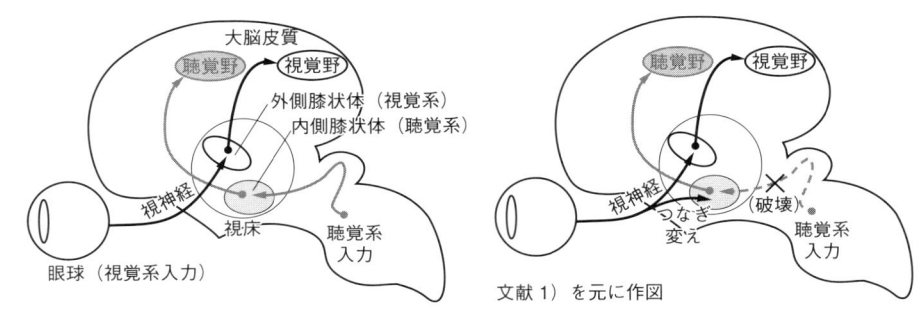

図 15.1　視神経を聴覚系につなぎ変えた実験

による」ということは，マップの具体的な設計図が遺伝子に書きこまれているわけではないということだ．このような脳内の機能マップは，どのようなアルゴリズムで構築されるのだろうか？

入力情報からどのように自己組織化マップをつくるか

　入力情報から自己組織的にマップが構築される仕組みとして，コホーネン（T. Kohonen）の自己組織化マップを紹介しよう．自己組織化マップでは，連続的な情報（入力層：入力空間 X）を，外部参照なしの写像（教師なし学習アルゴリズム）によって，ニューロンが表現する離散的な情報（出力層：出力空間 Y）へと変換する．なお，X も Y も任意次元のベクトル空間である．図 15.2 のように平面上の出力空間を考え，この空間には N 個のニューロンが格子状に配置されているとしよう．なお，任意のニューロン i（$=1, 2, \cdots, N$）は，入力ベクトル x と同次元の荷重ベクトル w_i を有する．コホーネンのアルゴリズムは，非常にシンプルで，競合，協調，適応の3つのプロセスからなる（図 15.3(a)(i)）．

自己組織化マップ構築のためのアルゴリズム
(i) 勝者独り占め
　競合プロセスでは，入力ベクトル x が与えられると，最も x に近い荷重ベクトル w_i を有するニューロンが一つだけ選ばれる．すなわち，x と w_i が m 次元ベクトルとすると，$x=[x_1, x_2, \cdots, x_m]T$ と $w_i=[w_{i1}, w_{i2}, \cdots, w_{im}]T$ の内積

$$w_i^T x = \sum_{j=1}^{m} w_{ij} x_j$$

を計算し，ニューロン i の出力 y_i は，

第4編　知覚編

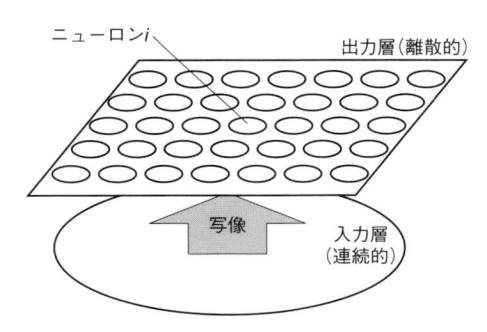

図 15.2　自己組織化マップ

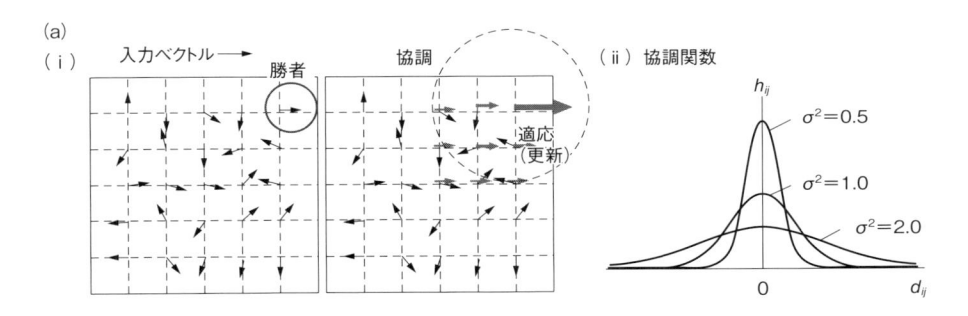

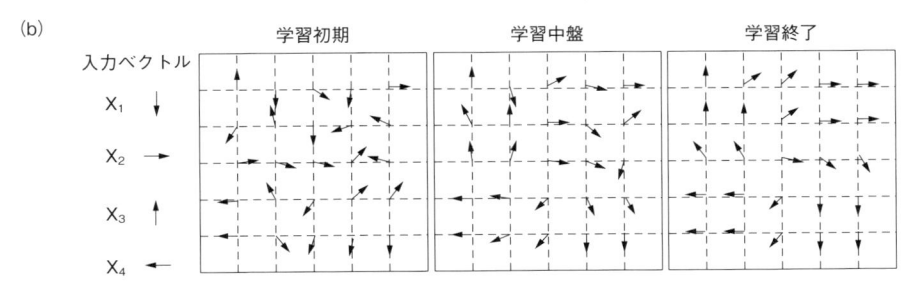

図 15.3　自己組織化マップのアルゴリズム

$$y_i = \begin{cases} w_i^T x, & w_i^T x = \max_{1 \leq l \leq n} \{w_l^T x\} \\ 0, & w_i^T x < \max_{1 \leq l \leq n} \{w_l^T x\} \end{cases}$$

となる．ここで選ばれる「勝者」は一つだけなので，このアルゴリズムは「勝者独り占め（winner-takes-all）」と言われる．

(ii) 協調関数

　次に，これで選ばれた勝者ニューロンの近傍において，荷重ベクトルが更新さ

145

れる．勝者ニューロンに近いほど，荷重ベクトルは大きな影響を受ける．その影響は，協調関数によって決まる．通常は，

$$h_{ij} = \exp\left(-\frac{d_{ij}^2}{2\sigma^2}\right)$$

というガウス関数が用いられる（図 15.3(a)(ii)）．なお，d_{ij} は，勝者ニューロン i とその近傍ニューロン j の距離である．また，v が大きいほど，広範囲のニューロンの荷重ベクトルが更新される．

(iii) 更新則

ニューロン j の荷重ベクトル w_j の更新は適応プロセスと呼ばれ，刺激提示 k 回目の荷重ベクトル $w_j(k)$ とすると，$w_j(k+1)$ は，

$$w_j(k+1) = w_j(k) + c(k) h_{ij}(k) (x - w_j(k))$$

で表される．この式では，入力ベクトルと荷重ベクトルの差異 $(x - w_j(k))$ に応じて，荷重ベクトル w_j が変更される．なお，$h_{ij}(k)$ が乗じてあるため，更新量は勝者ニューロンに近いほど大きくなる．また，$c(k)$ は学習率で1回の適応プロセスの更新量を決める．$c(k)$ が小さいと学習が遅くて進まないが，大きすぎると荷重ベクトルが振動して安定しない．一般的に学習の初期（k が小さいとき）に学習率を大きくし，終盤に小さくすると効率がよい．

マップ構築の具体例

図 15.3(b) に具体例を示した．各ニューロンの初期値ベクトルはランダムである．ここに入力ベクトルが提示されると，上記で説明したように，そのベクトルに最も近い勝者ニューロンが一つだけ決定される．次に，協調関数で定義される近傍ニューロンは，更新則にしたがい荷重ベクトルが更新される（図 15.3(a)）．ここまでが1ステップである．さて，図 15.3(b) に示したように，4つの入力ベクトルを繰り返し提示し，更新してみよう．その結果，同図に示すように，出力空間では，似たものが近くに配置されるように勝手にマッピングされる．

表 15.1 のような動物の特徴を考えよう．各行の特徴が当てはまれば1，当てはまらなければ0とすれば，各列に示した動物は多次元ベクトルで表現される．これを入力ベクトルとして，図 15.3 の場合と同様に学習させると，**図 15.4** のようにマッピングされる．このようにして得られたマップは，我々の知識と直観的に近い．たとえば，右上の領域にマッピングされた動物は鳥類だし，食肉目（ネコ目）のネコ・オオカミ・トラ・ライオンは左下にマッピングされている．なお，自己組織化マップは初期値に依存するので，初期値をランダムにすれば，いつも

表 15.1　自己組織化マップへの入力ベクトルの例

		ハト	メンドリ	アヒル	ガチョウ	フクロウ	タカ	ワシ	キツネ	イヌ	オオカミ	ネコ	トラ	ライオン	ウマ	シマウマ	ウシ
小さい		1	1	1	1	1	1	0	0	0	0	1	0	0	0	0	0
中ぐらい		0	0	0	0	0	0	1	1	1	1	0	0	0	0	0	0
大きい		0	0	0	0	0	0	0	0	0	0	0	1	1	1	1	1
2本足		1	1	1	1	1	1	1	0	0	0	0	0	0	0	0	0
4本足		0	0	0	0	0	0	0	1	1	1	1	1	1	1	1	1
毛	を持つ	0	0	0	0	0	0	0	1	1	1	1	1	1	1	1	1
ひづめ		0	0	0	0	0	0	0	0	0	0	0	0	0	1	1	1
たてがみ		0	0	0	0	0	0	0	0	0	1	0	0	1	1	1	0
羽		1	1	1	1	1	1	1	0	0	0	0	0	0	0	0	0
狩猟		0	0	0	0	1	1	1	1	0	1	1	1	1	0	0	0
走ること	を好む	0	0	0	0	0	0	0	1	1	1	0	1	1	1	1	0
飛ぶこと		1	0	1	1	1	1	1	0	0	0	0	0	0	0	0	0
泳ぐこと		0	0	1	1	0	0	0	0	0	0	0	0	0	0	0	0

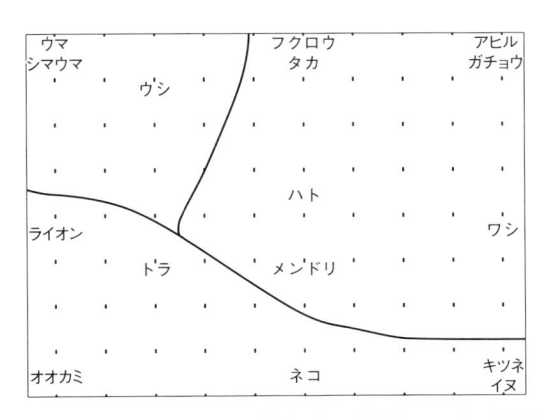

図 15.4　表 15.1 の入力に対する自己組織化マップの出力例

同じマップが得られるわけではない。

自己組織化マップが示す脳の省エネ戦略

　自己組織化マップの特徴は，勝者独り占めである。つまり，活動してよいニューロンは，たった一つである。情報表現に用いるエネルギーという観点から考えると，数あるニューロンのうち，1 個しか活動してはならないという制約条件は，非常に厳しい省エネ戦略とも言える。生物のリソースは限られているため，省エ

ネは生物の基本戦略と考えてよい．何かで節約できたエネルギーは，生存していくうえで有利となる他の仕事に費やせる．また，マップの効用として，似たもの同士を近くに配置することで，配線を節約できることも挙げられる．先に紹介したように，脳内の配線は混沌としていて，軸索の全長が15〜18万kmになるという概算もある（第4講）．脳を作っていくときに，配線長を節約できることも，機能マップのメリットとして無視できなさそうである．

効率的な情報表現のための最適化—スパース・コーディング

膨大な視覚情報をコンパクトに効率よく表現する

次にニューロンが方位選択性をもつメリットを考えよう．外側膝状体のニューロンの受容野は，オン型やオフ型といった点状である．これらのニューロンが情報を統合した結果，その一次視覚野のニューロンは線状の受容野（方位選択性）を示すようになった．0次元の情報が1次元の情報になったと説明されれば「なるほど…」と思ってしまうが，そのメリットが説明されているわけではない．点状の受容野をもつニューロンの情報を適当に統合すれば，情報表現に役立ちそうなさまざまな形の受容野も自由に作れそうなものである．

(i) 効率的な画像情報表現とは

1996年，OlshausenとFieldが発表したNature誌の論文に，方位選択性の意義が見事に示されている[2]．彼らは，画像をできるだけ効率的に表現することを考えた．まず，任意の2次元画像$I(x,y)$が，さまざまな基底関数$\phi_i(x,y)$と，それぞれの重みa_iの線形結合で表現することを考えると，

$$I(x,y) = \sum_i a_i \phi_i(x,y)$$

と表せる．脳にたとえるならば，視覚画像が，さまざまな受容野$\phi_i(x,y)$を持つニューロンの活動により表現されていると考えればよい．このとき，彼らの問いは，画像情報をできるだけ正確に，かつ効率的に表現できるように，基底関数を最適化することだった．ここで効率的な表現とは，重みa_i（の非線形関数）の総和，すなわち各ニューロン活動の総和を最小化することである．実際には，次式で定義した「スパースネス」を最大化する最適化問題に帰着させた．「スパースネス（sparseness）」とは，「疎」であることを表し，スパースネスを最大化する

---

2) B. Olshausen and D. Field (1996) Nature 381: 607–609

とは，できるだけ疎な表現をとることを言う．

$$スパースネス = \sum_i S\left(\frac{a_i}{\sigma}\right)$$

ただし，σ は定数で，S は適当な非線形関数（たとえば，$-e^{-x^2}$, $\log(1+x^2)$, $|x|$ など）である．

(ⅱ) 方位選択性マップは自然画像を効率的に表現できる

スパースネスを最大化できる基底関数 $\phi_i(x,y)$ は，当然のことながら，表現しなければならない画像に依存する．たとえば，白色雑音のように，各ピクセルが完全に独立しており，ピクセル間に全く相関関係がない画像を考えよう（図 15.5(a)(ⅰ)）．この場合，$\phi_i(x,y)$ は，任意の1ピクセルになる（図 15.5(a)(ⅱ)）．

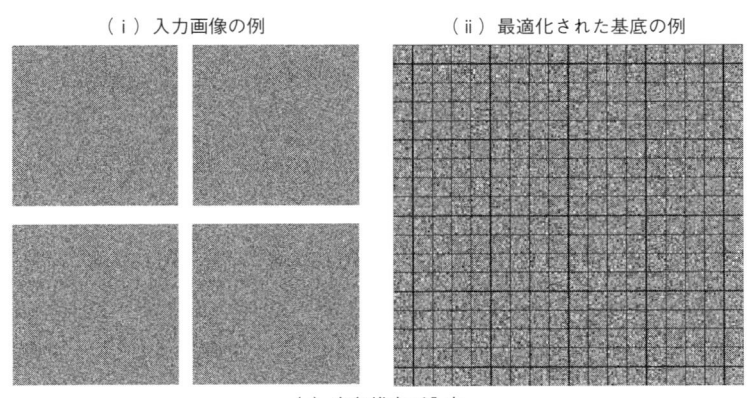

(ⅰ) 入力画像の例　　　　（ⅱ) 最適化された基底の例

(a) 白色雑音が入力

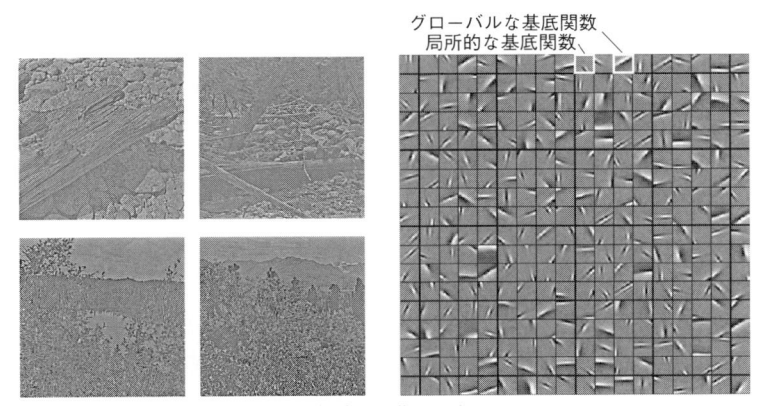

グローバルな基底関数
局所的な基底関数

(b) 自然画像が入力

図 15.5　スパース・コーディング

各ピクセルが独立しているので，各ピクセルが受容野になるわけだ．しかし，我々は，普段，そのような画像を目にしているわけではない．たとえば，自然界で目にする画像（自然画像）の特徴を考えてみよう（図15.5(b)(i)）．山の稜線があり，海には海岸線があり，視界の果てには地平線や水平線がある．そして，物体には輪郭がある．これらの特徴からもわかるように，各ピクセルは決して独立しているわけではなく，隣接したピクセルの値は互いに相関関係がある．このような自然画像に対して，スパースネスを最大化できた基底関数を図15.5(a)(ii)に示す．この図の基底関数には，方位選択性が生じている．つまり，方位選択性マップは，自然画像を最も効率的に表現するための設計解である！　なお，スパースネスを大きくするような情報表現をスパース・コーディングと呼ぶ．

視覚情報を圧縮して省エネする

さらに，このようにして求めた基底関数をもう少し注意深く眺めてみると，受容野の大きさもさまざまであることに気付く．すなわち，視野全体のグローバルな線分を表現する基底関数もあれば，局所的な線分を表現する基底関数もある．このような基底関数のマルチスケール性は，画像の情報圧縮技術そのものである．パソコンでデジタル画像や動画を保存するとき，どの程度に圧縮するかを聞かれることがある．ここで，圧縮率を大きくしすぎると，ファイルサイズは小さくなるが，画像や動画が汚くなることがある．適度に圧縮すれば，一見したところの画像の質を保ったまま，ファイルサイズを小さくできる．しかし，それでも，拡大してみると細部はギザギザしている．これと同様に一次視覚野も，視覚画像を適当に圧縮することで，リソースや消費エネルギーを節約しながら，生きていくために必要な視覚情報を取得していると考えられる．

情報が足りなくて本質を見抜けない「次元の呪い」

各ニューロンの活性度という観点から見れば，スパース・コーディングの効用は省エネであると言える．他方で情報表現という観点から見れば，スパース・コーディングの効用は次元圧縮である．

入力情報を識別する機械学習では，一般的に入力ベクトルの次元の増加に伴い，汎化能力が低下していく．なお汎化能力とは，すでに学習した情報から初見の情報を推察する能力である．低下の原因は，機械学習の訓練に用いたデータが有限なため，識別器が各データに含まれる本来学習させたい内容以外のことまでそのまま覚えてしまったことにある．つまり，データに含まれるノイズまで覚えてし

まったため，本質的な情報を抽出できていないということだ。この現象を「過学習」と呼ぶ。識別器の訓練に用いるデータ量が少なすぎると，識別器は過学習を起こし，初見のデータに対応できなくなる。これを「次元の呪い」と呼ぶ。次元の呪いを防ぐためには，次元を圧縮するか，訓練データを十分に大きくすればよい。

　このような観点からも，スパースネス最大化の戦略は有効である。また，スパース・コーディングでは，刺激ごとに活動パターンの差異が明確になり，情報の読み出しも容易になるはずである。一次視覚野には神経細胞が1億から10億個ある。これらの素子数は，フルハイビジョンの1920×1080（＝約207万）画素をはるかに凌ぐ。このことからも，脳に入力される視覚情報の次元は非常に高いため，次元圧縮が有効であることが示唆される。

深層学習（Deep Learning）による効率的な情報表現

コンピュータがネコを認識した！

　2012年6月末，「コンピュータがネコを認識できるようになった」とGoogleが報じ，大きな話題となった[3]。人工ニューラルネットワーク内で一次視覚野の方位選択性が自動的に生成されたように，ネコ細胞や顔細胞が現れたというのである。学習時に「ネコ」や「顔」を教示したわけではないので，コンピュータがネコや顔の一般的な特徴を自動的に覚え，分類したことになる。

成功の3要因

　この研究では，深層学習（ディープ・ラーニング）と呼ばれる階層的な人工ニューラルネットワークが用いられた。深層学習は，上位の階層になるほど抽象的な情報を表現するようになると期待され，古くから研究されている。しかし，実際には下位の階層で過学習が起きてしまい，上位の階層まで適切に情報が伝わらなかった。最近になって，深層学習の有用性がようやく報告されるようになってきた。その成功の要因は，学習アルゴリズムの改善，大規模データの利用，計算機能力の向上である。

---

3) Q. V. Le et al. (2012) Proc 29th Int'l Conf Machine Learning.

学習アルゴリズム

　学習アルゴリズムの基本戦略は，過学習を抑え，画像情報を失わないように，スパースネスを最大化することである．上記のGoogleの研究では，フィルタリング，プーリング，最適化という一連のプロセスを3回繰り返した（**図15.6**）．したがって，9層の深層学習ということになる．なお，フィルタリングでは，200×200画素の入力画像を18×18画素の空間フィルターに通し，プーリングでは，フィルタリングされた5×5要素を集約（プール）する．学習では，フィルタリング層によって情報が失われないように，かつフィルタリング層とプーリング層のスパースネスが最大になるように，フィルタリング層を最適化する．同図からもわかるように，各層を経るごとにベクトルの次元は小さくなっていく．このような最適化問題の解法は，2000年代に飛躍的な進歩を遂げた．

学習パラメータは10億個

　このネットワークでは，パラメータ数が10億個にもなる．通常の機械学習のパラメータ数が100万から1,000万個であることを考えると，桁違いに巨大なネ

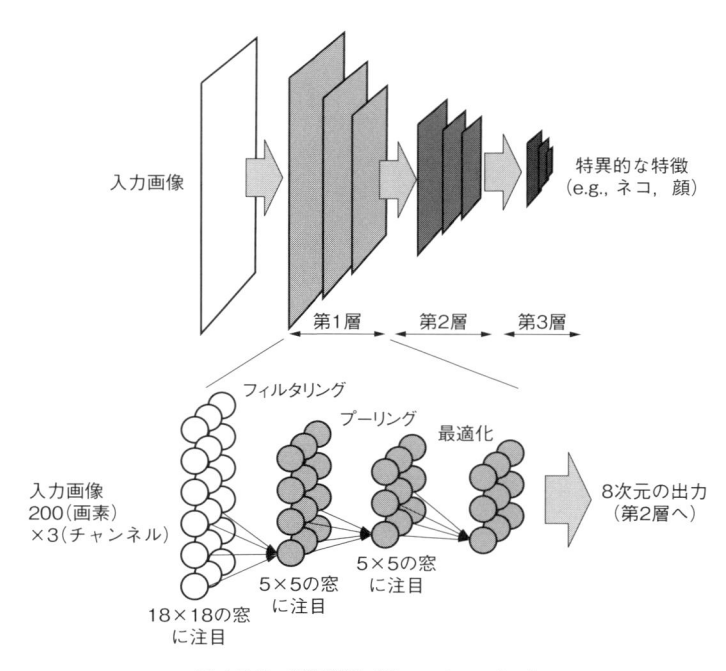

図15.6　深層学習（Deep learning）

ットワークを学習させたことになる。

　このような巨大なネットワークの過学習を防ぐためには，大規模な訓練データを用意しなければならない。そこで，この研究では，インターネットから1,000万枚の画像をダウンロードして訓練データに用いた。また，言うまでもなく，これだけの学習には途方もない計算量を要する。この論文によれば，1,000台のパソコン（16,000コア）を3日間に渡り動かし続けたらしい。

　これが，ビッグ・データ時代における脳研究のスタイルである。伝統的な脳研究では，巨大な脳の原理を解明するために，研究者は豊かな発想とアイデアで果敢に立ち向かった。生理実験では，データの量よりも，職人芸のような手法によるデータの質が命だった。しかし，ビッグ・データ時代では，この研究例からもわかるように，データの量が質を凌駕しうる。

脳はもっと大きい！

　このようにして最適化した人工ニューラルネットワークのニューロンの一つが，ネコに選択的に反応するようになった。この研究成果から，スパース・コーディングが「おばあさん細胞」や「ハル・ベリー細胞」の生成メカニズムと考えてよいだろう。ところで，上記研究のネットワークのパラメータ数は10億個であると述べたが，脳内のニューロン数の100億個，あるいはシナプス数の100兆個には遠く及ばない。このことを考えると，深層学習はさらなる可能性を秘めている。今後の情報技術の進歩により，新たな脳の計算原理の解明が期待されるばかりでなく，さらに高度な人工知能の誕生も楽しみである。

再考：「おばあさん細胞説」と「分散表現説」

　さて，「おばあさん細胞」説のアンチテーゼとして，「分散表現」説が提案されたことは以前に紹介した（第13講）。実際の実験データに基づいて，一次視覚野では，各細胞が方位選択性マップ上で同期しながら，視覚情報を分散表現していると考えられるようになった。その一方で，ヒトの高次視覚野で発見された「ハル・ベリー」細胞をはじめ，「おばあさん細胞」説を支持する実験データも捨てがたい（第12講）。脳の情報表現として，どちらが正しいかという論争は決着しそうにない。しかし，両者は一見矛盾しているようであるが，脳の省エネ戦略という点では本質的に共通しているようだ。

第16講 脳をリバース・エンジニアリングしてみよう
——脳の仕組みを，機能に結びつける

　これまで，大脳皮質の知覚情報処理について，さまざまな特徴を紹介してきた。本講では，これまでの話題を整理するためにも，本書の原点に立ち返り，脳を"リバース・エンジニアリング"することとはどういうことかを例示したい。機能領域から構造領域への順方向の作業が設計だとすれば，構造領域から機能領域を推測する作業がリバース・エンジニアリングである（第1講）。

構造（仕組み）と機能の関係を探る

構造領域の推定

　第1講で，日々，実験室で得られているデータは，構造領域の1ピースであると述べた。これまでに紹介した主要なピースを復習してみよう。

- 100億個の神経細胞：大脳皮質では，100億個と非常に多くの神経細胞がネットワークを形成している（第4講）。
- ハル・ベリー細胞：ヒトの内側側頭葉（高次視覚野）において，女優のハル・ベリーに選択的に反応する神経細胞が発見された。この細胞は，ハル・ベリーの画像にはもちろんのこと，「Halle Berry」という綴りにまで反応した。この例からもわかるように，個々の神経細胞は非常に個性的である（第12講）。
- 機能マップ：脳内にはさまざまな機能マップが作られている。すなわち，類似した特徴を有する神経細胞が集団を形成し，そのような機能集団が空間的に理路整然と並んでいる（第14講）。
- 方位選択性：一次視覚野の神経細胞は，視野内の特定部位にある特定の傾きの線分に選択的に反応する（第12講）。
- ガンマ振動・同期：一次視覚野において，各神経細胞は，ガンマ帯域（30 Hz〜50 Hz）で周期的に活動電位を発生している。さらに，同じオブジェクトの情報表現に参加する細胞は，ガンマ帯域で同期している（第13講）。
- トップダウン入力が支配的：感覚野の解剖学的な特徴として，高次領野からの

トップダウン入力は，末梢神経経路からのボトムアップ入力よりも圧倒的に多い（第3講）。

機能領域の推定

　大脳皮質の視覚野を損傷すると，知覚や認識に支障を来す。したがって，これらの「機能」は大脳皮質で実現されていると考えられる。脳が何かを知覚し認識するためには，どのような機能要素に分解できるだろうか？

- パターン照合：「モナリザ」の錯視を思い出してほしい（第3講）。「偽モナ・リザ」の存在を知ると，偽モナ・リザの見え方が完全に変わってしまう。おそらく，知覚のプロセスは，脳内データベースとのパターン照合によるが，データベースは，自分の経験に基づいて時々刻々と書き換えられている。
- オブジェクト形成：複雑な画像では，パターン照合すべき対象が明確ではない。たとえば，まだら模様の錯視を思い出そう（第13講）。筆者の顔が浮かび上がったとき，白黒のまだら模様が一つの「オブジェクト」を形成した。
- 省エネルギー：脳の消費エネルギーは20Wと，100億もの素子を持っている割に，脳は省エネルギーな情報処理装置だ。常にリソースが限られている生物にとって，省エネは極めて重要な機能である（第15講）。

　これらの事実から，知覚・認識機能は，少なくとも，パターン照合，オブジェクト形成，省エネといった機能要素に分解できそうである。

問題設定―機能領域と構造領域を結びつける

　機能領域と構造領域を推定できたら，図16.1のような問題設定を考えよう。リバース・エンジニアリングでは，構造領域の各要素が，機能領域のどのような要素に対して，どのように有用かを考察する。脳の知覚・認知機能において，構造領域の各要素の効用を整理してみよう。

パターン照合に必要な仕組み

神経細胞の"数"と"個性"

　「ハル・ベリー細胞」のように極めて個性的な細胞が，パターン照合に用いられていると考えてよいだろう。個々の細胞が専門特化したパターン照合器になる

```
         ┌─────────────┐                      実験データ（＝事実）
         │知覚・認識機能│                    ┌──────────────┐
         └──────┬──────┘   ┌─────┐           │100億個の神経細胞│
                │          │     │           ├──────────────┤
         ┌──────┴──────┐   │     │           │ハル・ベリー細胞│
         │パターン照合 │───│     │───        ├──────────────┤
         ├─────────────┤   │  ?  │           │  機能マップ  │
         │オブジェクト形成│─│     │───        ├──────────────┤
         ├─────────────┤   │     │           │  方位選択性  │
         │ 省エネルギー│───│     │───        ├──────────────┤
         └─────────────┘   │     │           │  ガンマ振動  │
                           └─────┘           ├──────────────┤
                                             │トップダウン入力│
                                             │  が支配的    │
                                             └──────────────┘
              機能領域                          構造領域
```

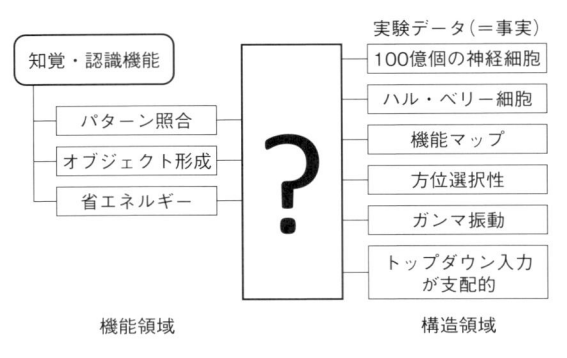

図 16.1　脳のリバース・エンジニアリングの問題設定

とすれば，さまざまな事象を表象するために，多数の素子の確保が必要になる。そのために大脳皮質は巨大化し，ヒトの場合，100億個もの細胞を収容するようになった。したがって，膨大な神経細胞数と各細胞の個性の利用が，大脳皮質の設計思想の一つである。

ところで，網膜から出力される視神経は 10^6 本のオーダだが，一次視覚野の神経細胞は 10^8 から 10^9 個のオーダになる。このように，一次視覚野は，視神経よりも桁違いに多くの神経細胞を用いて情報を表現している。これが，大脳皮質において，神経細胞の個性が許容される理由である。さらに高次領野になると，表象される情報は専門特化するが，その領野の面積（神経細胞数）は一次感覚野と同等のオーダである。したがって，高次領野では，表象すべき情報量に対して，神経細胞数が相対的に多くなり，一次感覚野よりも，ますます神経細胞の個性が豊かになる。

神経細胞を個性化するための戦略

それでは，どうすれば，個性豊かな神経細胞を効率よく生み出せるだろうか？おそらく，機能マップの形成が鍵を握っている。機能マップでは，似たもの同士が近くに集まっている。これらの集団は共通入力を受けている。多様な個性を生み出す戦略として，各細胞は共通入力を受けつつ，隣の神経細胞とは異なる出力を出せばよい。また，共通入力を利用することは，配線長の節約にも有効である（第4講）。

実際に筆者らの研究の結果によると，豊かな個性を生み出すためには，少なくとも二つの戦略がある。第一に，各細胞の抑制を減じ（細胞群の脱抑制＝興奮させる），多くの神経細胞を情報処理に参加させること，第二に，隣の神経細胞に

対して非同期化し，隣の神経細胞とは異なる出力を出すことである（出力の非同期化）。前者の戦略は学習途上で，後者の戦略は学習終盤で用いられている。どちらの戦略も，機能マップを利用して実装されていると考えてよいだろう（第14講）。

　機能マップを作り出すアルゴリズムとして，自己組織化マップを思い出してほしい。自己組織化マップでは，勝者独り占め戦略が取られている（第14講）。このアルゴリズムは，パターン照合器そのものである。このことからも，パターン照合器と機能マップは切っても切り離せない関係にあることがわかる。

次元圧縮による情報のコンパクト化
　一次視覚野の各細胞は，視野内の特定の部位に特定の傾きを持った線分のパターン照合器である。一方，高次視覚野では，「ハル・ベリー細胞」のように極めて抽象的な情報がパターン照合される。ディープ・ラーニングの研究が示唆するところによると，具体的な情報から抽象的な情報へと階層的な情報変換を実現するためには，各階層における情報表現の次元圧縮が鍵になる（第15講）。脳の情報表現での次元圧縮とは，できるだけ少ない神経細胞で，できるだけ情報を失うことなく，外界情報を脳内に表象する方法である。このような戦略は，スパース・コーディングと呼ばれ，おそらく，大脳皮質の計算原理の中核である。スパース・コーディングにより，高次領野のハル・ベリー細胞も一次視覚野の方位選択性も説明できる。

オブジェクト形成に必要な仕組み

複数細胞の情報統合
　一次視覚野の各細胞は，パターン照合によって，視野内のエッジ（線分）情報を半ば自動的に抽出する。これらのエッジ情報から，意味ある「オブジェクト」を形成するためには，各エッジ情報はオブジェクトごとに統合されなければならない。そのために，脳は脳内クロックを発生することで，時間的な同期を情報統合に利用している。具体的には，同一オブジェクトに関わる細胞群は，ガンマ帯域（約 50 Hz）で同期する。なお，ガンマ同期は，抑制性細胞の膜特性や神経回路の共振周波数から巧みに作り出されている（第13講）。

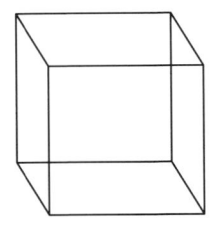

ネッカー・キューブ　　　　　　　　ルビンの壺
（上から見ているか下から見ているか？）　（壺か向き合う顔か？）

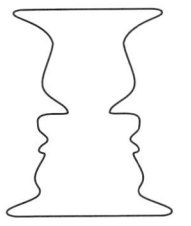

図 16.2　多義図形

記憶のデータベースからの参照

ただし図 16.2 のような多義図形からもわかるように，オブジェクト形成には常に唯一解があるわけではない。おそらく，脳内の記憶の参照により，適切なオブジェクトが形成される。そのためには，高次領野と低次領野の相互作用が欠かせない。実際に解剖学的にもトップダウンな結合が支配的である（第 3 講）。

省エネルギーに必要な仕組み

発火頻度の低減によるエネルギーの節約

情報処理で要するエネルギーを節約するためには，発火頻度の低減を実現すればよい。次元圧縮を実現するための勝者独り占め戦略やスパース・コーディング戦略は，発火数を抑えようとする点で，省エネルギーとしての効用もある。脳が獲得してきた情報表現方法には，省エネの工夫が随所に見受けられる。

神経細胞の維持コストを低減する

同様なスパース・コーディングを実装しても，情報表現のスパースネス（発火頻度の低さ）は領野ごとに異なる。たとえば，一次聴覚野は一次視覚野よりもスパースネスが高い。この謎を解くために，感覚神経の本数と一次感覚野の神経細胞数を考えてみよう。網膜から出力される視神経は 10^6 本，一次視覚野の神経細胞数は 10^8 から 10^9 個であると述べた。一方，聴覚系では，蝸牛から出力される聴神経は約 3 万本，一次聴覚野神経細胞は 10^8 個のオーダになる。ここで，感覚神経の本数から一次感覚野の神経細胞数への増加率を考えると，聴覚系が視覚系よりも圧倒的に大きい。したがって，一次聴覚野では，一次視覚野よりも必然的に情報表現のスパースネスが高くなる。つまり，表現しなければならない情報量

と神経細胞数（面積）でスパースネスは決まる。

　スパースネスの決定要因が，その領野の面積（細胞数）であるとすれば，どのようにして脳は，機能マップ上の面積配分を決めているのだろうか？　この問いの鍵は，おそらく，神経細胞を維持する代謝エネルギーにある。一次視覚野が一次聴覚野と同程度なスパースネスで情報表現を実現しようとすれば，現在よりも多くの神経細胞を必要とする。これらの細胞の維持に必要なエネルギーが，情報表現時にスパース・コーディングで節約できるエネルギーを上回ってしまうと，消費エネルギーの観点からのスパース・コーディングの利点は失われる。このように考えれば，脳内の面積配分も，おそらく省エネ戦略の一環である。

脳は基本的に干渉設計である。最適設計ではない

　これまでの考察をまとめると，図16.3のような思考展開図になる（第1講）。同図では，文中のキーワードを拾い，それらのキーワード間の関係をエッジで結ぶことで，構造領域と機能領域の関係を考えた。エッジが多いキーワードが，脳の情報処理で重要な役割を担っている。

　筆者は学生の頃，要求機能が干渉しあうような設計（干渉設計）は避けるべきだと教わった。脳の思考展開図では，特定のキーワードに対して，さまざまな要求機能からエッジが伸びている。これは，脳が典型的な干渉設計であることを示している。脳が進化のプロセスによる「継ぎはぎ設計」であることを思い出してほしい（第2講）。やはり脳は，全知全能の神による最適設計の賜物ではないようだ。

機能マップは本当に必要なのか？

　このような思考展開図を描くことで，それらしい脳のリバース・エンジニアリングができたような気がする。しかし，その妥当性を覆す実験データも，しばしば報告される。エンジニアたるもの，都合の悪い真実に目をつぶってはならず，真摯に向き合わなくてはならない。たとえば，2003年，筆者にとって衝撃的な内容の論文が発表された。曰く，「機能マップは機能なき構造である」[1]

　この論文では，リスザルの一次視覚野の眼優位性マップが研究対象だった。眼優位性マップも，機能マップの一種として一般的な教科書に登場する。右眼（ま

---

1) D. L. Adams and J. C. Horton (2003) Nature Neurosci 6: 113-114

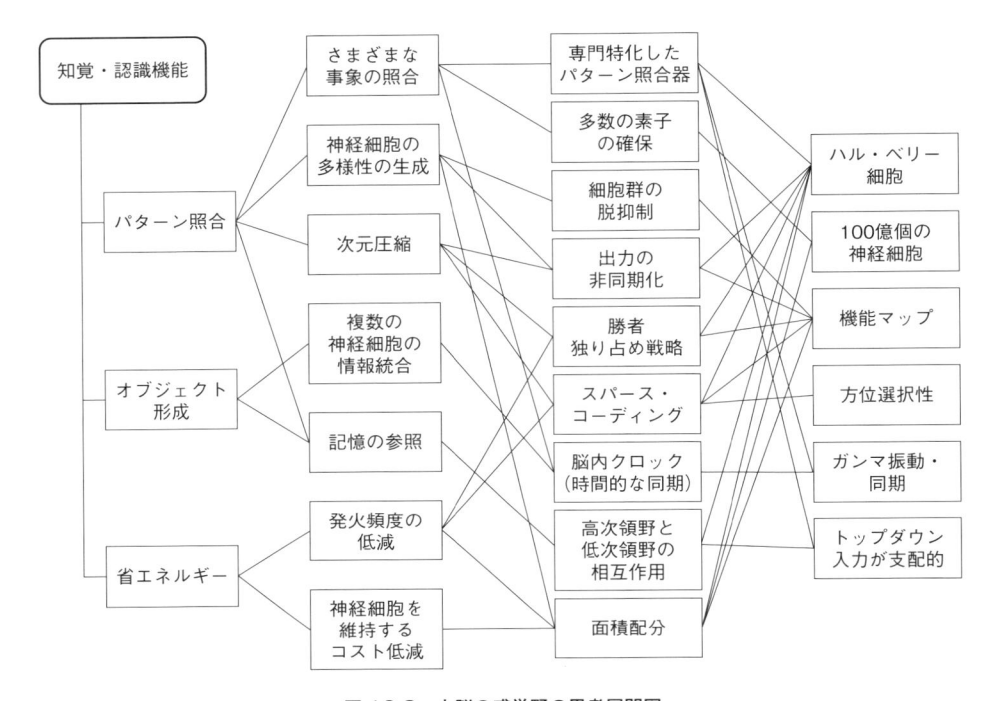

図 16.3 大脳の感覚野の思考展開図

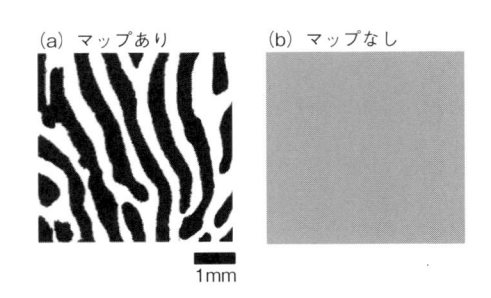

図 16.4 リスザルの眼優位性マップ
(a) マップあり
(b) マップなし
1mm

たは左眼）から入力を受けるニューロンを染色すると，一次視覚野はまだら模様に染まる（**図 16.4**(a)）．すなわち，どちらの眼を処理するかによって，ニューロンは機能集団を形成している．しかし，同じサル山で育てたリスザルの一次視覚野を調べたところ，何と 1/3 のサルには，このような眼優位性マップが全くなかった（図 16.4(b)）！ しかも，これらのサルは，特に視覚に不自由している様子はない．したがって，眼優位性マップのような機能マップには，重要な機能は

ないと結論づけられた。

　この結論をすんなりと受け入れるわけにはいかない。筆者は，機能マップのような脳の構造にロマンを感じながら，研究を続けてきた。どのように反論すればよいだろうか？

　筆者の考えでは，脳は神経反応の多様性を利用しており，その多様性の生成装置が機能マップである（第14講）。もし，この説明が正しければ，機能マップなしでも十分な多様性が生成されれば，機能マップをわざわざ形成する必要はない。逆に，機能マップのような秩序を維持するためには，それなりのコストも必要になるはずだ。このように考えれば，脳は，おそらく，神経活動の多様性を生成するコストと機能マップを形成し維持するコストとを天秤にかけている。上記論文のサル山の環境では，この二つのコストが釣り合っていたため，ある個体には機能マップができて，別の個体にはできなかった。

　同様の謎として，ラットやマウスの一次視覚野には，明確な方位選択性マップがない。これも，多様性を生成するコストと機能マップを形成・維持するコストとのトレード・オフで説明できるかもしれない。種によって，あるいは，同じ種でも生きる環境によって，生存に必要な情報を得る最適な戦略に唯一解はないと筆者は考えている。

情報表現は適応的な柔軟性を示す

　最適な戦略がないことは，生物の情報処理戦略は適応的であると言い換えられる。つまり，生物の情報処理は状況に応じて柔軟に変化し得る。

　もう一度，「おばあさん細胞」表現と分散表現の長所と短所を考察してみたい（図 16.5）。まず，情報表現の容量を考えよう。「おばあさん細胞」表現では，ある刺激に対して反応できる神経細胞は一つである。したがって，20個のニューロンで表現できる情報は，たかだか20個である。一方，分散表現の場合，20ビット，つまり $2^{20}(\fallingdotseq 10^6)$ 個もの情報を表現できるようになる（第13講）。

　それでは，情報表現の消費エネルギーはどうだろうか？「おばあさん細胞」表現では，一つの情報を表現するために，1個の神経細胞が活動している。一方，分散表現では，平均で10個の細胞が活動している。したがって，分散表現の消費エネルギーは，「おばあさん細胞」表現より10倍も大きいことになる。

　つまり，「おばあさん細胞」表現の長所は消費エネルギー，分散表現の長所は情報表現の容量ということになる。大脳皮質には100億個の神経細胞があるので，その容量は最大で100億ビットと天文学的な数字になる。しかし，100億個の神

	分散表現 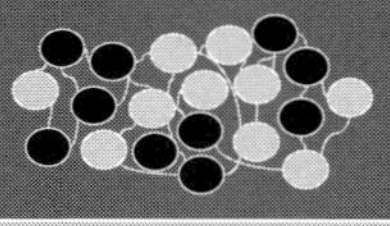	「おばあさん細胞」表現 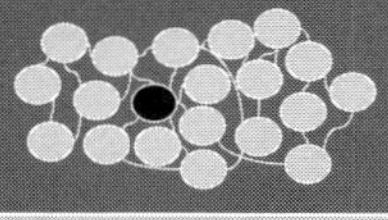
表現できる情報の容量〔個〕	2^{20}（=20bits）	20
1事象の表現に要する活動量（消費エネルギー）	平均で10細胞が活動	1細胞が活動
細胞の個性	画一化（標準化）	多様化（専門特化）

図16.5　分散表現と「おばあさん細胞」表現の比較

経細胞のうち，常に平均50億個が発火していたら，おそらく脳はパソコンのCPUのように発熱し，すぐに壊れてしまうだろう．これを踏まえると，脳にとって適応的な情報表現とは，表現しなければならない情報の容量を確保しながら，表現に要する消費エネルギーを最小化することと言えそうだ．この設計解が，まさに，スパース・コーディングをはじめ，これまで議論してきた脳の特徴である．

リバース・エンジニアリングの落とし穴

　脳を理解する方法，すなわち「脳がわかった！」と思う瞬間は，人それぞれ異なる．

　従来の生物学では，要素還元主義が成功を収めてきた．要素還元主義は，研究対象に階層構造を見つけ出し，上位階層の現象を下位階層の要素で説明する．階層とは，あるときは現象の時間・空間スケールであり，あるときは機能や機構といった概念レベルである．そのような階層性に着目しながら，科学者はさまざまな仮説を立て，それらを検証してきた．その結果，階層間の関係性が，無数の知見として蓄えられてきた．これが，一般的な生物学者・脳科学者にとって，脳を理解する方法である．

　本講では，エンジニアが脳を理解する方法を探るべく，脳の知見を思考展開図の形で再整理してみた．このような思考展開図を描ければ，エンジニアは「わかった！」という気分になれるのではないかと筆者は考えている．この方法は，エンジニアに脳科学の面白さを伝える場合，非常に有効であると筆者は信じている．しかし，そこには二つの落とし穴があることも最後に指摘したい．なお，これらは，普通の機械のリバース・エンジニアリングにも，ある程度は共通しているはずだ．

第一に，「リバース・エンジニアリング」は，構造領域の事実を取り上げるところから始まるが，そこですべての事実を網羅できるわけではない。生物系の論文データベースを調べてみると，年間に何と100万報以上の論文が発表されている！　これらをすべて網羅できないので，思考展開図で取り上げられる事実は，どうしても恣意的になる。本講でも紹介したように，常識に反する例外データも多々ある。すべてを矛盾なく説明することは至難の業である。

　第二に，機能領域の推定も恣意的である。これまでに，我々の知覚・認知機能に注目し，三つの機能要素を抽出したが，これらが必要十分である保証はどこにもない。そもそも，脳は何のためにあるのだろうか？　実は，これが「脳のリバース・エンジニアリング」にとって最も深淵な命題である。その答えのヒントは，次講以降で考察するように，"芸術"である。

Column

オスとメスのかけひき

　Science誌の2014年11月14日号に，動物の行動の進化に関して，非常に興味深い論文が発表されたので，ここで紹介したい[2]。

　利己的なオスは，自分の遺伝子を多く残したいがために，他のオスの子供を殺してしまうことがある。子供を殺されたメスは，授乳する必要がなくなると再び発情するが，これもオスにとって好都合だ。しかし，苦労して生んだ子供を安々と殺されてしまっては，母親も黙ってはいられない。そこでメスは，ある行動を取るようになった（進化した）。それは，メスの乱交である！　子供の父親がわからなくなれば，つまり，自分の子供である可能性があれば，オスは簡単には子供を殺せなくなる。この戦略が奏功すると，オスは子殺しをしなくなる。一方，メスが乱交するようになると，オスはなす術を失い，とにかく他の個体より精子を大量に作ることに進化の淘汰圧が加わるようになった。その証拠として，かつて子殺しがあったが今は子殺しをやめた種では，何とオスの睾丸が大きい！　何とも壮大なオスとメスのかけひきであるが，軍配はメスに上がったようだ。

　生物学では，常に進化上のメリットを考える。そうすると，素朴な疑問に対しても，さまざまな仮説が生まれる。たとえば，上記論文では，子殺し対策として，乱交以外にも一夫一妻制への移行も検証されたが，データから支持されなかった。洗練されたロジックにより，各仮説の妥当性がデータに基づいて検証されていく様子

は実に痛快である。これが，トンデモ科学と本物の科学の決定的な違いである。

　素朴な疑問への回答こそが生物学の醍醐味である。生物学を楽しく学びたいという人には，この醍醐味を何よりも知ってもらいたい。そのための名著として，筆者は，バラシュと（D. P. Barash）リプトン（J. E. Lipton）の著書を薦めている。「何故，一夫一妻制か？」「何故，男性は巨乳好きか？」「（サルでは尻を見れば発情期がわかるのに，）何故ヒトの排卵日はわからないのか？」など，選りすぐりの素朴な疑問が生物学的に詳しく考察されている。

「不倫のDNA—ヒトはなぜ浮気をするのか」，青土社（2001）

「女性の曲線美はなぜ生まれたか—進化論で読む女性の体」，白揚社（2013）

---

2) D. Lukas. and E. Huchard（2014）Science 346: 841-844

第5編　芸術編

第17講　脳と芸術—脳は分布に反応する

　世界的に有名な英国の脳科学者セミール・ゼキ（S. Zeki）は，「美術の目的は脳機能の延長にある」と論じた[1]。その意味は，芸術の目的も，脳の機能も，「ものごとの本質を抽出すること」という点で共通しているということである。これを出発点として，脳の機能に迫るべく，脳と芸術の関係を考察したい。

　芸術家の芸風は日々の鍛錬により確立されていくが，この鍛錬とは，脳への訴求力を高める術を知るための試行錯誤である。したがって，芸術家のさまざまな芸風を考察すると，脳の情報処理のエッセンスが垣間見える。

芸術家による壮大な脳科学実験

ピカソによるオブジェクトの普遍的な表現

　図 17.1 はピカソ（P. Picasso；1881-1973）による「女の肖像」という絵である。この絵に代表されるピカソの不思議な画風はキュビズム（立体派）と呼ばれている。その問題意識は，オブジェクトの普遍的な脳内表象の探求である。ある女性を正面から見ても，側面から見ても，背面から見ても，その女性として脳は認識できる。ピカソは，そのような普遍的な表現方法を探求していたと言われている。このようなピカソの試みにより，脳による普遍的な表現方法がわかったとは言い難いが，その不思議な画風は我々の心を見事に捉えたと言えよう。

---

1) セミール・ゼキ：「ピカソやモネが見た世界　脳は美をいかに感じるか」，日本経済新聞社（2002）

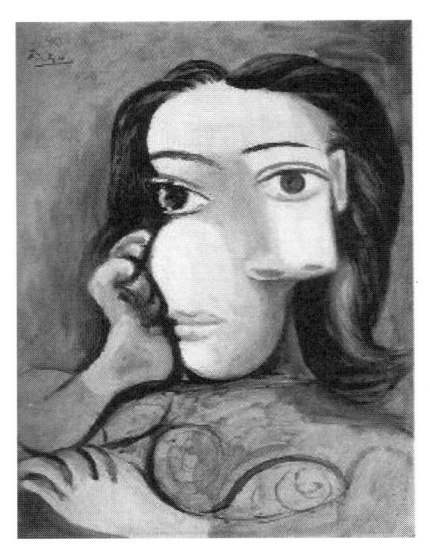

図17.1　ピカソの作品「女の肖像」　　　図17.2　セザンヌの作品「果物かごのある静物」

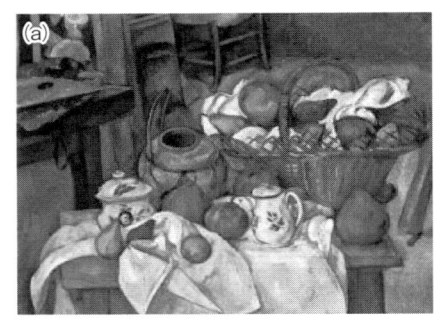

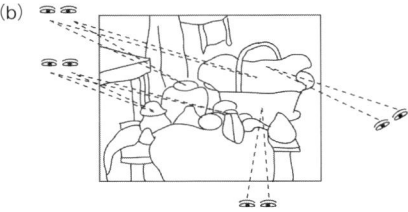

セザンヌの実験

　ピカソより前にセザンヌ（P. Cézanne；1839–1906）も同様の問題意識で絵を描いている。図17.2(a)は「果物籠のある静物」という美術の教科書にも登場する有名な絵である。しかし，よく見ていると何だか奇妙な感じがしてくる。実は，この絵では，図17.2(b)に示したように，視点がオブジェクトごとに異なる。たとえば，壺は口が強調されるように上から，籠の上部は取手が強調されるように斜め前から，籠の下部はバスケットが強調されるように横からの視点で描かれている。このように視点を変えることで，各オブジェクトの機能が強調されている。これが，セザンヌが考えた脳内の表象方法である。

　またセザンヌは，「サント・ヴィクトワール山」を題材にして，さまざまな筆遣いで無数の風景画を描いている。その例を図17.3に示す。読者諸氏は，どのサント・ヴィクトワール山に惹かれるだろうか？

　学生を相手にして講義で多数決をとると，なぜか図17.3(b)か(c)に人気が集中する。その理由は，おそらく視覚野による情報処理の特徴にある。図17.3(a)の筆使いは点描であるが，図17.3(b)や(c)ではエッジが強調されるようになり，そして図17.3(d)は長方形をモチーフに描かれている。我々の一次視覚野の神経細胞は方位選択性を有することを思い出してほしい（第12講）。視覚野の入り口が

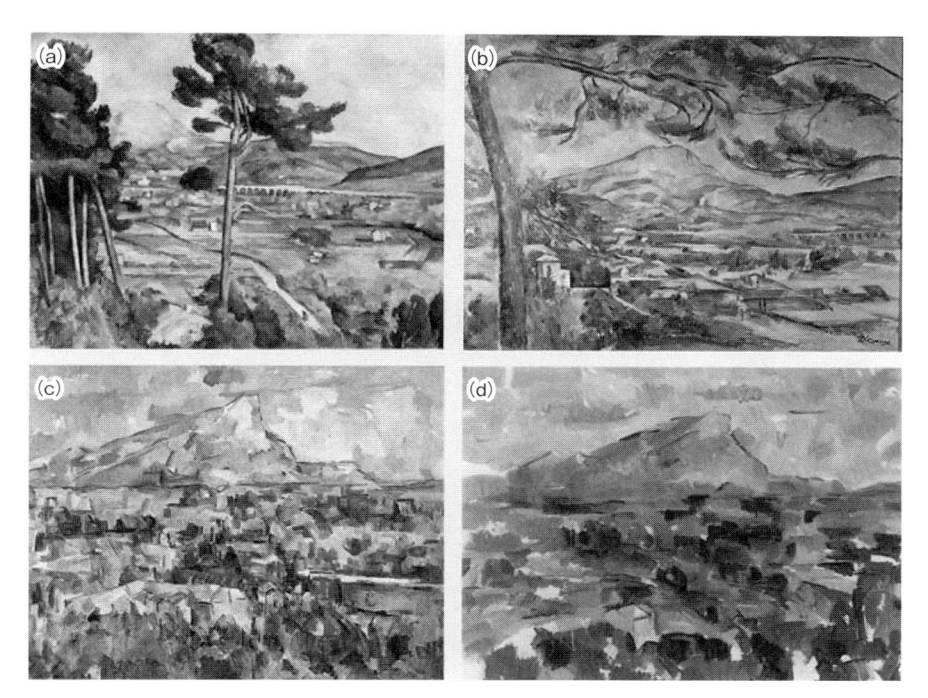

図17.3　セザンヌの作品「サント・ヴィクトワール山」

エッジに特化して反応するのであれば，エッジを強調した画風が我々の視覚野への訴求力を有することもうなずけるだろう．なお，セザンヌの考えでは，長方形が脳への高い訴求力をもつと考えていたようだ．しかし，この仮説は，残念ながら現在のところ，脳科学的には支持されていない．

質感知覚のメカニズム―脳はどのように光沢感を感じるか

リアリズム絵画における光沢感の表現

　図17.4は鶴田憲次による「The Cosmos 水-1（東吉野）」という絵である．どうすれば，このように写実的にキラキラとした水面を描けるのだろうか？　筆者が拝聴した講演会での鶴田氏の言葉を借りると「ちょんちょんちょんと適当に絵具をのせていく」のだそうだ．凡人には想像すらできない芸当だが，知覚のメカニズムを知っていると，実は極めて的確な表現であることがわかる．

167

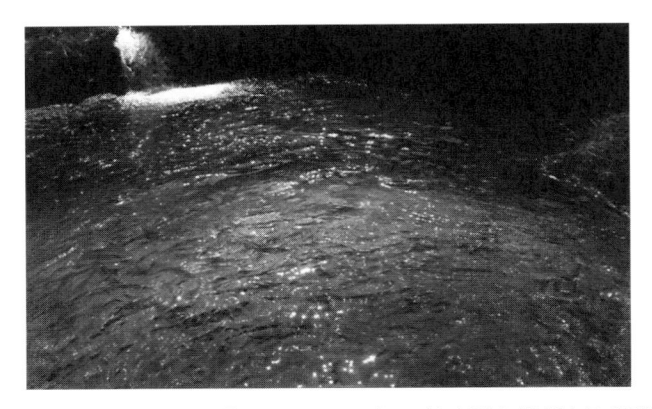

図 17.4　鶴田憲次の作品「The Cosmos 水-1（東吉野）」（許諾を得て転載）

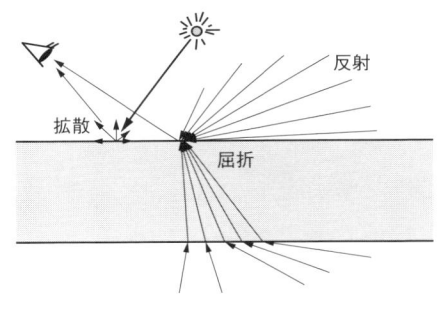

図 17.5　光の拡散，反射，屈折

CGにおける光沢感の物理的な再現

　従来の物理学で光沢感を正確に再現するためには，オブジェクト表面での光の拡散・反射・屈折などを考えればよい（**図17.5**）。つまり，ある方向から，ある地点に光が入射したときに，任意の方向への光の反射を定量化できればよい。これは，双方向反射率分布関数（Bidirectional Reflectance Distribution Function：BRDF）と呼ばれる。BRDFさえ得られれば，コンピュータ・グラフィックス（CG）として再現できる。CG製作の世界ではBRDFは非常に重要な技法であり，そのための種々のBRDF測定装置も市販されている。脳は光沢感を感じるために，任意の入射光と自分の眼に入る反射光に基づいて，BRDFのようなものを推定しているのだろうか？もしそうだとすれば，脳が時々刻々と変化する水面を追える能力は，コンピュータ・グラフィックスの計算量からすれば驚異的である。しかし，そのような膨大な計算リソースが脳内にあるとはとても思えない。

光沢感は輝度分布

　この深淵な謎を鮮やかに解いて見せたのが，NTTコミュニケーション研究所の本吉勇博士（現在，東京大学），西田慎也博士，MITのエドワード・エーデル

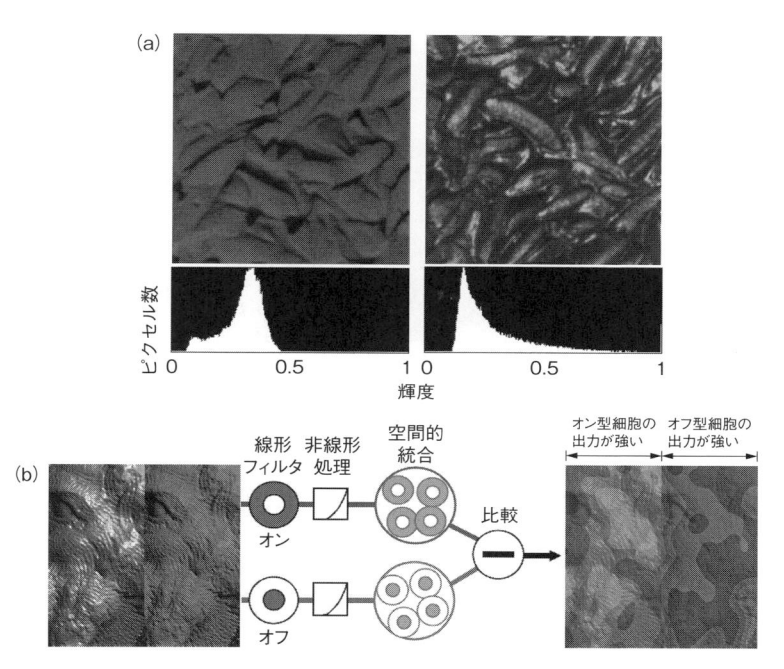

図 17.6　光沢感は輝度分布［許諾を得て文献 2）より転載（出典：MacmillanPublishers Ltd）］

ソン教授（E. Adelson）らによる研究である[2]。図 17.6(a)のサンプル画像を比較すると，左右の平均的な輝度は等価だが，右のほうに強い光沢感を感じる。実は，この質感の差異は，輝度のヒストグラムの歪みである。光沢が強いほど，少数ながら高い輝度を示すピクセルが現れるようになり，輝度ヒストグラムが歪む。このような画像の特徴量の単純な違いに我々の見え方は大きく左右されている！

　大脳皮質の神経細胞は，1000 個から 1 万個のシナプス入力を受けて，活動電位を出力することを思い出してほしい（第 4 講）。このような素子は，周囲の活動の分布に反応していると言ってもいいだろう。したがって，大脳皮質の神経細胞は，分布の特徴を捉えるのは得意なはずである。実際に，図 17.6(b)のような単純な回路を用いて，オン型細胞群とオフ型細胞群（第 12 講）の出力の空間的な平均を取得すると，両者を比較するだけで，輝度分布の歪度を調べられる。

　我々の視覚が周囲の画像特徴の分布に影響を受ける例をもう一つ紹介しよう。図 17.7 は，前述のエーデルソン教授が考えた「チェッカー・シャドウ錯視」で

2）I.Motoyoshi et al.（2007）Nature 447: 206-209

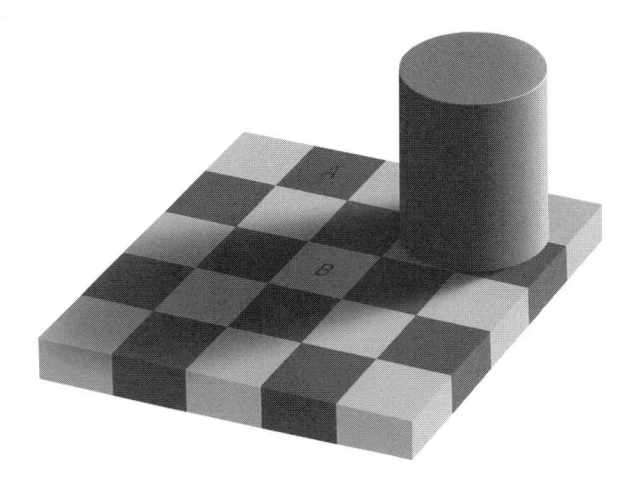

図17.7　チェッカー・シャドウ錯視（Wikipediaより転載。©1995, Edward H. Adelson.）

ある。図中のAとBは同じ色である。一見したところ信じられないが，周囲の模様を隠してみると真実を確認できる。

このような事実を知ると，写実的な絵を描く画家の言葉を理解できるだろう。彼らは，輝度分布に（無意識的に）注意しながら，絵具を置いていたと思われる。写真よりもリアルな絵を描くことこそ，彼らの神髄である。

「美しい」の源は何か

日本人の感性は，欧米人のそれとは異なる。その感覚の差異の源は何だろうか？　この謎へのアプローチは，東京工芸大学の牟田淳准教授の著作が素晴らしいので紹介したい[3]。同氏の研究によると，感性も，普段接する情報の分布で決まっているようだ。

無意識的なプロファイリング

さて，図17.8(a)の図形のうち，どれが美しいだろうか？

一見，無茶な質問に思えるが，回答を強制すれば分布が得られる。実際に調べてみると，なんと日本人と欧米人で分布が異なる（図17.8(b)）！　日本人には「ア」（正方形）と「ウ」（1：1.41の白銀比。日本の一般的な書類の相似形）に

3）牟田淳：「「美しい顔」とはどんな顔か」，化学同人（2013）

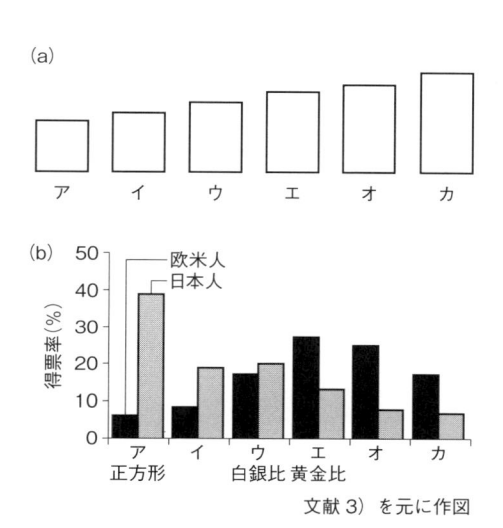

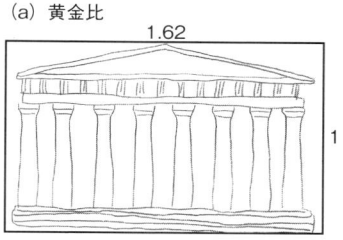

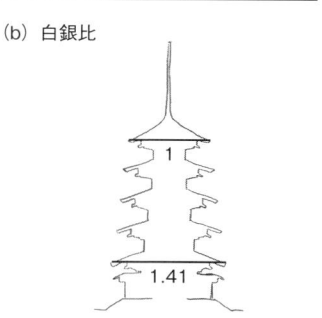

図 17.8　美しいのはどれ？　　　　図 17.9　建造物に見られる黄金比と白銀比

人気がある。一方，欧米人には「エ」（1：1.62の黄金比。名刺の相似形）が人気だ。

次に，少し質問を変えてみよう。

図 17.8 の図形のうち，どれが可愛いだろうか？　その結果，圧倒的に正方形に回答が集中する。また，「どれが子供っぽいか」と問うと回答は正方形に集中し，「どれが大人っぽいか」と問うと，（予想通り）もっとも縦長の「カ」に回答は集中する。この結果からも，我々は抽象的な印象を無意識的に持ってしまうことがわかる。つまり，大人っぽいものは子供っぽいものより縦に長い（縦横比が大きい）印象があり，子供っぽいものは可愛いので縦横比が小さい印象が強い。

このように，ものごとの印象は，無意識的なプロファイリング（分析技法）で決まる。

ヒトは見なれたものを美しいと思うようになる

そのプロファイリングのメカニズムの一つとして，「単純接触効果」を紹介しよう。

単純接触効果とは，可もなく不可もないニュートラルな刺激に繰り返し接すると，その刺激への好意度や印象度が高まるという効果である。つまり，見れば見

171

るほど，聞けば聞くほど，好きになるという現象である。

　生存競争が激しい環境で生き残るためには，危険な情報をいち早く察知しなければならない。可もなく不可もないニュートラルな刺激は，少なくとも危険ではない。そのような刺激を頻繁に受け取ると，安心感に変わっていく。これが，単純接触効果の基本的なメカニズムであると考えられる。

　さて，体格や衣服の差異（着物と洋服）を考えると，おそらく，欧米人は日本人よりも縦長である。したがって，日本人は欧米人よりも，ずんぐりむっくりな形を頻繁に目にし，その結果，好むようになったと考えられる。また，歴史的建造物を見ても，たとえばパルテノン神殿は黄金比を基調にしているが，法隆寺は白銀比を基調にしているそうだ（図 17.9）。

どんな容姿が美形と言われるのか

大勢の顔を平均すると魅力的になる!?

　図 17.10 を見てほしい。どの顔が魅力的だろうか？

　顔の魅力に関する研究には長い歴史がある。その結論の一つが，魅力的な顔の要件は平均顔であることである。図 17.10 は，筆者の研究室メンバー 8 名の写真を元に，顔のモーフィング技術を利用して[4]，まず二人ずつ，次に四人ずつ，さらに全員と合成してみた。もし，平均顔説が正しいとすれば，全員を合成した顔が最も魅力的に見えるはずである。

　平均顔説を初めて唱えたのは，フランシス・ゴルトン卿（Sir Francis Galton；1822-1911）[5]である。彼は，合成した肖像画は見栄えが良くなると，1878 年の Nature 誌に初めて報告している[6]。その理由は，不規則な特徴が目立たなくなるからとしている。その後もゴルトンは合成画の研究を続け，1908 年まで合計 6 報もの関連研究を Nature 誌に報告している。

　なるほど，平均顔説には説得力がある。単純接触効果に基づいても，よく見る顔の特徴，つまりは顔の平均的な特徴を好きになっていくと考えれば，平均顔説は理に適っている。

---

4) http://www.morphthing.com/
5) 近代統計学の確立に貢献。チャールズ・ダーウィンの従兄で，優生学を初めて唱えたことでも有名。
6) F. Galton（1878）Nature 18: 97-100

第5編　芸術編

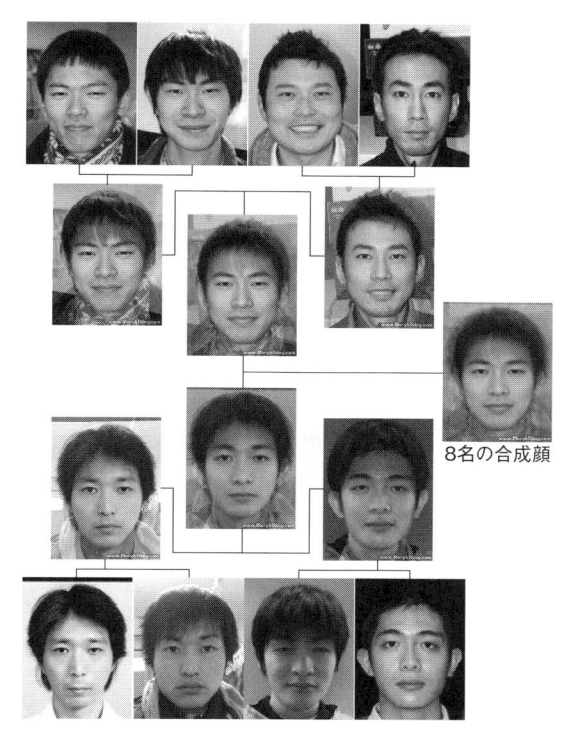

図 17.10　美男子はどれか？（最上段と最下段がオリジナル顔写真）

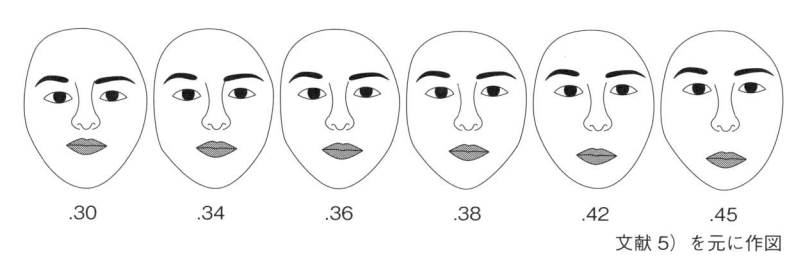

.30　　　.34　　　.36　　　.38　　　.42　　　.45

文献 5）を元に作図

図 17.11　顔の黄金比!?

普遍的な美形は存在するか

　平均顔説の一方で，美には普遍的な特徴があるという仮説も根強い。最近の研究では，目の位置と口の位置が，どのように顔の魅力に影響するかが詳しく調べられている[7]。一枚の顔写真を元にして，**図 17.11** のように目と口の位置を変え

---

7) P. M. Pallett et al.（2010）Vision Res 50: 149-154

173

たサンプル画像を作り，それぞれの画像の魅力度を被験者に答えさせる。その結果，顔の長さに対する目から口までの長さが 0.36 のとき，顔の魅力度が最大になった。ところで，魅力的な顔が黄金比に基づいて決まるのであれば，黄金比は 1.618 なので，顔の長さに対する目から口までの長さの最適な比は $(1.618-1)/1.618 = 0.382$ となる。一見すると，0.36 は黄金比に近い。しかし，残念ながら，統計的には 0.38 とは等しくないという結果となった。むしろ，0.36 は平均値に近い。つまり，この研究も平均顔説を支持する。

時と場所によって "美しい" は異なる

驚くべきことに，ドラえもん，ちびまる子ちゃん，となりのトトロなど，日本の子供向けアニメのキャラクターの縦横比は白銀比であることが多い（図17.12)[3]！ つまり，キャラクターを作ったアーティストは，日本の子供にとって美しく，可愛いと思われる特徴を見事に抽出しているわけだ。

このような筆者の講義を聴講した学生の一人が，非常に興味深い事実をレポートに書いてくれた。なんとポケットモンスター（ポケモン）のピカチュウの縦横比が，図 17.12(b) のように，昔と比べ伸びているというのだ！ ポケモンと言えば，欧米をはじめ，世界各国で放送され人気を博している。このようなグローバル化への対応のため，ピカチュウが日本仕様から欧米仕様になった可能性がある。そう言えば，長寿番組のサザエさんも，キャラクターが年代ごとに微妙に異なる。これも，平均的な顔や身体の特徴の経年変化を反映しているかもしれない。

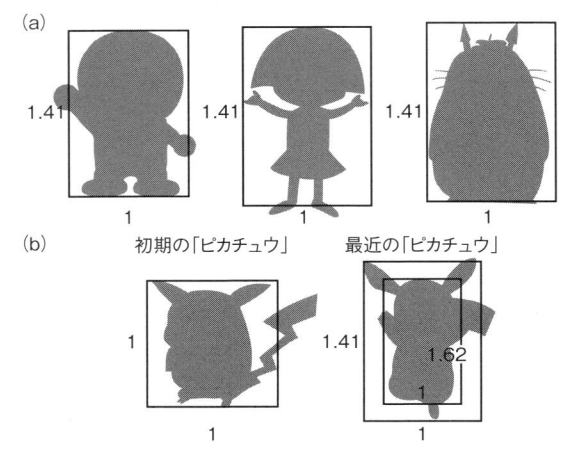

図 17.12 人気アニメのキャラクター

Column

「美しい」の定義

　通常の心理実験では,「美しい」という用語は使わない。その定義が，人によって変わるからである。その代わりに，好き嫌いや魅力度を尋ねる。それはさておき，「美しい」とはどういう意味だろうか？　インターネット上の大辞林によると，次のようになる。

(形)［文］シク　うつく・し

一　①視覚的・聴覚的にきれいで心をうつ。きれいだ。醜い「—・い絵」「—・い音色」「容姿が—・い」

　　②精神的に価値があって人の心をうつ。心に深い感動をよびおこす。清らかだ。「—・い友情」「心の—・い人」

二　①（肉親に対して）しみじみとした深い愛情を感ずるありさま。いとしい。「妻子（めこ）見ればめぐし—・し／万葉集800」

　　②（特に小さなもの・幼いものなどについて）小さくて愛らしい。かわいらしい。「—・しきもの，瓜にかきたるちごの顔／枕草子151」

　　③細部まできれいに整っている。申し分がない。「大学の君その日の文—・しう作り給ひて進士になり給ひぬ／源氏乙女」

　　④（連用形を副詞的に用いて）

　　　⑦心や行動がさっぱりしているありさまを表す。きれいさっぱり。

　　　　「お前は岑さんに—・しく別れて／人情本・英対暖語」

　　　⑦穏やかに。静かに。

　　　　「—・しう頼まんしたらば／歌舞伎・助六」

原義は「二①」らしい。すなわち，「愛しい」とか「かわいらしい」という意味合いが強い。

　これを知ると，心理物理実験において，日本人が正方形と黄金比の二種類に美しさを覚えたことや，日本人と欧米人との感覚が異なることが理解できるように思える（図17.8）。

第18講 好き嫌いの法則性—ヒトの"好み"に作用する進化の淘汰圧とドーパミン報酬信号

　人間の"好き嫌い"の情感の要因として，前講では単純接触効果を紹介した。しかし，言うまでもなく，単純接触効果だけで，われわれの複雑な嗜好性や個人差を説明できるはずもない。本講は，それ以外の生物学的な要因として，進化の淘汰圧と，ドーパミン系の特徴を考察したい。

魅力的な異性の要件—進化の淘汰圧とナイス・バディの法則

「くびれ」説

　前講では魅力的な顔の要件を紹介したが，それと同様に，魅力的な身体（すなわち，「ナイス・バディ」）の要件も調べられている。

　もっとも有名な研究では，男性向き大衆誌の老舗である「プレイ・ボーイ」誌のグラビアを分析したものがある[1]。グラビアに登場する女性は，その時代の憧れである。逆に，時代にかかわらず普遍的な身体的特徴があれば，それが魅力の要因を解明する手がかりになるかもしれない。たとえば，体重を調べてみると，時代とともに減少傾向にある。これは，現代人は1950年代の人より軽い身体を好むことを示唆している。すなわち，好まれる体重は時代とともに変化するわけだから，体重は女性の美の普遍的な特徴ではない。ところが，非常に興味深いことに，ウエストとヒップの比率は，どの時代でも0.7とほぼ一定値だった（図18.1）。さらに，同様の結果は，1920年代から続くアメリカのミスコンの優勝者の体形でも認められた。すなわち，腰回りの「くびれ」こそ，魅力的な身体の普遍的な特徴である可能性がある！

　ところで，なぜ，「くびれ」に魅力を覚えるのだろうか？　生物学の考察では，進化や生殖に答えを求めることが多いが（第16講コラム），その模範的な考察の例は次のようになるだろう。妊娠している女性に「くびれ」がなくなることを考えれば，「くびれ」のない女性を好む個体は，生殖の機会を失うため淘汰される。

---

1) D. Singh (1993) Journal of Personality and Social Psychology 65: 293-307

やせ形

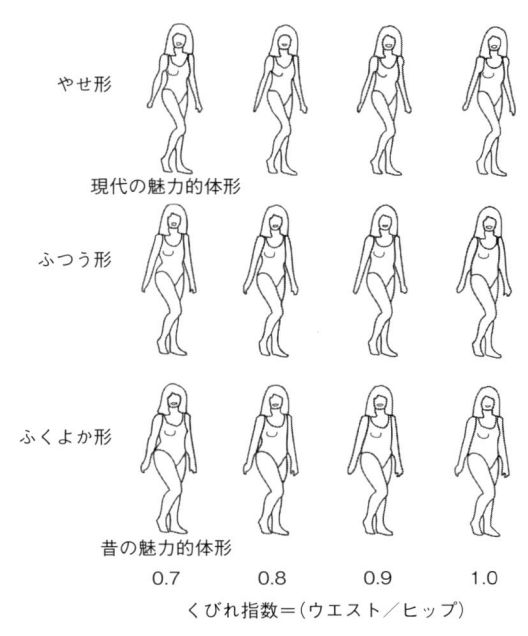

現代の魅力的体形

ふつう形

ふくよか形

昔の魅力的体形
0.7　　0.8　　0.9　　1.0

くびれ指数＝（ウエスト／ヒップ）

文献1）を元に作図

図18.1　魅力的な体形の要件

平均体形説

　ところが,「くびれ」説の発表から5年後, その反証がNature誌に発表された[2]。この研究では, 新聞もテレビもない南米の未開の村で, 同様の調査が実施された。その結果, 全く逆の傾向が得られた。すなわち, 南米の未開の村では,「くびれ」がない体形ほど, 魅力的で, 健康的で, 結婚したくなるというのだ！

　「くびれ」説では, 単純接触効果の影響が考慮されていない（第17講）。すなわち, アメリカでは, どの時代でもウエストとヒップの比率の平均が0.7で, 南米の未開の村では1に近かった可能性がある。ただし, 0.7という値は, 欧米やアジアなど, さまざまな地域で万国共通に確認されていることから,「くびれ」説も捨てがたい。一方, メディアの発達により, 世界中のどこにいても世界各地の情報にさらされるため, 各地の典型的な体形と魅力的な体形が一致しなくなった可能性もある。

　南米の未開の村は何らかの事情で例外と扱われるべきで「くびれ」説は正しい

---

2) D. W. Yu and G. H. Shepard (1998) Nature 396: 321-322

のか，あるいは，「くびれ」説は誤りで単純接触効果の再確認か，その後の結論は得られていない。おそらく，両方の要因が効いているはずである。

月経周期による魅力度の変化

　女性には月経がある。これは，生殖可能性に月周期があることを意味している。「くびれ」説で少し触れたように，魅力と生殖可能性が関係あるならば，女性の魅力にも月周期があるはずである。この仮説をもっとも印象的に裏付けたのが，ストリップ・ショーのダンサーが稼ぐチップを調べた研究である[3]。この研究では，チップ額は，排卵日付近では月経前よりも2.5倍も多いことがわかった！　なお，対照実験として，ダンサーにピル（経口避妊薬）を服用させてみると，チップ額の月周期は消失した。

　よく知られているように，月経前にはホルモンのバランスが変化する（第6講）。したがって，気分や行動が変化しても全く不思議ではない。月経周期に沿って，女性が好む男性のタイプも変化するという報告もある。月経前後では協調性がある男性が好かれるが，排卵日付近ではたくましい男性が好まれるようだ[4]。女心は変わりやすいというが，その背後には，強い子孫を残そうという進化の淘汰圧がありそうだ。

月経周期で容貌が変わる

　驚くべきことに，顔や身体の外形も月経周期に連動して変化しているようである。排卵日の数日前と数日後に女性の顔写真を撮り，どちらが魅力的かをアンケート調査した研究がある[5]。一般的には，排卵日の数日前は性交渉により受胎しやすく，排卵日の数日後は受胎しにくい。この調査の結果，統計的に有意に多くの人（55％～60％）が，排卵日の数日前は，数日後よりも魅力的に見えると答えた！　ただし，残念ながら，男性からの回答には女性ほどの有意差は得られなかった。女性からのシグナルに対して，男性が鈍感であるということは，古今東西の一般的な傾向であろう。

　このように，受胎しやすい時期に女性の魅力は向上するようである。顔のどこが変わっているかは，残念ながら定かではない。おそらく，血色が良いとか，表情が穏やかになるとか，（男性が気付けないほどの）微妙な特徴が変化している

---

3) G. Miller et al.（2007）Evolution and Human Behavior 28: 375-381
4) I. S. Penton-Voak et al.（1999）Nature 399: 741-742
5) S. C. Roberts et al.（2004）Proc Biol Sci 271 Suppl 5: S270-272

ものと思われる。

月経周期で身体各部の対称性が変わる

さらに驚くべきことに、身体全体の形までもが月経周期に連動して変化している。ノギスを用いて、身体各部の大きさを毎日計測した結果、左右の対称性が月経周期に連動して変化していた[6]！ 排卵日付近には、各指、耳、乳房など、身体各部は左右対称になる。

機械設計者ならば、機械の構造的なバランスには注意を払うであろう。機械の構造には対称形がしばしば用いられる。それが、物理的にも経験的にもバランスが良いからである。おそらく、生物も同じである。現在のような左右対称な身体構造は、長い進化の過程で得られた設計解である。また、DNAに傷がつくと、身体の一部の対称性が崩れてしまう。したがって、左右対称な身体は、経験的には、健康なDNAの証にもなる。

このように考えれば、排卵日付近で身体各部が左右対称になる現象は、魅力の生物学的なアピールになる。実際に左右対称な容貌の男性は、魅力的であり[7]、多くのパートナーとの性交渉の機会に恵まれるらしい[8]。女性の顔の月周期も、このような対称性に関係している可能性が高い。

娘が父親の匂いを嫌う理由

最後に、女性の匂いの好き嫌いと遺伝子型との関係を調べた研究を紹介しよう[9]。この研究では、男性が2日間も着替えなかったシャツの断片を試験管に入れ、その匂いの好き嫌いを女性に回答させた。その結果、主要組織適合遺伝子複合体（major histocompatibility complex：MHC）と呼ばれる免疫反応に関わる遺伝子領域において、自分とは異なる遺伝子型の男性の匂いが有意に好まれた。進化の過程では、さまざまな遺伝子が交配（雑種化）され、遺伝的な欠陥が排除されることが、強い子孫を残すうえで有利に働く。つまり、同じMHCを有する配偶者と子孫を作ると、子孫の免疫系が弱くなってしまう。したがって、自分とは異なるMHCを有する個体の匂いに惹かれるように、遺伝子レベルでプログラムされた個体が、現在まで生き残ってきたと考えられる。なお、この研究の対照実験で

---

6) J. T. Manning et al. (1996) Ethology and Sociobiology 17: 129-143
7) D. I. Perrett et al. (1999) Evolution and Human Behavior 20: 295-307
8) R. Thornhill and S. W. Gangestad (1994) Psychol Sci 5: 297-302
9) C. Wedekind et al. (1995) Proc Royal Soc Lond B 260: 245-249

は，女性被験者にピルを服用させたところ，女性の嗜好性が完全に逆転した！やはり，魅力は進化の淘汰圧に密接に関係するようだ。

　ところで，娘と父親のMHCは同型である。娘が年ごろになると，「パパは臭い」と苦言を呈するようになる。これは加齢臭のためではなく，同じMHCの匂いを敬遠していると筆者は考えている。生物学的には，きわめて妥当な戦略である。

ドーパミンによる報酬信号

　嗜好性を決める要因として，集団レベルでは単純接触効果や，進化の淘汰圧が考えられるが，個体レベルになると，刺激に伴う情動的な経験が支配的になる。当然のことながら，報酬を伴う刺激は好きになっていくし，痛みを伴う刺激は嫌いになっていく。現在のところ，脳内の報酬信号は，中脳の腹側被蓋野から大脳皮質へ放出されるドーパミンであると考えられている。したがって，中脳でドーパミンを放出する神経細胞（中脳ドーパミン細胞）が，我々の嗜好性に多大な影響を及ぼしているが，その特徴は一筋縄ではない。さまざまなドーパミン細胞の特徴から，生物の嗜好の法則性を考察しよう。

報酬に反応

　言うまでもなく，中脳ドーパミン細胞は報酬に反応する（**図18.2**(a)）。逆に，ドーパミン系の刺激は，強力なインセンティブになる。たとえば，ラットがスイッチを押すと，腹側被蓋野に刺激を与えられるようにしておくと，ラットは，取り憑かれたようにスイッチを押し続ける。その様子は快楽を貪るかのようなので，腹側被蓋野は「快楽中枢」と呼ばれている。

　また，魅力的な異性を見ると，ドーパミン系が反応する。強い子孫を残すことを考えれば，魅力的な異性の存在そのものが，各個体にとって大きな報酬であるということだろう。

報酬を予測させる刺激に反応

　特定の刺激（条件刺激）の数秒後に報酬が得られることをサルに学習させる。その結果，ドーパミン細胞は，学習序盤では報酬に対して反応するが（図18.2(b)），十分な訓練後には条件刺激に反応するようになる（図18.2(c)）。学習により，報酬を確実に予測させる刺激は，報酬と等価になったようである。なお，こ

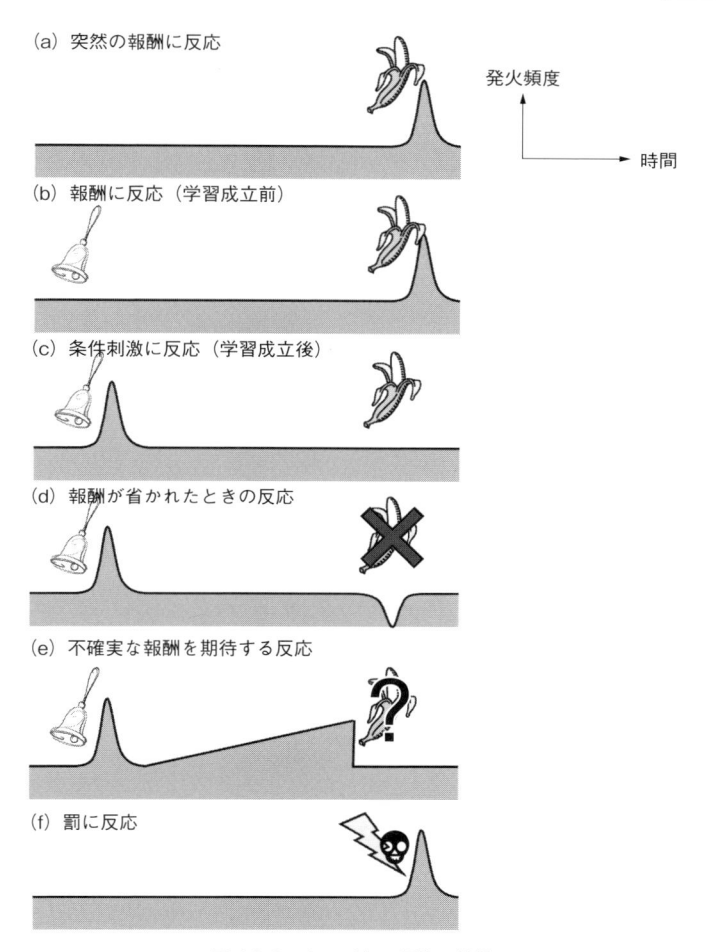

図 18.2　ドーパミン細胞の特徴

の報酬が省かれるとドーパミン細胞は意気消沈し，活動レベルが一時的に下がる（図 18.2(d)）。これらのドーパミン細胞の反応は，「報酬誤差信号」とも考えられる。この発見は，脳内に「強化学習システム」が実装されていることを示唆しており，その後の脳科学に多大な影響を与えた[10]。

---

10) W. Schultz et al. (1997) Science 275: 1593-1599

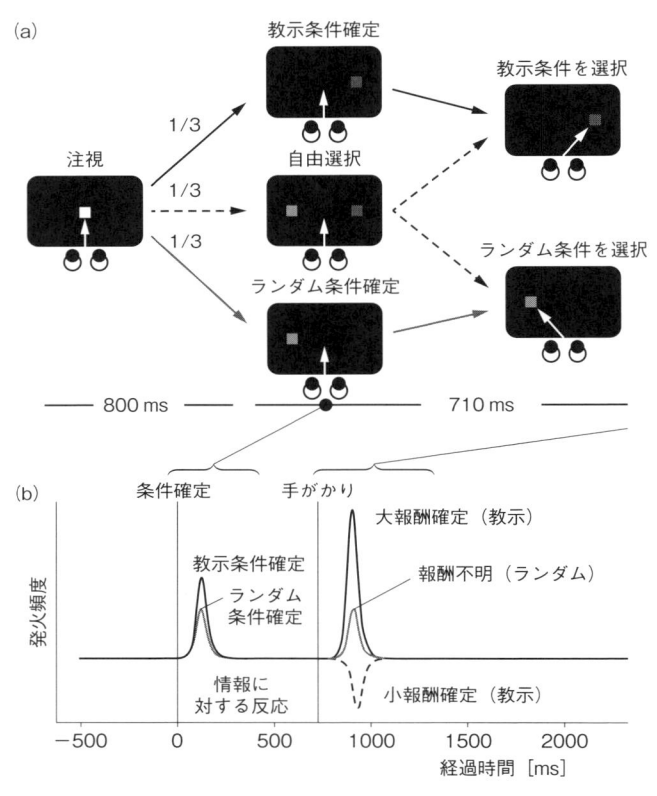

図 18.3　情報に反応するドーパミン細胞

不確実な刺激に反応

　自然界では報酬前に必ず現れる刺激はない．そこで，上記(2)の実験において，条件刺激後の報酬を特定の確率で提示してみた．その結果，ドーパミン細胞は，報酬を期待する反応を示した！　この報酬期待反応は，報酬予測反応の後に徐々に高まっていく．報酬期待反応のピーク値は，報酬確率が 50 % のとき，すなわちもっとも不確実な条件において最大になった（図 18.2(e)）[11]．

　得られるか得られないかわからない不確実な報酬を期待する楽観性は，進化の淘汰過程で有利に働くのだろう．そのような楽観性は，われわれの脳内ではドーパミン細胞の反応に直接現れているようだ．また，このような報酬期待反応を知ると，なぜギャンブルのような不確実な行動に快感を覚えてしまうかもわかるだ

---

11) C. D. Fiorillo et al. (2003) Science 299: 1898-1902

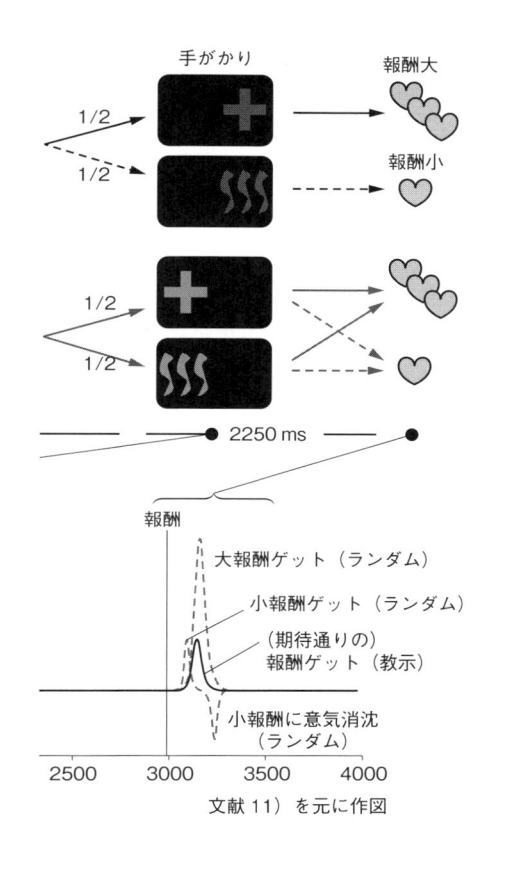

ろう。パチンコ産業の市場規模は，平均的なサラリーマンの給料減により縮小傾向にあるものの，それでも20兆円と巨大である。この巨大市場はドーパミン細胞のおかげである。あるいは，気紛れな女子がモテて，律儀な男子に魅力が欠けるという理不尽な経験則も，ドーパミン細胞の特性によるのかもしれない。

痛覚に反応

　脳科学では，しばしば，常識がいとも簡単にひっくり返ってしまう。報酬信号と考えられてきたドーパミン細胞だったが，それまで調べられてきた場所に隣接した部位では，ドーパミン細胞は痛覚刺激にも反応することがわかった（図18.2(f)）[12]。最近の仮説によると，ドーパミンは，ある部位では報酬信号として用いられ，別の部位では顕著度に関わる信号として用いられている[13]。顕著度とは，報酬か罰か（情動価）に関わらず，生きるうえで，どれくらい重要かという指標である。そのように考えれば，ドーパミンの用途は一貫した設計思想にも思える。しかし，ドーパミンは報酬と罰の両情報を担うとすれば，脳内では両者が混信する可能性が生じてしまう。それが，個々の嗜好性を複雑にしていると筆者は考えている。

未来の情報に反応

　最後は少し複雑な実験になるが，ドーパミン細胞は，未来に得られる報酬の情報にも反応することが示されている[14]。この実験でも，サルは条件刺激に続いて

---

12) F. Brischoux et al. (2009) Proc Natl Acad Sci U S A 106: 4894–4899
13) S. Lammel et al. (2012) Nature 491: 212–217
14) E. S. Bromberg-Martin and O. Hikosaka (2009) Neuron 63: 119–126

報酬を得る。ただし，実験条件には教示条件とランダム条件が2種類ある。両条件の報酬量は等しいが，条件刺激の意味合いが異なる。教示条件では，条件刺激によりあらかじめ報酬量が知らされるが，ランダム条件では，条件刺激はダミーで報酬量は最後までわからない（図 18.3(a)）。サルが実験条件を選べるようにすると，教示条件を選ぶようになる。このときの神経反応を調べると，ドーパミン細胞は，上記の(1)や(2)で紹介した報酬や報酬予測反応に加えて，教示条件の条件刺激に強い反応を示すことがわかった（図 18.3(b)）。このドーパミン反応が，教示条件への嗜好を生み出していると考えられる。つまり，未来の情報が報酬になっているということだ。

　入試の後，合否がわからぬまま過ごす日々は，何も手につかない。そのような日々を過ごすより，願わくは，さっさと結果を知り次の行動に備えた方がよい。自然界でも未来の情報を知れば，おそらく生存の可能性は高まる。したがって，われわれの脳は，基本的に何でも知りたがるように作られているはずだ。そのために，ドーパミン系が，未来の情報に反応するように発達したとすれば，それは進化の過程における素晴らしい発明である。また一方で，このようなドーパミン系が，われわれの嗜好の複雑化や多様化に拍車をかけていることも疑いない。

Column

"身体"は"目"ほどにものを言う!?

　「目は口ほどにものを言う」ということわざもあるように，顔の表情には本音が反映されていると，我々は，常識的に考えている。だから，我々は，他人の顔を覗き込み，その人の感情を推しはかろうとする。実際に，どのように他者の感情を判断するかをアンケートで尋ねてみると，8割の人は表情から判断すると答える。しかし，最近の研究により，この常識が覆されている[15]。

　図 18.4 は，プロ・テニス選手の勝敗が決した瞬間の身体ポーズと表情である。勝ったときは雄叫びをあげて喜び，負けたときは叫びながら悔しがる。さて，同図の各表情は，勝った瞬間だろうか，それとも，負けた瞬間だろうか？　おそらく全くわからない（答は図の右下）。なんと，感極まったときの表情は，嬉しいときも，悲しいときも，ほぼ同じなのである！　勝ったときの顔を負けたときの身体に貼り

---

15) H. Aviezer et al. (2012) Science 338: 1225-1229

第 5 編　芸術編

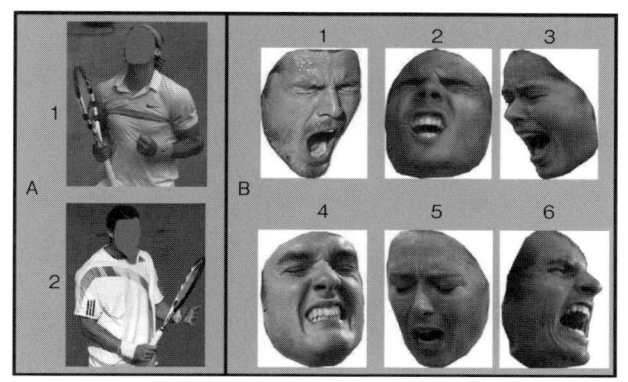

A1 勝，A2 負，B1 負，B2 勝，B3 勝，B4 負，B5 勝，B6 負
［許諾を得て文献 15）より転載（出典：American Association for the Advancement of Science）］

図 18.4　身体は顔ほどにものを言う

付けてみると，その表情は悔しそうに見える。逆もまた然りだ。このように，顔の表情だけだと，感極まったことは分かるが，嬉しいのか悲しいのか，すなわち，情動価はわからない。むしろ，顔にモザイクをかけて，身体だけを見せたほうが，情動価を評価できる。常識に反して，感情情報は，表情よりも身体に表現されている。実際には「身体は目ほどにものを言う」のである。

　この結果から，脳内の情動価の計算では，文脈（コンテクスト）が重要な役割を担っていると示唆される。本講で紹介したドーパミン細胞だけではなく，情動系と呼ばれる脳の領域（眼窩前頭皮質，島皮質，扁桃体，線条体，側坐核など）は，多くの場合，報酬にも罰にも反応する。おそらく，個体の生存にとって，刺激の情動価（嬉しいか，悲しいか）よりも顕著性（重要か，どうでもいいか）が重要で，情動価は文脈で判断しても差し支えないのだろう。

第19講 **芸術の法則性と芸術家の芸風**
　　　　――芸術のエッセンスは脳への訴求力

　芸術にはさまざまなルールがある。たとえば，多くの音楽家は，楽典と呼ばれるルールを習得し順守している。その一方で，芸術家には芸風・作風がある。ベートーベン（L. van Beethoven；1770-1827）もモーツァルト（W. A. Mozart；1756-1791）も，多くの人々に感動を与えたが，それぞれの芸風は大きく異なる。このようなルールや芸風は，どのようにしてできたか，また，どのような意味をもつのか，脳科学の視点から考察したい。

音楽と 1/f ゆらぎ

自然界の音にはゆらぎがある

　自然界で起こる現象は，一見して一定に見える現象であっても，実際には不安定にゆらいでいる。このゆらぎ成分を調べると，そのスペクトルは周波数 f に反比例し，1/f に近い傾きを持っていることが多い。このようなゆらぎは，1/f ゆらぎとか，1/f 雑音と呼ばれている。1/f ゆらぎは，自然界の普遍的な現象として，昔から盛んに研究されてきた。不思議なことに，知覚情報の 1/f ゆらぎは，われわれに安心感や心地よさを与えるとされている。なぜ，ゆらぎが人間の心理に影響を及ぼすか，この理由を考えてみたい。

　自然界の音環境を考えてみよう。自然界の音源は，さまざまな周波数成分を持つ波の集まりであり，コンピュータのように正確な波形を作り出せず，当然のことながら時間の経過とともに，ゆらいでいる。逆に，ゆらがない音は，自然界では"不自然"である。音のゆらぎを調べるためには，音程（音高またはピッチ）や，音の大きさ（振幅）の時間変化に注目する。たとえば，音のピッチのゆらぎとは，ピッチの時間変化の周波数スペクトル（どの周波数帯域で振幅が大きいか）で定義できる。我々の声をはじめ，心拍音，小川のせせらぎなど，自然界の音の多くは，ピッチや振幅のスペクトルが 1/f に近い傾きを示す。自然界に 1/f ゆらぎが蔓延しているならば，単純接触効果により，そのゆらぎを好むようになることは何ら不思議ではない。

1/fゆらぎは音楽に何をもたらすか

1975年,音楽のメロディと振幅にも1/fゆらぎがあることがNature誌に発表された[1]。音楽の場合,音波形から振幅(音波形の包絡線)やピッチ(音程の時間変化(≒メロディ・ライン))を抽出し(**図19.1**(a)),そのスペクトルを調べると,0.001 Hzから10 Hzくらいの範囲で1/fに近い傾きを示す(図19.1(b))。音楽家は,我々の1/fゆらぎの嗜好性に気づき,このような特徴を音楽に取り入れたのかもしれない。

それに加えて,我々は,このような音の変化を音楽鑑賞で楽しんでいる。音程

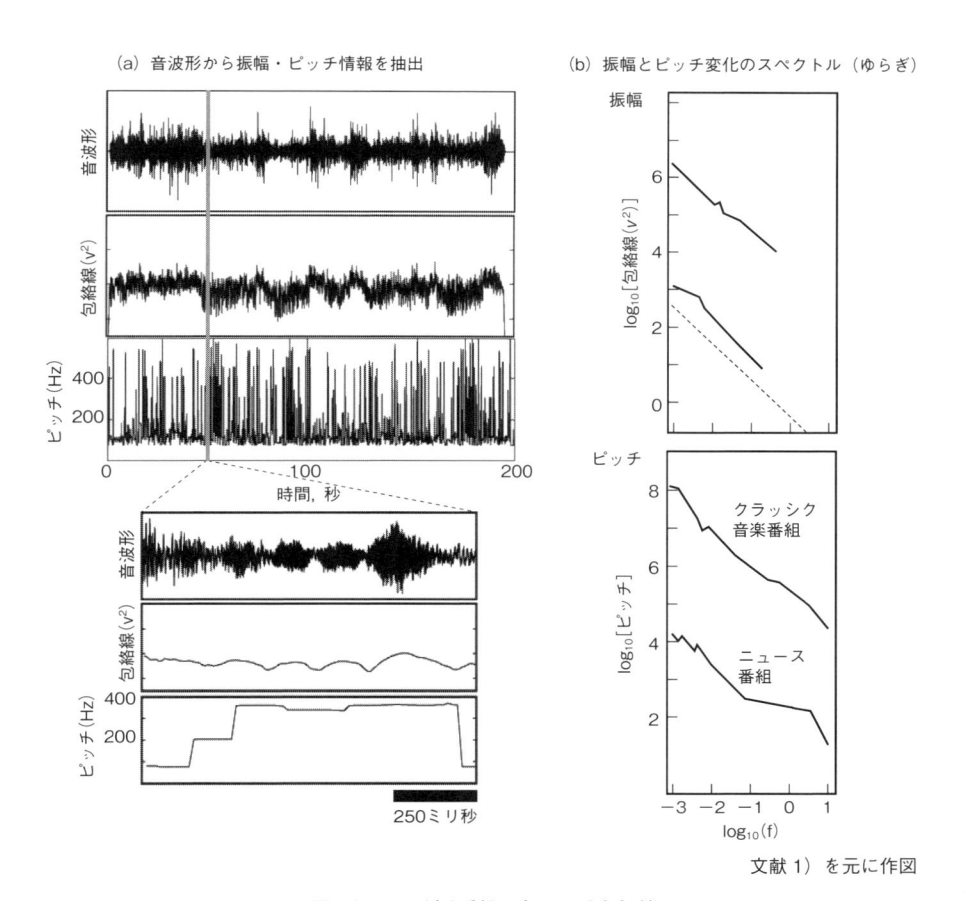

図19.1 ラジオ番組の音の1/fゆらぎ

1) R. Voss and J. Clarke (1975) Nature 258: 317–318

がいつも同じように変化する音は，そのうち飽きてしまい音楽にはなり得ない。そのようなメロディ・ラインのスペクトルは，$1/f$の傾きを示さずに，特定の周波数でピークを示すだろう。一方，完全に不規則に変化する音は雑音であり，やはり音楽ではない。そのスペクトルはフラットになるはずだ。つまり，$1/f$の傾きを示すスペクトルは，規則性と不規則性がほどよく入り混じっていることを意味する。前講で紹介したドーパミン細胞は，将来を予測させる情報と不確実な情報に反応した。これらの情報のバランスが，脳への訴求には重要であると筆者は考えている。

$1/f$ゆらぎは音楽だけではない。ラジオのニュース番組でも，音の振幅が$1/f$ゆらぎを示す。$1/f$ゆらぎは，耳障りにならず，かつ，聞き入ってしまうような名アナウンサーの声の特徴かもしれない。ドイツの独裁者ヒトラーは，巧みな演説で当時の人々の心を掌握したが，彼の声も$1/f$でゆらいでいたと言われている。

$1/f^\alpha$ゆらぎと神経反応

自然界の音が$1/f$ゆらぎを示すならば，その特徴に脳も適応しているはずである。この仮説を検証するために，音程や振幅の$1/f^\alpha$ゆらぎに対する聴覚系の神経活動が調べられている[2]。実験では，実験動物のフェレットに対して，周波数と振幅が$1/f^\alpha$ゆらぎを示す複合音を提示し（**図 19.2**(a)），中脳の下丘，視床の内側膝状体，大脳皮質の聴覚野から神経活動を計測した。音の特徴が$1/f^\alpha$ゆらぎを示すとき，指数αが1より小さければ，自然界の音環境よりも急峻に変化する音になる。逆に，αが1より大きければ，自然界の音環境よりも緩やかに変化する音になる。

その結果，中脳レベルでは，αが小さいほど，多くの活動電位が発生した（図19.2(b)）。神経系は，定常的な刺激にはすぐに馴れてしまうので，変化が激しい刺激に強い反応を示すと考えれば，妥当な結果である。ところが，この傾向は中枢神経系になるにつれ，次第に失われていく。視床レベルでは，神経反応は特定のα値に嗜好性を示さない。さらに興味深いことに，大脳皮質レベルでは，なんと，$1/f$ゆらぎ（$\alpha=1$）を示す音に対して最も強い反応を示した！　なお，神経系が$1/f$ゆらぎに強い反応を示すことは，視覚野でも確認されている[3]。

このような$1/f^\alpha$ゆらぎへの反応から，低レベルの神経系は急峻な変化に反応し，

---

2) J. A. Garcia-Lazaro et al. (2011) PLoS One 6: e22584
3) Y. Yu et al. (2005) Phys Rev Lett 94: 108103

第5編 芸術編

(a) 振幅とピッチが $1/f^\alpha$ でゆらいでいる音

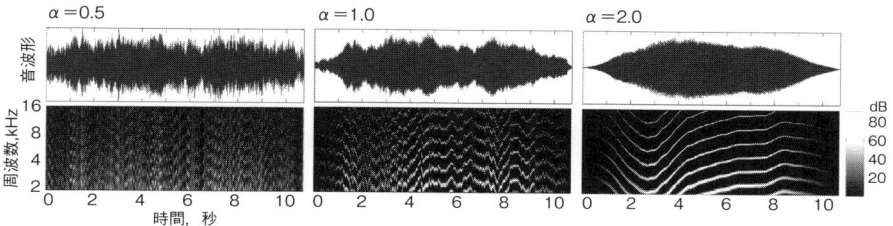

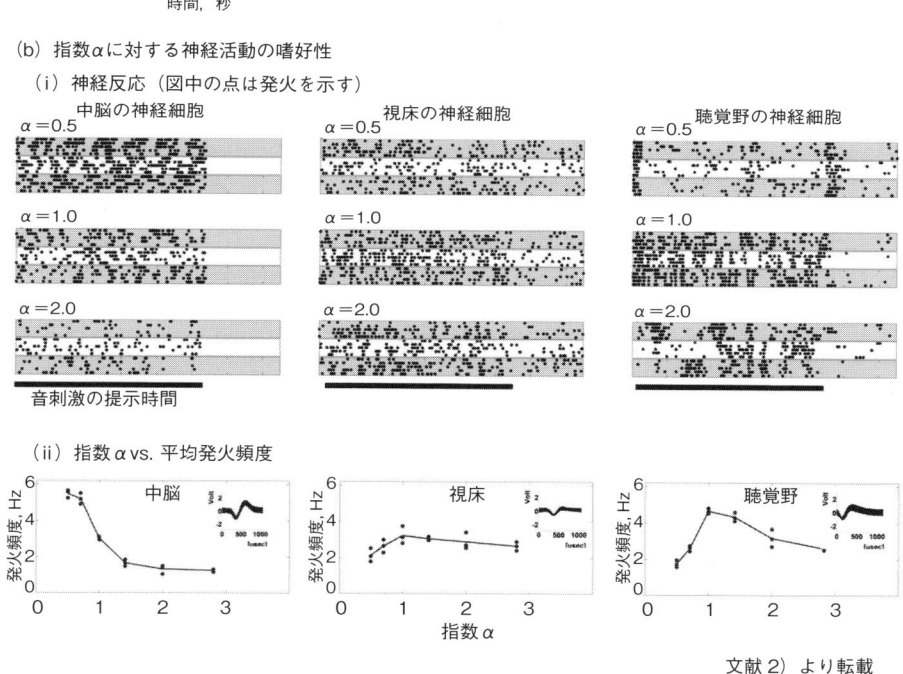

(b) 指数 α に対する神経活動の嗜好性
　(i) 神経反応（図中の点は発火を示す）
　(ii) 指数 α vs. 平均発火頻度

文献2）より転載

図 19.2　$1/f^\alpha$ ゆらぎと脳活動

大脳皮質は自然界の刺激の特徴に適応していることが示唆される。

$1/f^\alpha$ で見る作曲家の芸風

　芸術家は，脳へ訴求力がある刺激を巧みに利用している（第17講）。これまでに紹介してきた $1/f^\alpha$ ゆらぎも例外ではないようだ[4]。
　18世紀から20世紀に作曲されたクラッシック音楽のピッチのスペクトルを調

---

4) D. J. Levitin et al. (2012) Proc Natl Acad Sci U S A 109: 3716-3720

189

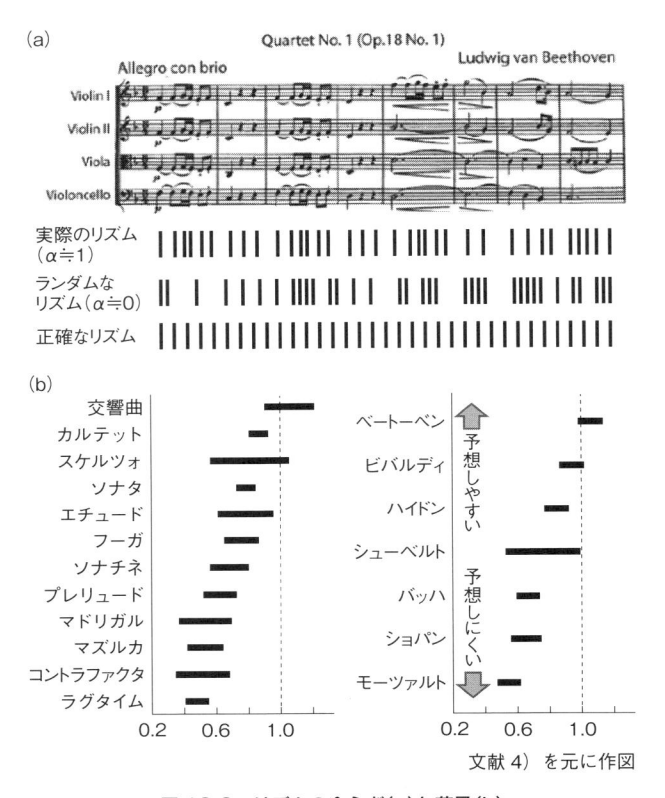

図19.3 リズムのゆらぎ(a)と芸風(b)

べると，$1/f^\alpha$ ゆらぎの α は1.79から1.97と比較的狭い範囲に分布している．この値は1より大きいので，クラシック音楽のメロディ・ラインは，自然界の音環境より緩やかな変化である，すなわち，予測しやすいことを意味している．

リズムもゆらいでいる（**図19.3**(a)）．興味深いことに，リズムの $1/f^\alpha$ ゆらぎを調べると，ジャンルや作曲家ごとに異なる（図19.3(b)）．つまり，リズムの $1/f^\alpha$ ゆらぎは，作曲家の芸風・作風を決めているとも言える．ベートーベンの曲は $\alpha \fallingdotseq 1$ と，他の作曲家の曲より大きな α 値を示し，リズムが予測しやすい．一方，モーツァルトやショパンの曲では，$\alpha \fallingdotseq 0.5$ と小さく，リズムの予測は難しくなる．おそらく，ベートーベンの曲は，$1/f$ ゆらぎで大脳皮質レベルに訴えかけて安心感を生む．一方，モーツァルトは，急峻なリズム変化で中脳レベルに訴えかけ，予測不能なサプライズで快さを生む．このように確立してきた音楽家の試行錯誤は，脳科学の壮大な実験である．

脳のルールと音楽のルール

　ところで，ヨーロッパを起源とする西洋音楽には楽典という基礎的なルールがある。たとえば，西洋音楽で用いられる音は1オクターブに12個である。これらの音を周波数順に並べたものが音階である。ピアノの鍵盤を見ると，白鍵と白鍵の間に黒鍵があることもあれば，ないこともある。各音の周波数比を調べても等間隔ではない。どうして，このような複雑な音階が生まれたのだろうか？

ピタゴラス音律と平均律

　音階を構成する音を決めるルールを音律という。最も古典的な音律は，ピタゴラス（Pythagoras; B. C. 582–B. C. 496）の発案であるという伝説に由来する「ピタゴラス音律」である。ピタゴラス音律では，音が互いに響き合うように音が選ばれている。各音の周波数比を整数倍にすると，うなりがなくなるので響き合う。たとえば，「D（レ）」を基準音とすると，最も響き合う音は，ちょうど1オクターブだけ異なる「レ」，すなわち，周波数が2倍か1/2の「レ」である。このオクターブを音階の基本単位と考える。次に響き合う音は，周波数が3/2倍か2/3倍の音（すなわちGかA）である。なお，基準音から1オクターブの範囲以内にするために，周波数が2/3の音は1オクターブ上の4/3の音に変換しよう。こうして決めた3/2または4/3の周波数比は，完全5度または完全4度と呼ばれている。このように音を決めていくと，周波数比は**表19.1**のようになる。

　しかし残念なことに，2のべき乗と3/2のべき乗はいつまでも一致しないため，基準音からオクターブのところに音を作れない。現在普及している平均律では，A♭とG♯は同じ音だが，ピタゴラス音律では1/4半音ずれてしまう。これを「ピタゴラスのコンマ」と呼ぶ。便宜上，A♭を省いてE♭からG♯までの12音を用いる。しかし，G♯とE♭の周波数比は，完全五度よりピタゴラスのコンマだけ狭くなるので，顕著なうなりを生じてしまう。したがって，ピタゴラス音律の演奏では，このうなりを避けなければならない。そのため，ピタゴラス音律では，演奏できる調が限られてしまう。

　このような問題点を解消する音律として，平均律や純正律がある。平均律では，1オクターブの音程を均等な周波数比で分割する。もっとも一般的な十二平均律では，隣り合う音（半音）との比率はすべて等しく，半音上の音の周波数は$\sqrt[12]{2}$倍になっている。純正律では，単純な整数比になるように音が選ばれている。**図19.4**に示したように，各音律の周波数比は微妙に異なる。これらの音律では，

表 19.1　ピタゴラス音律

音名	Dからの音程	比率	
A♭	減五度	1024/729	1.405
E♭	短二度	256/243	1.053
B♭	短六度	128/81	1.580
F	短三度	32/27	1.185
C	短七度	16/9	1.778
G	完全四度	4/3	1.333
D	一度	1/1	1.000
A	完全五度	3/2	1.500
E	長二度	9/8	1.125
B	長六度	27/16	1.688
F#	長三度	81/64	1.266
C#	長七度	243/128	1.898
G#	増四度	729/512	1.424

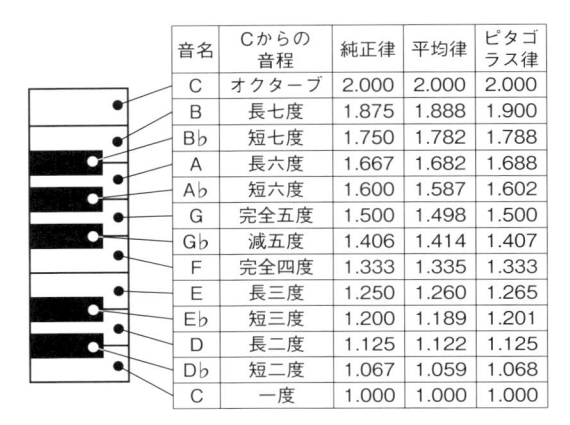

音名	Cからの音程	純正律	平均律	ピタゴラス律
C	オクターブ	2.000	2.000	2.000
B	長七度	1.875	1.888	1.900
B♭	短七度	1.750	1.782	1.788
A	長六度	1.667	1.682	1.688
A♭	短六度	1.600	1.587	1.602
G	完全五度	1.500	1.498	1.500
G♭	減五度	1.406	1.414	1.407
F	完全四度	1.333	1.335	1.333
E	長三度	1.250	1.260	1.265
E♭	短三度	1.200	1.189	1.201
D	長二度	1.125	1.122	1.125
D♭	短二度	1.067	1.059	1.068
C	一度	1.000	1.000	1.000

図 19.4　さまざまな音律

個々の音どうしの響きはピタゴラス音律に劣るが，ひどいうなりを発生することはなくなる。

音律と脳の特性

　ピタゴラス音律や純正律からわかるように，音律では音の響き合う特徴が重視

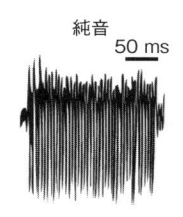

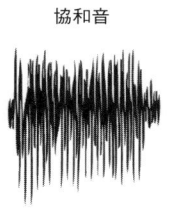

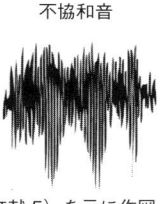

図 19.5　神経反応の位相同期

されている。しかし，音律を決める要素は，音響的な特徴だけではない。おそらく，脳の特性も影響しているはずである。

　たとえば，協和音と不協和音で神経反応が異なることが報告されている。神経集団の同期は，脳内の情報処理で重要な役割を担っている（第13講）。刺激音が数kHz以下だと，聴覚系の低次レベル（末梢）の神経活動は音波形の振幅変化に位相同期を示す。この時間的な位相同期は，協和音のとき，不協和音よりも強い。すなわち，聴覚の神経系は，響き合う音に同期しやすい（図 19.5）。さらに，この同期度合は，心理物理的に測定した音の協和度合と非常によく合致する[5]。このように，音色の感じ方は，脳の同期特性と関係があるようだ。おそらく，脳の同期を促す協和音は，脳への高い訴求力をもつはずである。

　筆者らも，和音に対するラットの聴覚野の反応を調べたことがある。実験では，ラットを麻酔し，4 mm角に10×10点の計測点を有する微小電極アレイを聴覚野に刺入する。各計測点から局所電場電位（LFP）を同時に取得し（第5講），任意の計測点ペアでの空間的な位相同期を調べてみた（第13講）。たとえば，12 kHzの純音で生じる位相同期パターンと，12 kHzの純音に15 kHzの純音を重ねた複合音の位相同期パターンを比較した（図 19.6）。この複合音は，楽典では協和音に分類されるが，聴覚野の位相同期を純音より増加させた。逆に，不協和音（たとえば12 kHz + 13.5 kHz）は，位相同期を減少させる。このような位相同期の変化は，γ帯域で特に顕著に認められた。さらに，もう一音加えると調も作れる。実際に三和音で生じる位相同期も調べてみたところ，長三和音は，短三和音よりα帯域とγ帯域の位相同期を増加させた。

　自然界の音環境にも協和音は少なからず存在する。しかも協和音は，動物の鳴声のように重要な意味を持つことが多い。そのような事実を考えれば，ラットの聴覚野が，適応の結果，協和音に強く反応するようになっても不思議ではない。

---

5) G. M. Bidelman and A. Krishnan (2009) J Neurosci 29: 13165-13171

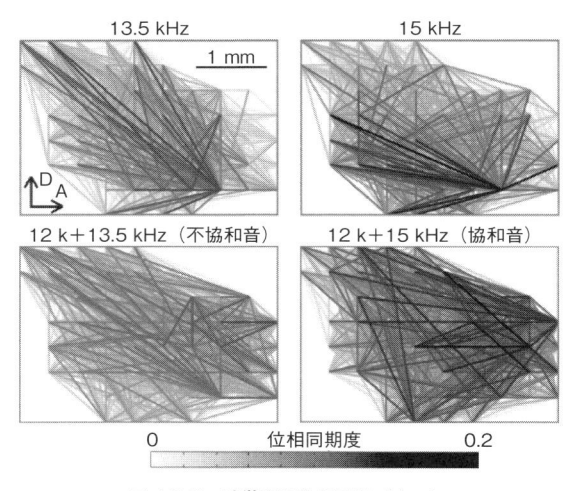

図 19.6 聴覚野の位相同期パターン

一方，三和音の実験結果の解釈は難しい。そもそも，われわれと同じように，ラットが長調や短調を知覚しているかさえ定かではない。しかし逆の発想をしてみることもできる。すなわち，このような脳の特性が元々あったからこそ，それを利用して，我々の調の知覚が進化し，さらには楽典が作られたという可能性があってもよい。

音楽と言語の共通点

音による究極的な情報伝達は，われわれの言語コミュニケーションである。効率的なコミュニケーションを実現するためには，言語でも脳に訴求する音を使うべきである。そのような視点から，言語の音響学的な特性が調べられている[6]。

言語コミュニケーション時の瞬間的な音声のスペクトルには，さまざまな特徴的なピークが現れる。たとえば，「あ」と「い」は異なるスペクトルを示す（**図 19.7**(a)）。このように，音声からさまざまなスペクトルが得られるが，言語コミュニケーションに重要な周波数成分は，繰り返し使われているはずある。そのような周波数成分を同定するために，音声データベースから平均スペクトルが調べられた。平均スペクトルでは，個人ごとに声の高さ（基本周波数；男性で約 120 Hz，女性で約 240 Hz）は異なるので，基本周波数を 1 として周波数軸が規

---

[6] D. C. Schwartz et al. (2003) J Neurosci 23: 7160-7168

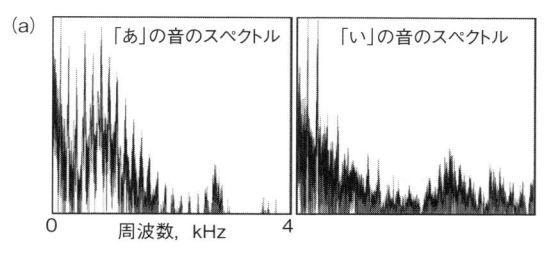

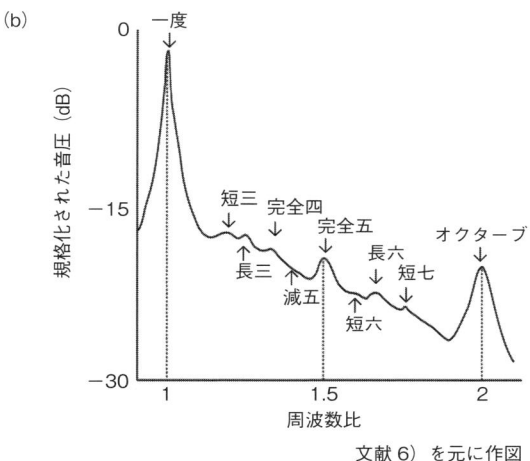

図 19.7　言語のスペクトルと音律の関係

格化される。その結果，言語コミュニケーションの平均スペクトルには，約10個のピークが出現した（図19.7(b)）。驚くべきことに，これらのピークは，音律で用いられるピークとほぼ一致していた！つまり，音楽でも言語でも，脳に訴求力がある音成分が選択されている。なるほど，音楽と言語の共通の機能は，脳に訴えかけることと考えれば，この発見は偶然ではないだろう。

神経美学

そもそも脳の機能は何だろうかという素朴な疑問に対して，「美術の目的は脳機能の延長にある」というセミール・ゼキの名言は，素晴らしい突破口であると筆者は考えている。ゼキの研究を足掛かりに，これまでは脳科学の範疇になかった芸術や審美性（美）も，脳科学の知見に基づいて議論されるようになった。「神経美学（neuroesthetics）」の幕開けである。

脳（≒芸術家）は，どのようにして，ものごとの本質を抽出しているかを整理

してみよう。第一に，ものごとの本質は分布にある（第17講）。ものごとの見え方は，視覚情報の特徴量の分布に依存する。ものごとの嗜好性も，平均値に収束することが多い。第二に，われわれの嗜好性は，進化の淘汰圧の強烈な影響を受けている（第18講）。強い子孫を残せる可能性に脳は敏感に反応する。これらの二大要因は，脳のさまざまな特性に現れている。そして第三に，脳の特性により，ある刺激の脳への訴求力が決まっている。たとえば，ドーパミン細胞の複雑な特性は，われわれの多様な嗜好性を生み出している（第18講）。そして，芸術家のさまざまな芸風は，脳の各部位の多様な特性を利用しながら，脳へ強い訴求力をもつ点では共通しているようだ。

Column
芸術家の思考方法：ピーク・シフトの法則

　漫画を描くのが得意な学生に典型的な「アイドル」と「安倍晋三首相」を描いてほしいと頼んだところ，彼は図 19.8 を描いてくれた。この画のように，「アイドル」っぽく，または「安倍首相」っぽく，見えるようにする要件は何だろうか？
　脳（≒芸術家）は，ものごとの分布に敏感であることを述べてきた。脳は平均的

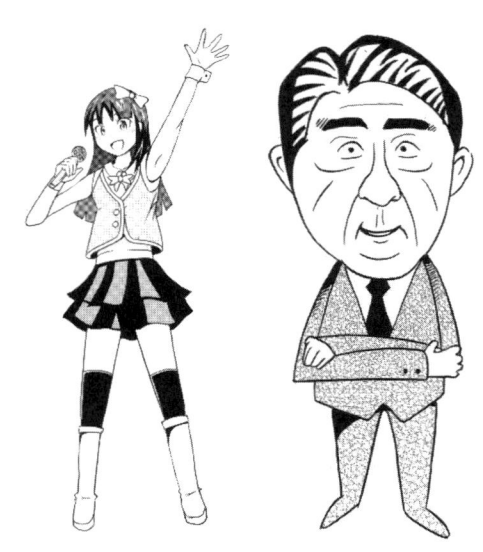

図 19.8　ピーク・シフトの法則（イラストは望月輝君の厚意による）

な特徴の抽出を得意とする．これを裏返せば，脳は平均値からの偏差にも敏感であるはずである．つまり脳にとって，平均的な特徴との差異こそ，個別の事象の本質である．アートでは，そのような差異をしばしば強調して表現する．これを「ピーク・シフトの法則」と呼ぶ．

　この法則から考えると，アイドルをアイドルたらしめている特徴がよくわかる．平均的な人間の顔では目と鼻と口の大きさは同じくらいだが，アイドルでは目が異常に大きく，逆に鼻は小さく描かれる．図19.8のように，アイドルが歌う場合，口も重要な特徴になるので平均よりも大きくなる．このように，歌うアイドルでは目と口が命である．したがって，目と口が大きく強調される．また，全身の特徴に目を向けると，当然，アイドルは小顔である．また，手足が枝のように華奢で，ここでも身体的特徴の平均値からの差異が強調されている．したがって，そのような体形がアイドルの重要な特徴であると考えられる．おそらく，セクシーなお姉さんを描いてほしいと頼めば，バストや「くびれ」（第18講）が強調されたことだろう．

　同様に安倍首相の特徴は，太い眉毛，大きな鼻，ふっくらした頬，きっちりとした髪の分け目などである．これらを現実よりも強調すれば，安倍首相っぽく見えるようになる．

　ピーク・シフトの法則は，進化のプロセスでもしばしば当てはまる．たとえば，サイの角は次第に巨大化し，クジャクの羽は次第に豪勢になっていった．平均より若干誇張された特徴が，個体の魅力を高めるならば，その特徴の誇張（ピーク・シフト）は進化における淘汰圧になり得る．そのようにして強調された特徴は，その種，あるいはその個体のアイデンティティーとなり，今日に至っていると考えられる．

あとがき

　筆者は，機械系学科で脳科学の研究を続けてきた。卒論・修論の発表会で，隣の研究室の学生が新型ロボットを誇らしげに発表している傍ら，われわれの研究室の学生はネズミの調教について語ることもあった。そのような発表会を目の当たりにすると，否が応でも疑問が生じる。何故，機械系学科で脳科学を研究する意義があるのか？

　筆者の答えは明快である。機械系エンジニアの卵が，生物や脳の実物を観察し，その実体験から動作原理や機能を考察するところに意義がある。実物を見て，触って，様々な計測をして，その現象を解明したり，対象物の機能を推測したりする作業は，まさに機械系エンジニアの日常業務である。また，機械系科目の教育を受けた学生が実物の脳を見て抱く印象は，生物学科の学生とは全く異なるはずである。見方が異なるならば，研究の切り口もオリジナリティに溢れるはずである。筆者は，学生の研究指導では，脳のモデリングやシミュレーションではなく，とにかく実物を見て，泥臭く自分で実験をすることを強く勧めてきた。それこそ，機械系学科が脳研究をやる意義だと考えている。

　そのような環境にいたこともあり，工学部の学生が脳科学を学ぶための教科書を作りたいと，長年，筆者は思っていた。筆者が知る限り，そのような本がないからである。工学部の学生が脳科学を勉強しようと思い立つと，まず，池谷裕二さん，茂木健一郎さん，澤口俊之さん，中野信子さんなど，人気脳科学者の一般書に手を出す。そこで興味を持つと専門書に手を伸ばすが，マニアックすぎて，すぐに撃沈する。エンジニアにとって，脳科学の一般書と専門書のギャップを埋める本が求められていることは疑いない。

　そこで日刊工業新聞社の天野慶悟さんにお願いし，ようやく本を書く機会をいただいた。しかし，数章ほど書き進めるうちに，正確に記述しようとするほど，また詳しく記述しようとするほど，従来の脳科学の教科書に近づいてしまうことに気づいた。また，専門用語や数式を並べても，マニアックすぎて売れる代物にはならないとも諭された。しかし，脳科学の一般書ならば，面白い本はたくさんあるから，わざわざ私が書く必要もない。易しすぎず，難しすぎず，そんな葛藤を繰り返し，約束の原稿も入稿できず，心も折れそうになっていた。エンジニアが本格的な脳科学を楽しむ本を作るという筆者の野望は潰えそうになった。

　そんなある日，再び天野さんから，日刊工業新聞社の「機械設計」という雑誌

に連載しないかというお話をいただいた。その連載記事は「機械屋のための脳科学入門　脳のリバース・エンジニアリング」と題して，月に1話ずつ，機械系エンジニアでも楽しめるような記事を心がけて，手元の講義資料を少しずつまとめていった。その結果，本書の原形がようやくできあがった。このような天野さんの尽力がなければ，本書は完成しなかった。感謝に絶えない。雑誌の連載は本書刊行後も続いている。記憶，意志決定，意識など，本書では触れられなかったさまざまなテーマも取り上げていくので，ご期待いただきたい。

　本書の執筆を終えるにあたり，好き放題の講義の機会を与えてくださった東京大学工学部機械系学科，大学院情報理工学系研究科知能機械情報学専攻，先端科学技術研究センターの諸先生方，講義を聴講し，貴重なフィードバックをくれた学生諸君に改めて感謝したい。また，筆者とともに，機械系エンジニアのやり方で脳を探求してきた学生諸君がいなければ，本書を執筆しようという動機すら生まれなかった。本書の絵の多くは，筆者の研究室の和家尚希君，日露理英さん，高橋和佐君，森友亮君に描いてもらった。白松知世さんには，とても丁寧に原稿を校正していただいた。畑村洋太郎先生を会長とする実際の設計研究会の諸兄には，機械設計者のための教科書「実際の設計」シリーズ（日刊工業新聞社）を編集する傍ら，プロフェッショナルなエンジニアの視点から貴重なご意見と励ましをいただいた。最後に，妻と娘には，いつも元気をもらった。これらの方々，それから，ここには書ききれない研究仲間にも併せて感謝したい。

参考文献

　本書を読み終えた読者には，いよいよ神経科学の教科書の読破を薦める。現在では，下記のように，世界中で愛読されている教科書の邦訳が出版されている。本書の図の多くも，これらの教科書を参考にした。

・マーク・ベアー，他：カラー版　神経科学―脳の探求―，西村書店（2007）
・エリック・カンデル，他：カンデル神経科学（Principle of Neural Science），メディカルサイエンスインターナショナル（2014）

索　引

【欧数】

ADP	59
ATP	59, 68
Big Dog	87
BMI	129
brain science	1
BRDF	168
CM 細胞	92
CPG	84
CPU	27, 142
FES	69
GABA	47
GABAA 受容体	47
GPCR	48
G タンパク質	48
G タンパク質共役型受容体	48
HAL	110
LFP	44, 140
LTD	106
MHC	179
neuroscience	1
tACS	54
tDCS	53
tFUS	55
TMS	53
VNS	72
Z 膜	58
γ-アミノ酪酸	47
γ 運動ニューロン	81

$1/f$ ゆらぎ	186
100 億個の神経細胞	154

【あ 行】

アインシュタイン	131
アクチュエータ	63
アクチン・フィラメント	58
アセチルコリン	67
圧縮	150
アドレナリン	50
アナログ信号	38
あぶみ骨	5, 10
アルプス	105
イオンチャンネル	4, 36, 46
イオンチャネル受容体	47
イオンポンプ	45
一次運動野	91, 95
一次視覚野	22, 113, 143, 150, 166
伊藤正男	106
今水　寛	109
インピーダンス変換器	10
ヴィーゼル	113, 123
ウェルニッケ	134
運動指令	91
運動ニューロン	28, 59, 67, 80
運動野	133
運動ユニット	67
エーデルソン	169
エクルス卿	79

塩化物イオン	34	ガンマ同期	126
遠心性線維	72	眼優位性コラム	117
黄金比	171	眼優位性マップ	133
オーファン受容体	48	機械学習	129
おばあさん細胞	120, 153, 161	北澤茂	108
オフ型	115, 169	きぬた骨	10
オブジェクト形成	155, 157	機能コラム	117
オプシン	48	機能的電気刺激	69
オン型	115, 169	機能マップ	133, 154, 159
		逆運動学モデル	107

【か 行】

		求心性線維	72
介在ニューロン	79	強化学習システム	181
外耳	9	協調関数	145
外側膝状体	21, 143	共鳴管	9
解糖系	68	共鳴周波数	9
外部座標系	97	協和音	193
過学習	151	局所電場電位	44
蝸牛	5	筋節	58
学習	139, 180	筋肉	57
学習アルゴリズム	152	屈筋	64
加速度	5	グノーシス細胞	120
可塑性	140	グリア細胞	26
滑走説	59	グルタミン酸受容体	47
活動電位	38	経頭蓋交流刺激	54
過分極	35, 80	経頭蓋磁気刺激法	53
カリウムイオン	4, 34	経頭蓋収束超音波刺激	55
ガル	133	経頭蓋直流刺激	53
川人光男	107	言語情報	16
感音性難聴	11	光感受性イオンチャンネル	55
感覚ニューロン	28, 48	高次視覚野	22, 118
干渉設計	159	興奮性介在ニューロン	85
ガンマ振動	124, 154	興奮性神経細胞	126
ガンマ帯域	126	コサイン・チューニング	93, 98, 128

骨格	63	集団的ベクトル表現	128
骨相学	134	周波数	5
コホーネン	144	周波数マップ	143
鼓膜	9	樹状突起	26
ゴルジ腱器官	80	受容体	47
コルチ器	5	シュレーディンガー	45
ゴルトン卿	172	順運動学モデル	107
コンダクタンス	35, 37	省エネルギー	147, 155, 158
コンデンサ	35, 37	勝者独り占め	144
		冗長性	16, 29
【さ 行】		小脳	25, 100
サイズの法則	69	消費エネルギー	27
最適設計	159	主要組織適合遺伝子複合体	179
細胞外計測	41	シワ	30
錯視	20	ジンガー	124
錯聴	17	進化の源泉	15
サクマン	36	進化の収斂	15
サルコメア	58	進化の淘汰圧	180
山海嘉之	110	伸筋	64
三半規管	5	神経インターフェイス	46
シータ帯域	126	神経科学	1
シール	36	神経細胞	25, 29
シェリントン卿	78	神経信号	5, 21, 31, 33
視覚野	133	神経ダーウィニズム	141
軸索	26	神経デバイス	12, 16
次元圧縮	157	神経伝達物質	26, 50
次元の呪い	151	神経突起	26
自己組織化マップ	144	神経ネットワーク	26
脂質二重膜	35	信号	17, 25
姿勢情報	5	人工内耳	11, 16
シナプス	26	人工ニューラルネットワーク	151
シナプス後細胞	50	シンセシス	8
シナプス前細胞	50	深層学習	151

振動情報	5		単純細胞	116
スパースネス	148		単純スパイク	107
ステップ応答	6		単純接触効果	171, 180
スパース・コーディング	150		タンパク質	36
スパイク	43, 114		知覚の恒常性	20
スパイク・ソーティング	43		力の場	82
滑り説	59		遅筋	67
ゼキ	165		中耳	9
脊髄	25, 78		中枢神経系	25
脊髄損傷	89		中枢パターン生成器	85
設計解	15		中立進化説	15
設計思想	13, 30		聴覚野	133
セロトニン	50		長期抑圧	106
前運動野	91		継ぎはぎ設計	10
センサ	3, 46, 80		つち骨	10
前頭前野	91, 95, 96		ディープ・ラーニング	151, 157
前補足運動野	91		デカルト	78
相互相関関数	123		デジタル信号	38
増幅管	10		鉄犬	87
双方向反射率分布関数	168		伝音性難聴	11
速筋	67		同期	154
			同期クロック	126
【た　行】			ドーパミン	50, 180
ダーウィニズム	14		ドーパミン細胞	180
ダーウィン	3, 14		突然変異	13
代謝型受容体	47		トラッキング誤差	109
体性感覚野	133		トランジスタ	25, 27, 75, 142
大腿二頭筋	65		トルク	65
大脳	25			
大脳皮質	21, 28, 143, 169		【な　行】	
脱分極	39, 80		内耳	3, 9
多点ゲート刺激法	73		内側膝状体	143
多様性	15, 141		内部座標系	97

ナトリウムイオン	34	非線形性	61
二関節筋	65	ピタゴラス音律	191
ニコレリス	129	ビッグ・データ	129
ニューサム	130	腓腹筋	65
ニューロン	26	ヒューベル	113
ネイヤー	36	フィードバック制御	101
熱力学第二法則	45	フィードフォワード制御	101, 111
ネルンスト	37	フーリエ変換	6
ネルンスト電位	34	不協和音	193
脳科学	1	複雑細胞	116
脳幹	25	複雑スパイク	109
濃度勾配	34	ブラウン運動	61
脳内クロック	127, 140	フリード	119
ノルアドレナリン	50	プリズム順応	102
		プルキンエ細胞	105
		ブレインーマシン・インターフェイス	129

【は 行】

パーセプトロン	105		
ハードウェア	7, 57	ブローカ	134
ハイブリッド聴覚	13	分極	35
白銀比	170	分散表現	122, 153
ハクスレー	38, 60	平均顔説	172
パターン照合	155	平均律	191
発火	43	ペンフィールド	91, 135
発火トリガー平均法	92	方位選択性	114, 130, 154, 166
発火ヒストグラム	115	方位選択性コラム	117
パッチクランプ法	36	方位選択性マップ	133, 143
ハル・ベリー細胞	118, 154	報酬期待反応	182
パルス	38	報酬誤差信号	181
反射	78	報酬予測反応	182
反射回路	79	歩行プリミティブ	84
皮質橋小脳投射路	103	ホジキン	38
皮質脊髄路	91	補足運動野	91, 95
皮質-運動神経細胞	91	ホムンクルス	135

【ま　行】

マー	105
膜電位	34, 38
末梢神経系	25
マルチ・ユニット活動	44
ミオシン・フィラメント	58
ミトコンドリア	68
ミエリン鞘	71
牟田淳	170
迷走神経刺激療法	72
本吉勇	168

【や　行】

柳田敏雄	60
有毛細胞	3

　　　　　　　　　　　　　　　　　抑制性介在ニューロン　85
抑制性神経細胞　126
予測機能　22

【ら　行】

ラスター図	115
ランビエ絞輪	72
リガンド	47
リバース・エンジニアリング	7, 154, 162
リハビリテーション	94
らせん構造	5
ロバスト	29, 120
ロボット	87
ロボットスーツ	110

著者略歴

高橋　宏知（たかはし　ひろかず）

1975年生まれ．東京大学大学院情報理工学系研究科知能機械情報学専攻 教授（工学部機械情報工学科兼担）．1998年，東京大学工学部産業機械工学科卒業．2003年，同大学院工学系研究科産業機械工学専攻修了．博士（工学）．2008年，科学技術振興機構さきがけ研究者（川人光男先生統括の「脳情報の解読と制御」領域）．学生時代は畑村洋太郎先生，中尾政之先生のもとで設計論と失敗学を学ぶ傍ら，脳から神経信号を計測する微小電極を開発し，東京大学医学部の加我君孝先生のもとで，脳への電気刺激で聴覚再建を目指す研究に従事．それ以来，機械系学科に所属しながら，脳のメカニズムを実験的に探求．専門は神経工学と聴覚生理学．現在の興味は，知能や意識の創発メカニズム．日本生体医工学会，電気学会，北米神経科学会等会員．著者近影は図13.1(b)(p.132)．

メカ屋のための脳科学入門
脳をリバースエンジニアリングする　　　NDC 491

2016年 3月25日　初版 1刷発行
2024年 6月28日　初版22刷発行
（定価は，カバーに表示してあります）

ⓒ著　者　高　橋　宏　知
発行者　井　水　治　博
発行所　日 刊 工 業 新 聞 社
〒103-8548　東京都中央区日本橋小網町 14-1
電話　編集部　03 (5644) 7490
販売部　03 (5644) 7403
ＦＡＸ　03 (5644) 7400
振替口座　00190-2-186076
URL　https://pub.nikkan.co.jp/
e-mail　info_shuppan@nikkan.tech

印刷・製本　美研プリンティング㈱

2016 Printed in Japan　　乱丁，落丁本はお取り替えいたします．
ISBN 978-4-526-07536-0

本書の無断複写は，著作権法上での例外を除き，禁じられています．

日刊工業新聞社　話題の本

続 メカ屋のための脳科学入門　－記憶・学習／意識 編
- 高橋宏知 著
- A5判　並製　217ページ　・ISBN978-4-526-07725-8
- 定価（本体2200円＋税）

➤ さまざまな脳の高次機能を知ろう。
それがイノベーションを生み出すタネになる。

本書は、人工知能研究につながる記憶・学習機能、さらに脳のそれぞれの機能を統合した結果としての意識に焦点を当てて紹介する。脳科学の究極的な利用である意識ある機械を考えるきっかけとして意識とは何かを学ぶ。併せて、エンジニアが知っておくべき脳実験の手法の開発とともに発展してきた脳科学の歴史や、脳研究にまつわる倫理を取り上げる。

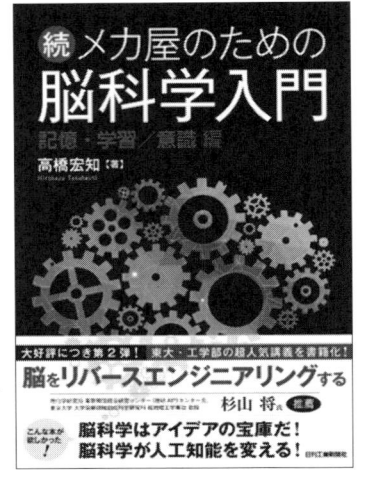

収録目次

脳の構造と本書で扱う話題
［手法編］
第20講　顕微鏡－脳のミクロ構造を見る
第21講　診断装置―外部から脳を見る
第22講　電気計測－脳のはたらきを見る
［記憶・学習編］
第23講　海馬（1）―記憶の生成装置
第24講　海馬（2）―脳のナビゲーションシステム
第25講　海馬と大脳皮質―メモリとハードディスク
第26講　海馬から大脳皮質へ―睡眠中の記憶移動説
第27講　大脳基底核（1）―運動計画の自動実行装置
第28講　大脳基底核（2）―脳の強化学習器
［意識編］
第29講　大脳辺縁系―情動と感情
第30講　脳のゆらぎ－無意識な意志決定
第31講　意志決定のメカニズム－根拠の蓄積＋後付けの検証
第32講　ミラーニューロンシステム－行為の実行≒観察による理解
第33講　意識の研究アプローチ－実験と理論
第34講　意識の機能－タイムスタンプと要約
第35講　宗教の創造－複雑化する社会への脳の適応
［倫理編］
第36講　骨相学に学ぶ
第37講　社会が価値を決める
第38講　エンジニアの脳の使い方―設計力を高める